日本经典神秘
·百科·

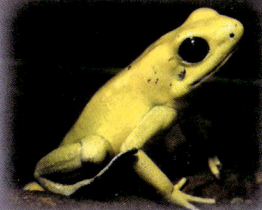

The
ENCYCLOPEDIA

致命毒物大百科

of
POISON

[日]斋藤胜裕 著
刘牧原 译

贵州出版集团
贵州人民出版社

版权贸易合同审核登记图字：22-2024-112

图书在版编目（CIP）数据

致命毒物大百科 /（日）斋藤胜裕著；刘牧原译.
贵阳：贵州人民出版社，2025.2. -- ISBN 978-7-221
-18529-7

Ⅰ. R99-49

中国国家版本馆CIP数据核字第 20247AQ948 号

VISUAL "DOKU" ZUKAN 250-SHU by Katsuhiro Saito
Copyright © 2023 by Katsuhiro Saito
All rights reserved.
Original Japanese edition published in Japan in 2023 by Shuwa System Co., Ltd.
This Simplified Chinese edition is published by arrangement with
Shuwa System Co., Ltd, Tokyo in care of Tuttle-Mori Agency, Inc., Tokyo
through Inbooker Cultural Development (Beijing) Co., Ltd., Beijing

ZHIMING DUWU DABAIKE
致命毒物大百科
[日]斋藤胜裕 著 刘牧原 译

出 版 人	朱文迅
策划编辑	陈继光
责任编辑	彭　涛
装帧设计	人马艺术设计·储平

出版发行	贵州出版集团 贵州人民出版社
地　　址	贵阳市观山湖区会展东路 SOHO办公区A座
印　　刷	天津联城印刷有限公司
版　　次	2025 年 2 月第 1 版
印　　次	2025 年 2 月第 1 次印刷
开　　本	880 毫米 × 1230 毫米 1/32
印　　张	6.25
字　　数	230 千字
书　　号	ISBN 978-7-221-18529-7
定　　价	59.00 元

如发现图书印装质量问题，请与印刷厂联系调换；版权所有，翻版必究；未经许可，不得转载。

前言

"毒",一个如此可怕的字眼,仅仅看到这个字就让人汗毛倒竖。我们总认为毒与自己没什么关系,不想去了解,更不想与之接触。然而,事实真是如此吗?毒与我们毫不相干吗?

其实,无数致命毒物与我们的日常生活紧密相连。屋檐下可能有蜜蜂筑的巢、厨房里的马铃薯可能已经发芽、桌上的水仙可能开花了、空气中可能混杂着二噁英、土壤中可能隐藏着破伤风梭菌、海钓时极有可能碰到红鳍东方鲀或星点东方鲀……

如此看来,我们所处的环境可以说是"危机四伏,处处皆毒"。多亏有前人留下的经验,我们知道不要吃色彩鲜艳的蘑菇,小心各种蛇,能精准避开毒物设下的陷阱。但是,我们自己却在制造毒物,例如用于杀虫杀菌的农药、用于保鲜防腐的食品添加剂、可怕的剧毒化学武器……

然而,农药和食品添加剂都是生活中必不可少的东西。如果没有农药,人类生活可能无法正常运转。毒药是人类的敌人,也是人类的朋友。

本书用美观的照片和简洁的文字介绍亦敌亦友的毒物,带大家共同游览绚丽的毒物世界。

斋藤胜裕

2023 年 2 月

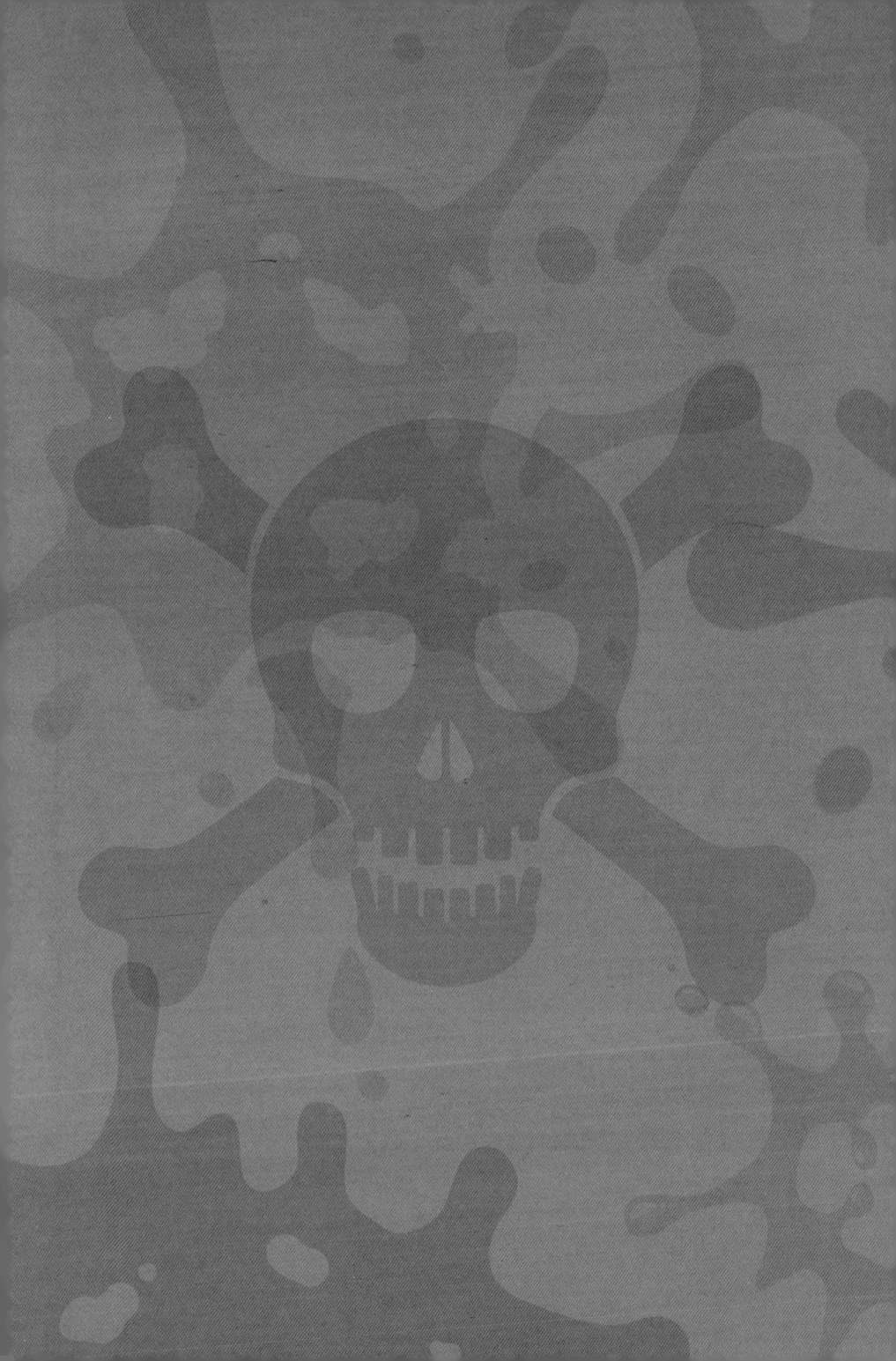

目 录

序 章　毒的奥秘 …………………………………… 1

- 档案 01　毒的定义 …………………………………… 2
- 档案 02　致死量是如何确定的 ……………………… 4
- 档案 03　毒的种类与毒性 …………………………… 6
- 档案 04　毒和药有什么不同 ………………………… 8
- **日本危险毒物** ……………………………………… 10

第 1 章　动物毒素篇 ……………………………… 13

- 档案 01　鸭嘴兽 ……………………………………… 14
- 档案 02　懒猴 ………………………………………… 15
- 档案 03　黑头林鵙鹟 ………………………………… 16
- 档案 04　虎斑颈槽蛇 ………………………………… 18
- 档案 05　尖吻蝮 ……………………………………… 19
- 档案 06　眼镜王蛇 …………………………………… 20
- 档案 07　太攀蛇、虎蛇、南棘蛇 …………………… 22
- 档案 08　角响尾蛇 …………………………………… 25
- 档案 09　箭毒蛙 ……………………………………… 27
- 档案 10　红背蜘蛛 …………………………………… 29
- 档案 11　红平甲蛛 …………………………………… 30
- 档案 12　塔兰托毒蛛 ………………………………… 31
- 档案 13　棒络新妇 …………………………………… 33

第 2 章　昆虫毒素篇 ……………………………… 35

- 档案 01　胡蜂 ………………………………………… 36
- 档案 02　蜜蜂 ………………………………………… 38
- 档案 03　马蜂 ………………………………………… 39
- 档案 04　远东褐枯叶蛾 ……………………………… 40
- 档案 05　以色列金蝎 ………………………………… 41
- 档案 06　毒蛾 ………………………………………… 42
- 档案 07　刺蛾 ………………………………………… 44
- 档案 08　蜈蚣 ………………………………………… 46
- 档案 09　大蚰蜒 ……………………………………… 48

I

| 档案 10 | 短翅芫菁 | 50 |

第3章　植物毒素篇 ... 53

档案 01	乌头	54
档案 02	日本马桑	56
档案 03	毒芹	58
档案 04	毒参	60
档案 05	天南星	61
档案 06	毛地黄	62
档案 07	日本欧菝葜	64
档案 08	洋金花	66
档案 09	葱莲	68
档案 10	水仙	70
档案 11	秋水仙	71
档案 12	苏铁	72
档案 13	绣球花	74
档案 14	杜鹃花	75
档案 15	铃兰	76
档案 16	常绿钩吻藤	77
档案 17	夹竹桃	78
档案 18	蓖麻	80
档案 19	垂序商陆	81
档案 20	尖尾芋	82

第4章　蔬菜毒素篇 ... 83

档案 01	马铃薯	84
档案 02	菜豆	86
档案 03	西葫芦	88
档案 04	瓠瓜	90
档案 05	长蒴黄麻	92
档案 06	银杏果	94

第5章　蘑菇毒素篇 ... 95

| 档案 01 | 鳞柄白鹅膏 | 96 |

档案 02	亚稀褶黑菇	98
档案 03	火焰茸	99
档案 04	大孢花褶伞	100
档案 05	红褐斑褶菇	102
档案 06	古巴光盖伞	104
档案 07	日本类脐菇	106
档案 08	褐盖粉褶菌	108
档案 09	褐黑口蘑	109
档案 10	粘盖拟近香蘑	110
档案 11	簇生盔孢伞	111
档案 12	簇生黄韧伞	112
档案 13	贝形圆孢侧耳	114
档案 14	墨汁鬼伞	116

第 6 章　水中生物毒素篇　117

档案 01	红鳍东方鲀	118
档案 02	云斑裸颊虾虎鱼	120
档案 03	红鳍赤鲉	122
档案 04	龙须狮子鱼	124
档案 05	赤魟	126
档案 06	鲤鱼	128
档案 07	地纹芋螺	129
档案 08	蓝环章鱼	130
档案 09	花纹爱洁蟹	132
档案 10	喇叭毒棘海胆	133
档案 11	刺冠海胆	134
档案 12	夜海葵	136
档案 13	僧帽水母	138
档案 14	灯水母	140
档案 15	箱水母	142
档案 16	棘冠海星	143
档案 17	海蛇	144
档案 18	海毛虫	146

III

第 7 章　矿物毒素篇 147

- 档案 01　辰砂 148
- 档案 02　雌黄 149
- 档案 03　砷黄铁矿 150
- 档案 04　石棉 151
- 档案 05　方铅矿 152
- 档案 06　辉锑矿 154
- 档案 07　钙铀云母 155
- 档案 08　晶质铀矿 156
- 档案 09　硫砷铊铅矿 158
- 档案 10　胆矾 160
- 档案 11　碳酸钡矿 162

第 8 章　化学毒素篇 163

- 档案 01　香烟 164
- 档案 02　除草剂 165
- 档案 03　杀菌剂 166
- 档案 04　杀虫剂 168
- 档案 05　化学武器 169
- 档案 06　微塑料 170

第 9 章　中毒案件篇 171

- 档案 01　甲醇投毒杀人案 172
- 档案 02　"纪州唐璜"死亡案 174
- 档案 03　大口医院输液投毒连环杀人案 176
- 档案 04　尼古丁杀人未遂案 178
- 档案 05　和歌山毒咖喱案 180
- 档案 06　埼玉爱狗人士连环死亡案 182
- 档案 07　乌头保险金杀人案 184
- 档案 08　氰化物无差别连环杀人案 186
- 档案 09　帝银投毒案 188
- 档案 10　"巴纳特女巫"大规模杀人案 190

序章

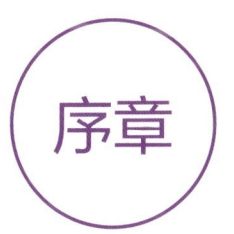

毒的奥秘

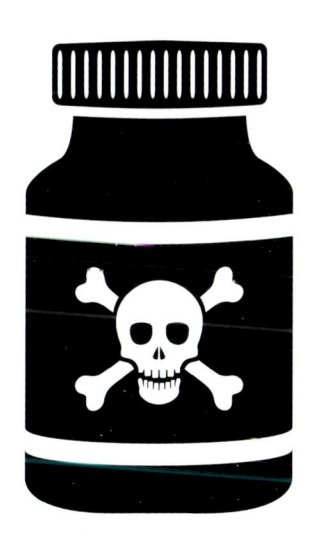

序章　毒的奥秘　档案 01

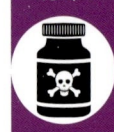

毒的定义

● 关键词：毒、剂量、接触方式

　　毒是什么？毒的定义很复杂，它是能缩短寿命的东西，例如箱水母的毒素能让人本该长达几十年的寿命缩短至仅剩五分钟；毒也是会让人痛苦不堪的东西，例如鸭嘴兽的毒素虽然并不致命，但是持续数月的疼痛会让中毒者觉得生不如死，更别提大多数不仅让人痛苦，还会造成死亡的毒。

　　那么毒就是坏东西吗？也不尽然。肉毒杆菌毒素（简称肉毒毒素）是已知最致命的生物毒素，60 纳克肉毒毒素就能杀死一个成年人，和一个苹果一样重的肉毒毒素足够消灭全人类。但是，在额头注射微量肉毒毒素，能有效地改善皱纹，世界上最致命的生物毒素摇身一变，就成了备受欢迎的美容产品。

　　你可能注意到了，以上关于肉毒毒素的说明引出了对毒来说很重要的两点：一是剂量，二是接触方式。

　　提到剂量，其实水也可能会引发中毒。当人体摄入的水量超出身体能够代谢的限度，就会造成水中毒。严重的水中毒可能会导致血压升高、精神失常、失语、心脏骤停……2007 年，在美国举办的饮水大赛上，一名 28 岁的女性凭借饮水 7.5 升获得亚军，却在数小时后因水中毒而身亡，可喝了更多水的冠军为什么没事呢？这是因为体形也很关键，体形更大，能负担的毒素更多，因此毒物对小朋友来说更危险。

　　接触方式是人们面对毒物时很容易忽略的一点。例如，蓖麻毒素毒性极强，仅毫克级就能置人于死地。但蓖麻毒素是一种蛋白质，从口中摄入后可能会在胃里被消化，导致毒性变弱。因此，蓖麻的非经口毒性比经口毒性强。

　　此外，不同毒素作用在不同物种上的效果也不同。例如，狗很难代谢可可碱，巧克力对狗而言有剧毒；大部分生物都害怕箭毒蛙的毒素，除了青红光蛇，它们以箭毒蛙为食，可以说是"一物降一物"。

　　那么只针对人类、只考虑经口致死量、以剂量为基准，该如何划分毒性呢？下一页的表（表 1）列出了大致的数值。

　　表中数值为 1 千克体重所对应的剂量，因此体重为 60 千克的人需要将数值乘 60。表格中经口致死量大于 15 克代表无毒，那么对体重为 60 千克的人来说，计

表 1 人的经口致死量（/千克）

性质	剂量（g）
无毒	＞15
微毒	5~15
低毒	0.5~5
中等毒	0.05~0.5
高毒	0.005~0.05
剧毒	＜0.005

算方式为：60×15=900，也就是说，他吃了超过 900 克的某物质还未中毒，那么该物质就可以判定为无毒物质。同理，如果吃了少于 0.3 克的某物质就中毒了，那么该物质就是剧毒物质。

作为参考，你手中这本《致命毒物大百科》的重量大约是 0.5 千克，每一页的重量大约是 4 克。

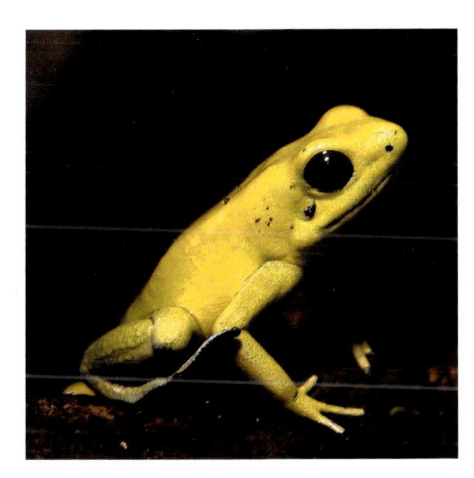

△ 金色箭毒蛙是毒性最强的物种之一。

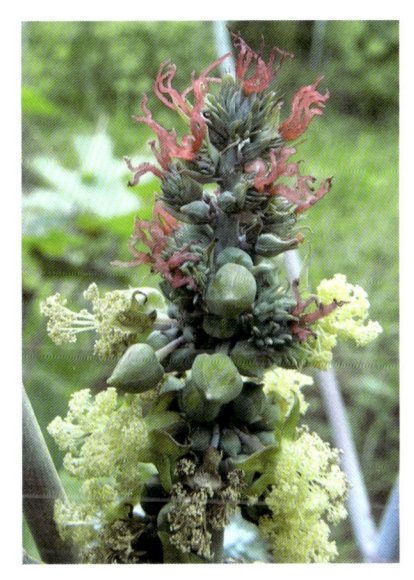

△ 剧毒植物蓖麻。

序章　毒的奥秘　档案02

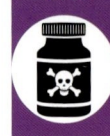

致死量是如何确定的

● 半数致死量（LD_{50}）

读完上一节，你是不是在手中掂了掂这本书，感受它的重量？相信你对毒已经有了大概的认知，但还是不知道怎么分辨各种毒物的毒性和凶残程度，现在轮到重要概念"半数致死量（LD_{50}）"登场了。

● **半数致死量**

半数致死量是指在一定时间内，使半数受试动物死亡所需的最小细菌数或毒素剂量，简称 LD_{50}。举例来说，让 100 只小白鼠在一定时间内不断地接触毒素，逐渐增加毒素的剂量，直到其中的 50 只被毒死，这个剂量就是半数致死量。

下一页的曲线图（图1）代表实验中投放的毒素剂量与死亡小白鼠占总体的比例之间的关系，是生物实验中常见的 S 形曲线。

如图所示，投放的毒素剂量较少时，没有小白鼠死亡；随着毒素剂量增加，开始有小白鼠死亡；当毒素达到一定剂量，半数小白鼠死亡，此时的毒素摄入量即 LD_{50}。显然，LD_{50} 数值越小，代表毒性越强。

实验动物和人对毒素的敏感度也不一样，因此 LD_{50} 只是一个参考值，万万不可认为只要将毒素的剂量控制在 LD_{50} 以下就绝对安全。

从统计学方面来说，用 LD_{50} 衡量毒素的致死量最准确。但由于测定费用高昂、自然界毒物种类繁多等原因，人们并没有对所有的毒素进行测定。

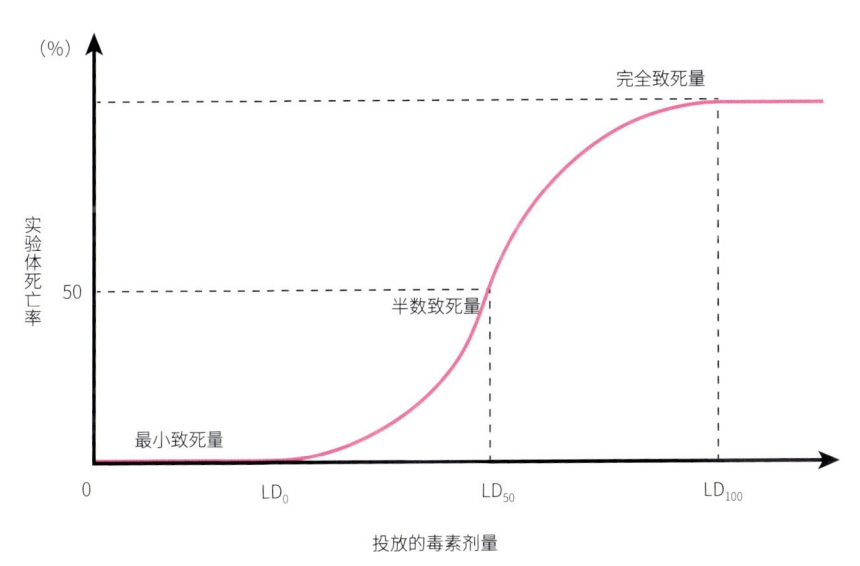

图1 半数致死量 LD_{50} 曲线图

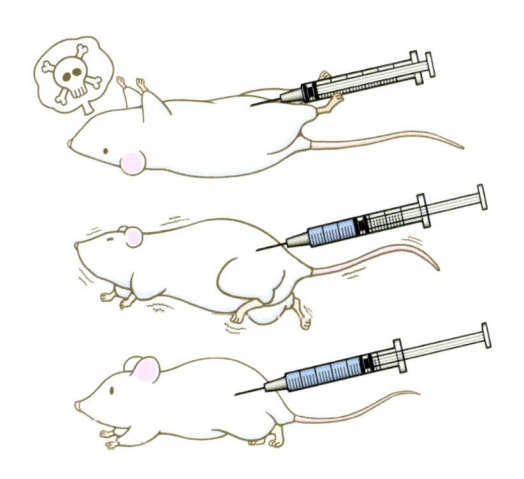

△ 半数致死量是衡量毒性强弱的指标,可以通过给100只小白鼠少量多次注射毒素测出。

小专栏

实验动物无疑应该使用同一种动物,但是深究的话,即使属于同一种类,不同分支的个体对某种毒素的敏感度也可能会有差异。因此,测定数据不准确的情况并不少见。

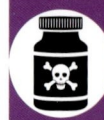

序章 毒的奥秘 档案03
毒的种类与毒性
● 毒性排行榜、毒药文化圈

毒素分为自然界存在的天然毒素和人工合成的毒素。天然毒素又可以细分为植物毒素、动物毒素等。

● 毒性排行榜

不同毒素之间最大的区别就是毒性的强弱,用来衡量毒性强弱的指标就是上一节介绍的半数致死量(LD_{50})。

下表(表2)是部分毒素的毒性排行。排名越靠前,LD_{50}数值越小,说明毒性越强。不同毒素的LD_{50}数值存在惊人的差异。表格使用的单位是微克(1微克=0.000001克)。

表2 部分毒素毒性排行

排名	毒物名称	半数致死量(微克/千克)	来源
1	肉毒杆菌	0.0003(最小致死量)	微生物
2	破伤风梭菌	0.002(最小致死量)	微生物
3	蓖麻毒蛋白	0.1	植物(蓖麻)
4	岩沙海葵毒素	0.5	微生物
5	箭毒蛙碱	2	陆生动物(箭毒蛙)
6	河鲀毒素	10	海洋生物(河鲀)/微生物
7	乙酸亚铊	14~15	矿物
8	VX神经毒剂	15	化学合成
9	二噁英	22	化学合成
10	氯化筒箭毒碱	30	植物(箭毒马鞍子)
11	氯化汞	35~105	矿物
12	海蛇毒素	100	海洋生物(海蛇)
13	乌头碱	120	植物(乌头)
14	鹅膏蕈碱	400	微生物(蘑菇)
15	沙林毒剂	420	化学合成
16	眼镜蛇毒素	500	陆生动物(眼镜蛇)
17	毒扁豆碱	640	植物(毒扁豆)

续表

18	士的宁	960	植物（马钱子）
19	砒霜	1430	矿物
20	尼古丁	7000	植物（烟草）
21	氰化钾	10000	化学合成

△ 出自船山信次《图解万事 毒的奥秘》（Natume 出版社 2003 年出版），部分内容已更新。

● **毒药文化圈**

虽然毒药会缩短生物的寿命，但历史上也有将毒药视作必需品的社会群体，那就是狩猎民族，他们用的是天然毒素。狩猎民族的重要武器是弓箭。虽然他们可以很方便地用弓箭射杀猎物，但如果距离较远，弓箭的威力会大打折扣。

狩猎民族的撒手锏是在箭头上涂抹毒药，这就是箭毒。

已知有四种天然毒素被用作箭毒，使用不同箭毒的民族各自生活的区域则叫作毒药文化圈。

①**箭毒马鞍子毒药文化圈**：亚马孙河流域。
毒素：筒箭毒碱、樟科植物。
②**羊角拗毒药文化圈**：非洲。
毒素：毒毛旋花苷、夹竹桃科植物。
③**弩箭子苷毒药文化圈**：东南亚。
毒素：反嘌呤、桑科植物。
④**乌头毒药文化圈**：东北亚。
毒素：乌头碱、乌头植株。

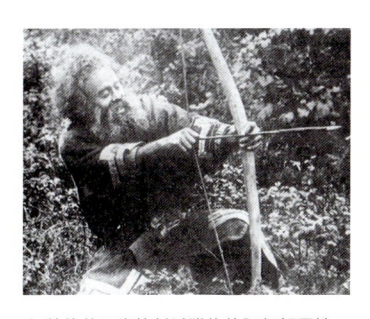

△ 熟练使用毒箭射杀猎物的阿伊努男性。

日本属于乌头毒药文化圈。日本的阿伊努人作为狩猎民族，以狩猎棕熊和梅花鹿为生，乌头毒药对他们来说十分重要。

序章 毒的奥秘 | 7

序章　毒的奥秘　档案04

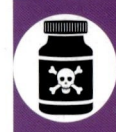

毒和药有什么不同

● 关键词：药、半数有效量、化学物质

毒能缩短寿命，药能救人性命。是什么导致毒和药有截然相反的作用呢？

● **毒和药是一回事吗**

古人云："是药三分毒。"毒和药并非泾渭分明，如果用量合适，毒也可以是药；用量不合适，药也可以是毒。

毒物的毒性有强弱之分，我们已经知道毒性可以用半数致死量（LD_{50}）来表示。药物的药效同样有强弱之分，可以通过半数有效量（ED_{50}）来表示。与 LD_{50} 类似，ED_{50} 在质反应中指能让半数受试动物出现阳性反应的药物剂量。ED_{50} 的数值越小，代表药效越强。

下一页的曲线图（图2）是某两种药物的 LD_{50} 曲线和 ED_{50} 曲线的对比图。其中图①中 LD_{50} 和 ED_{50} 的数值很接近，这就代表有些按 ED_{50} 的数值服药理应痊愈的中毒者可能会不幸丧命，说明该药物副作用太强，比较危险。图②中 LD_{50} 和 ED_{50} 的数值差距较大，说明严格按 ED_{50} 的数值服用这种药物，相对来说比较安全。

❶ LD_{50} 和 ED_{50} 数值相近，说明该药物副作用太强，比较危险。

❷ LD_{50} 和 ED_{50} 的数值差距较大，说明严格按 ED_{50} 的数值服用这种药物，相对比较安全。

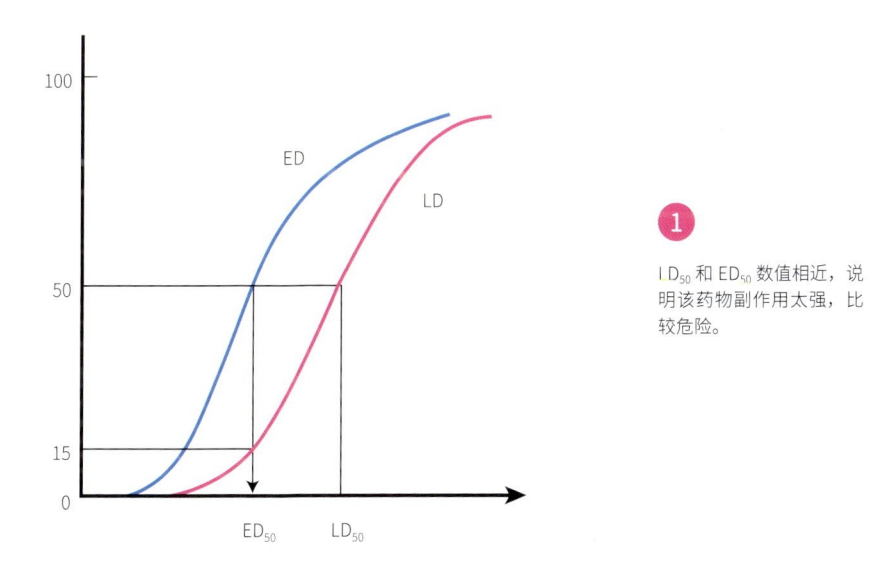

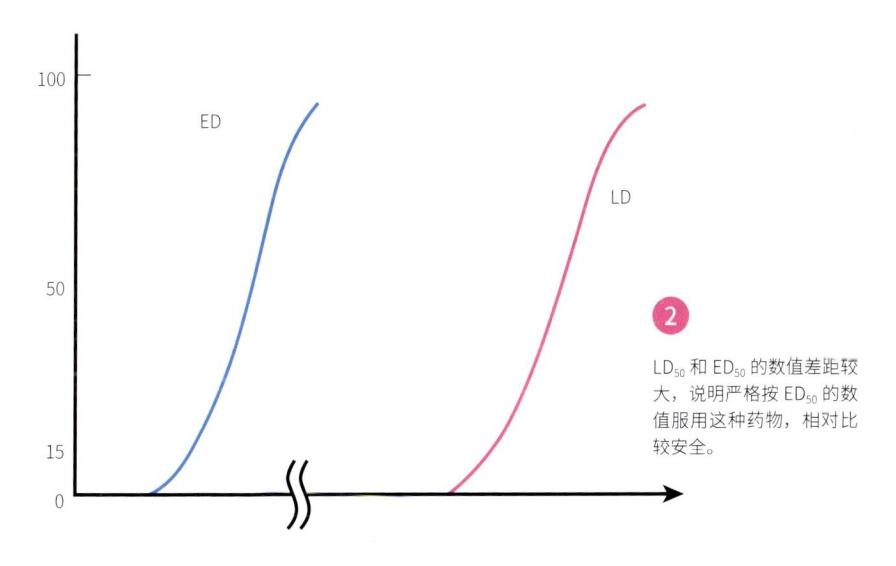

图 2　某两种药物的 LD_{50} 曲线和 ED_{50} 曲线对比图

日本危险毒物

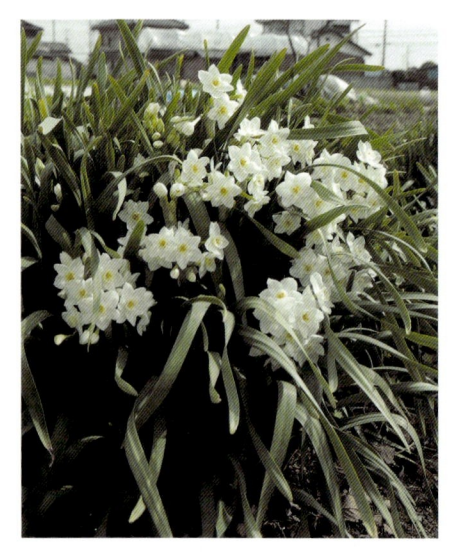

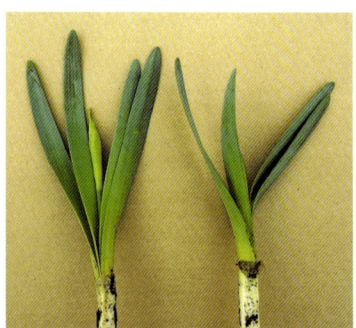

◁△ 秋水仙。

	问题食物	食用人数	中毒者人数	死亡人数
2017 年	秋水仙	3	3	1
2016 年	秋水仙（推测）	2	2	1
2018 年	秋水仙（当成行者蒜误食）	2	2	1
2019 年	炒秋水仙	2	2	1
2015 年	秋水仙（推测）	1	1	1
2015 年	生秋水仙（推测）	1	1	1
2016 年	水仙	1	1	1
2016 年	秋水仙	1	1	1
2018 年	秋水仙	1	1	1
2019 年	炒秋水仙	1	1	1
2021 年	秋水仙	1	1	1
2022 年	秋水仙天妇罗	1	1	1

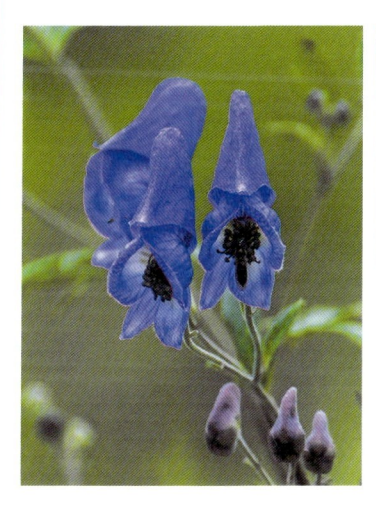

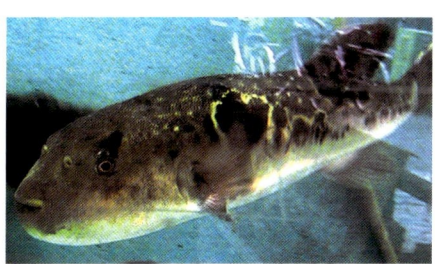

△ 红鳍东方鲀。

◁ 乌头。

	问题食物	食用人数	中毒者人数	死亡人数
2012 年	凉拌乌头	3	3	2
2012 年	突额鹦嘴鱼（推测）	6	3	1
2011 年	河鲀	4	3	1
2020 年	油爆蘑菇	未知	2	1
2015 年	河鲀（推测食用了内脏）	3	1	1
2020 年	嘉兰的球状根（推测）	2	1	1
2016 年	乌头	1	1	1
2018 年	亚稀褶黑菇	1	1	1
2019 年	河鲀	1	1	1
2020 年	河鲀（不明种类）	1	1	1
2022 年	嘉兰	1	1	1
2022 年	紫色多纪鲀（推测）	1	1	1

序章　毒的奥秘 | 11

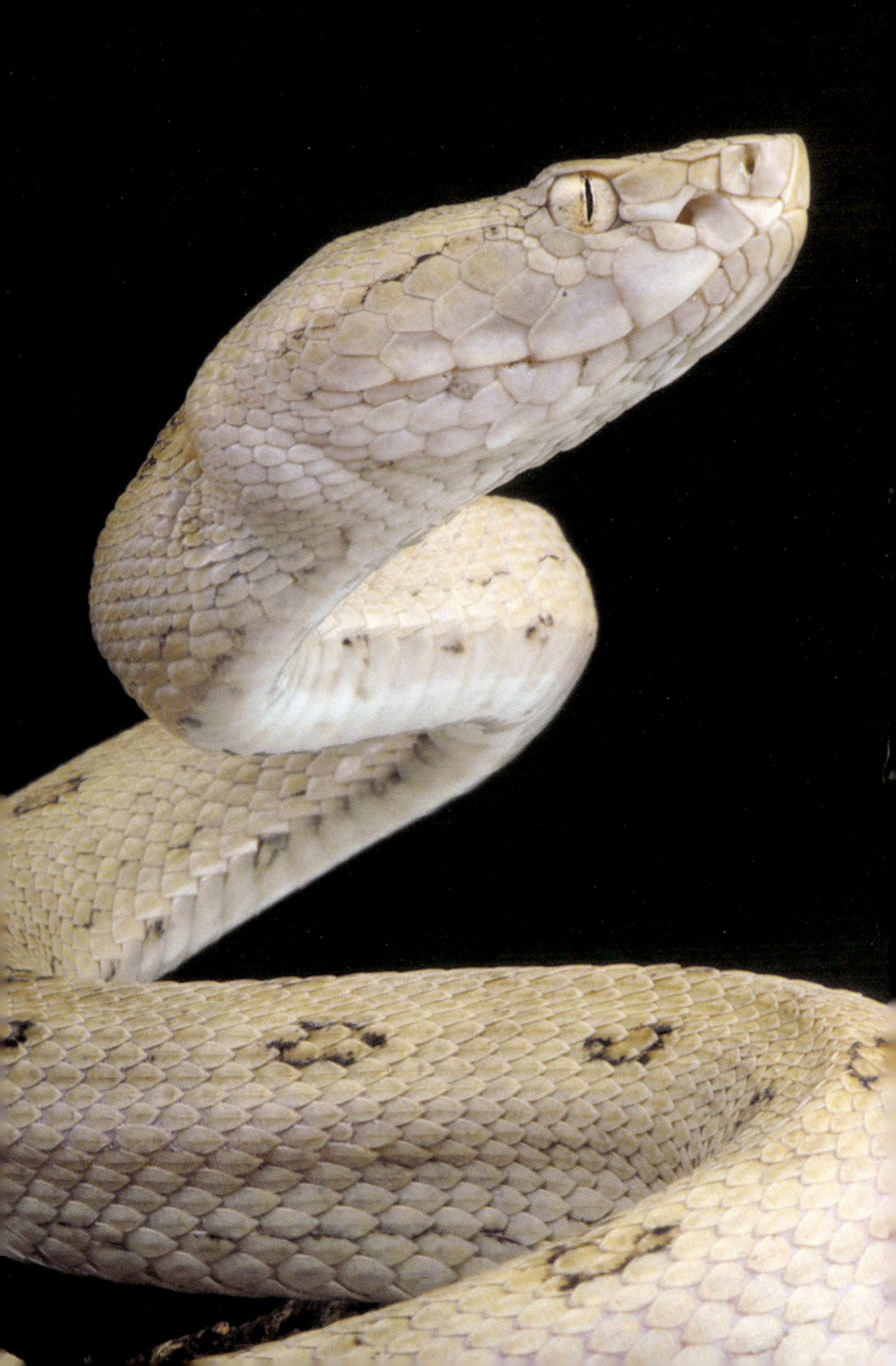

第1章 动物毒素篇

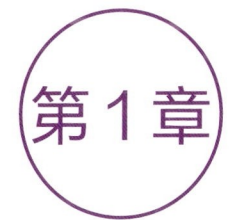

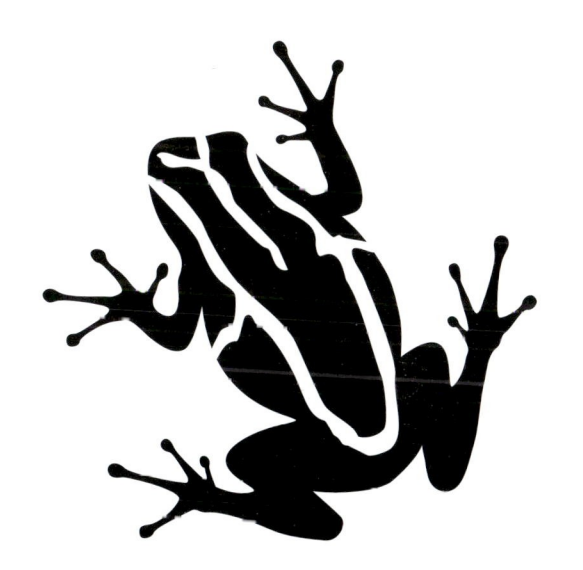

第1章 动物毒素篇 档案01
鸭嘴兽

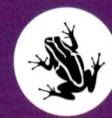

● 危险程度：★★☆☆☆　　● 致命程度：★★☆☆☆

　　鸭嘴兽非常特别，虽然属于哺乳动物，但它没有乳头、育儿袋，会在腹部两侧分泌乳汁，幼崽直接舔舐即可。此外，鸭嘴兽是卵生的，这也与其他哺乳动物不同。蝙蝠会飞，所以常被认为是介于哺乳类和鸟类之间的动物，但从本质特征来看，鸭嘴兽更像介于哺乳类和鸟类之间的动物。

　　成年鸭嘴兽体长约40厘米，后肢上长着小倒钩，但只有雄性鸭嘴兽的小倒钩能长到1.5厘米长，并且会分泌毒液。毒液所含的毒素由好几种蛋白质和肽组成，其中有3种是鸭嘴兽特有的蛋白质。到了繁殖期，雄性鸭嘴兽分泌的毒素量还会增加，这是它们用来对抗其他雄性的武器。雌性鸭嘴兽的小倒钩不会发育，1岁前就会脱落。

　　鸭嘴兽所含的毒素足够杀死猫和狗，但不足以毒死人类。毒素引起的浮肿会从伤口向周围迅速扩散，逐渐蔓延到四肢。人类中毒后会感到身体无力、剧烈疼痛，还会丧失意识，这种疼痛甚至会持续几个月。虽然目前还没有人因为中鸭嘴兽的毒而死亡，但这种持续数月的疼痛十分难以忍受。

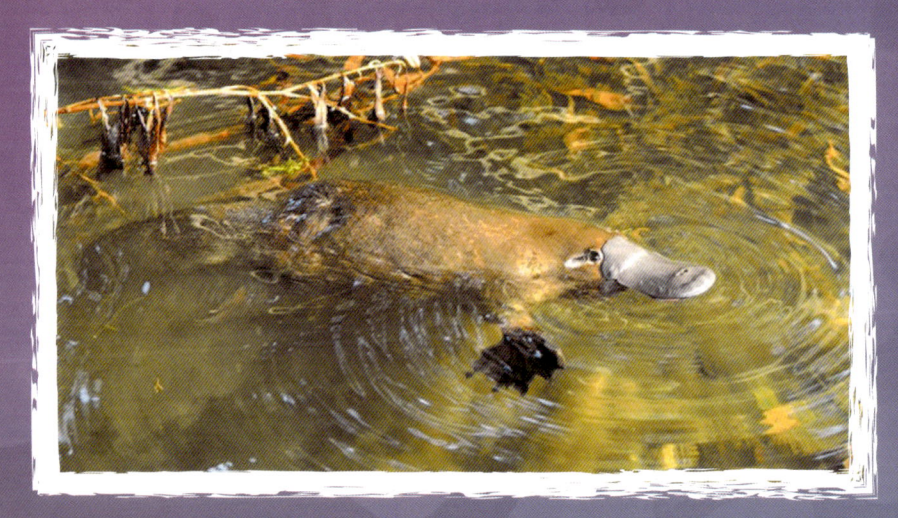

△ 鸭嘴兽主要分布在澳大利亚。它们的牙齿在进化过程中退化了，但据说其他身体特征与原始形态相比几乎没有变化。

第1章 动物毒素篇　档案 02

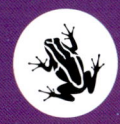

懒猴

● 危险程度：★☆☆☆☆　　● 致命程度：★☆☆☆☆

懒猴分布在中国、越南、缅甸、印度尼西亚等地。懒猴的头躯长为 30~40 厘米，体重为 0.4~2 千克，尾巴已经退化。懒猴生活在树上，昼伏夜出，它的一大特点是代谢速度远远低于体形相近的其他哺乳动物。懒猴是灵长类中唯一能分泌毒素的动物。它们从胳膊肘内侧分泌一种有特殊气味的毒素，与唾液混合后涂满全身，能防止寄生虫靠近。

懒猴混合了毒素的唾液还能用于抵御外敌。人如果被懒猴咬伤了，除了会出现剧痛、呼吸困难和血尿等症状，还可能会出现过敏性休克。

懒猴毒素的具体成分和性质尚不清楚，但是最近人们发现懒猴毒素中的蛋白质和猫皮屑中的 Fel d 1 蛋白质的分子结构几乎相同。有人对猫毛过敏，过敏原就是 Fel d 1。也就是说，被懒猴咬伤后出现的过敏反应和猫毛过敏的反应几乎一样。

懒猴在身上涂抹毒液和唾液的混合物是为了保护自己，猫身上有含 Fel d 1 的皮屑同样也是一种自我保护的方式。

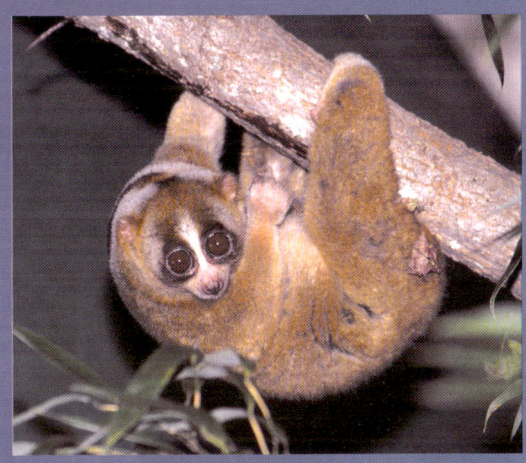

△ 手脚并用环抱树枝的懒猴。

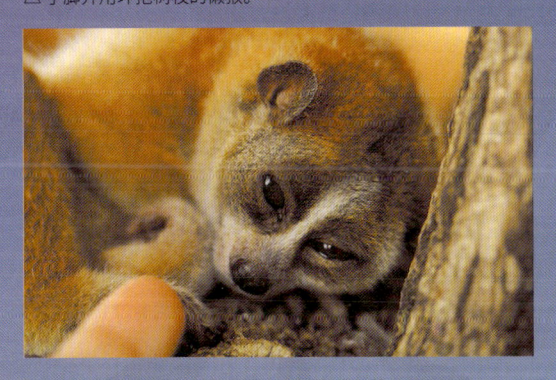

△ 由于不法分子肆意捕捉懒猴，懒猴濒临灭绝。

第1章 动物毒素篇 档案03
黑头林鵙鹟

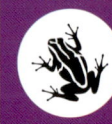

- 危险程度：★★★☆☆
- 致命程度：★★★★★

传说中国古代有一种鸟名叫鸩，体形大如仙鹤，以毒蛇为食。它浑身上下的血肉自不必说，甚至连羽毛都有毒。用它的羽毛泡的酒能毒死人，因此有人用这种酒来毒杀别人，这种杀人手法称为"鸩杀"。

然而，现实中谁也没有见过鸩，在很长一段时间里，人们认为鸟类没有毒。直到1992年，芝加哥大学的一项研究表明新几内亚岛特有的黑头林鵙鹟有毒，是世界公认最早发现的有毒鸟类。后来，研究人员又发现与黑头林鵙鹟同属的鸟类中有5种有毒。

这些有毒鸟类的皮肤和羽毛含有一种神经毒素——箭毒蛙碱，有剧毒。在发现这些鸟类有毒之前，人们只在箭毒蛙体内发现过箭毒蛙碱。

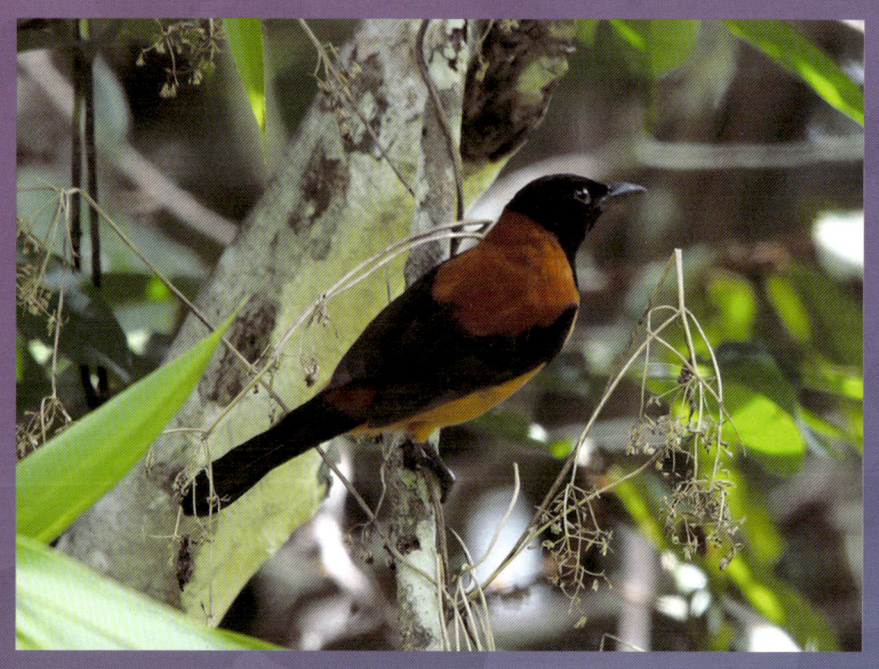

△ 有人推测中国古代传说的鸩就是黑头林鵙鹟。

箭毒蛙碱有助于抵御寄生虫和猛禽。这些鸟类自身并不产生箭毒蛙碱，很有可能是从捕食的拟花蚤科甲虫中获取的。

自然界中有很多生物依靠其他动物产生的毒素来保护自己，是借他人之力庇护自己的体现。

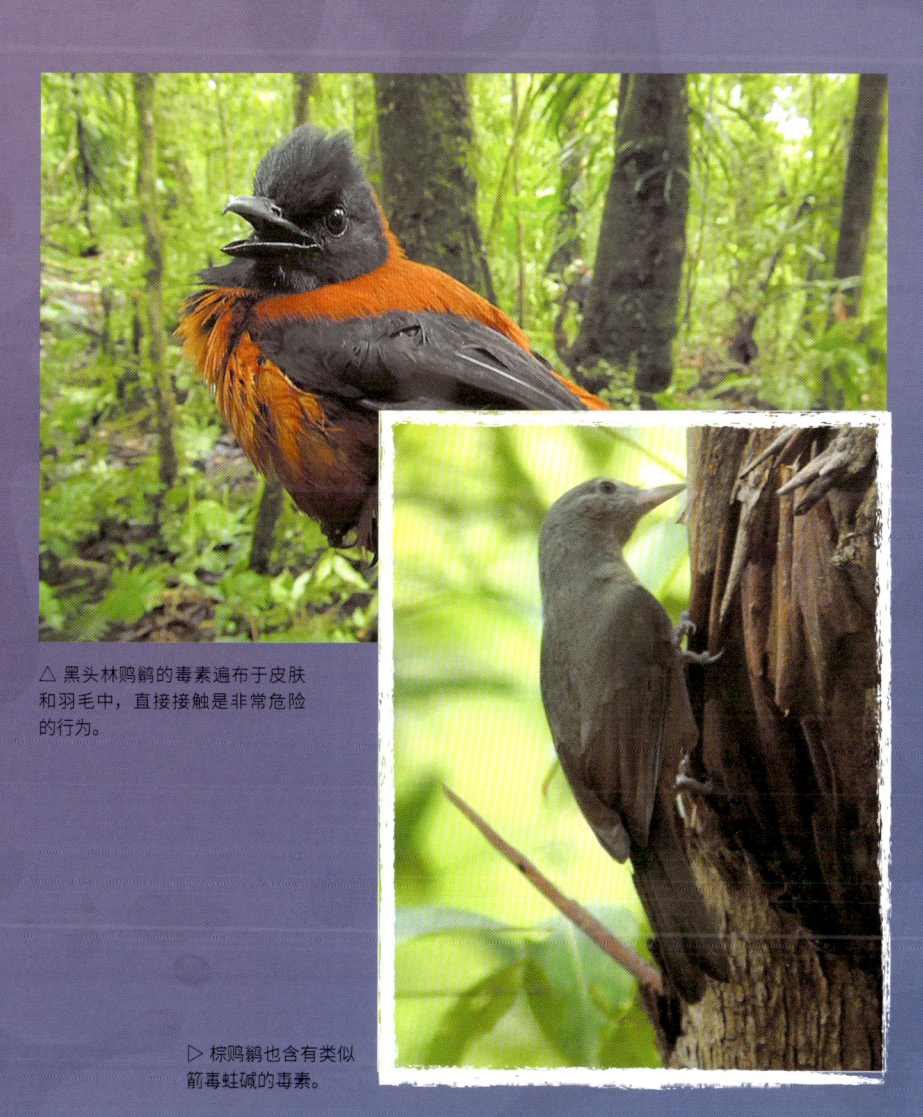

△ 黑头林䳍鹟的毒素遍布于皮肤和羽毛中，直接接触是非常危险的行为。

▷ 棕䳍鹟也含有类似箭毒蛙碱的毒素。

第1章　动物毒素篇　档案04

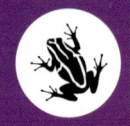

虎斑颈槽蛇

● 危险程度：★★★☆☆　● 致命程度：★★★☆☆

虎斑颈槽蛇主要分布在中国、朝鲜半岛、日本和俄罗斯东部。虎斑颈槽蛇全长为 60~120 厘米。它们主要捕食青蛙，也吃蜥蜴、泥鳅等，还会捕食藏在土里的黑斑侧褶蛙。

危险逼近时，它会像眼镜蛇一样抬起颈部，使颈部膨大，摇晃头部以示威胁。如果没能吓退对方，它就会仰面朝天装死。如果对方还不离开，它就会发起攻击。

虎斑颈槽蛇性情比较温顺，只要不主动招惹它就不会被咬。而且虎斑颈槽蛇的毒牙位于口腔后部，不把手指伸入它的口腔深处，它就无法注入毒液。

虎斑颈槽蛇的毒素是出血毒素，在凝血酶原的活性作用下能使血液凝固。凝血酶原是凝血因子的一种，被虎斑颈槽蛇咬伤后，毒素流经全身，会大量消耗凝血酶原和同为凝血因子的凝血酶，使人更容易出血，最终导致皮下出血和脏器出血加剧。最坏的情况可能会引起颅内出血。中毒初期几乎没有症状，等发现中毒时可能已经危及生命。

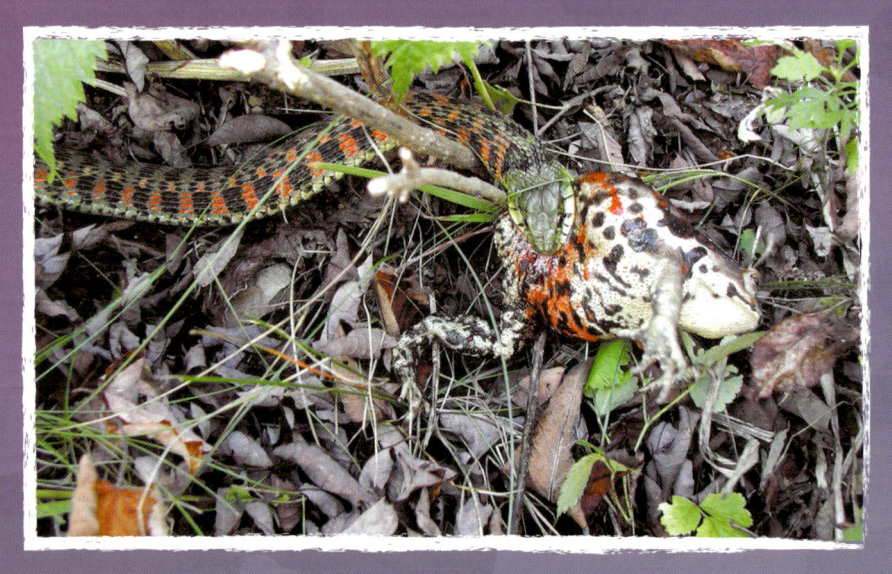

△ 一条虎斑颈槽蛇正在捕食有毒的蟾蜍。

第1章

动物毒素篇　档案05

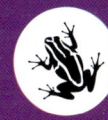

尖吻蝮

● 危险程度：★★★★☆　● 致命程度：★★★★☆

尖吻蝮多分布于中国、越南北部。尖吻蝮含有的毒素是强劲的出血毒素，非常危险，会让人血流不止，无法用寻常的按压法止血，被咬后要用血清治疗。稍有耽搁，就会危及生命。人们十分害怕尖吻蝮，有人认为中毒后走不了五步就会死亡，因此也叫它"五步蛇"，这从侧面说明了它的可怕。

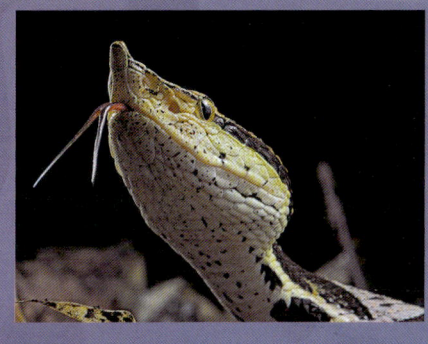

△ 尖吻蝮头部呈三角形。

尖吻蝮平均长80~100厘米，躯干较粗，呈深褐色，鳞上有棱。头部呈三角形，吻端突出，向上弯曲。

尖吻蝮栖息在森林里，尤其喜欢水边地带，行动缓慢。尖吻蝮以老鼠、鸟类、青蛙等为食。繁殖形式为卵生，一次产卵20~30枚。尖吻蝮数量稀少，人们很难见到。

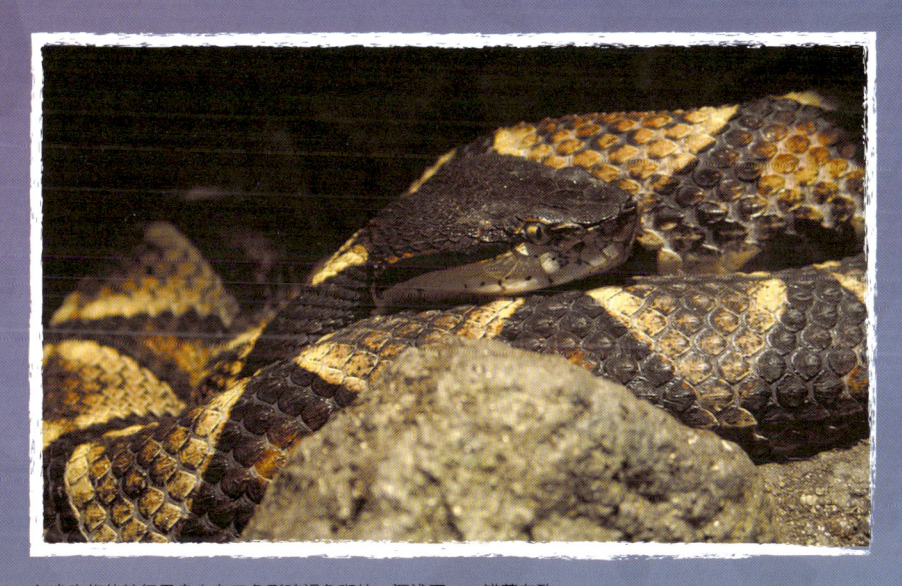

△ 尖吻蝮的特征是身上有三角形暗褐色斑纹，深浅不一，错落有致。

第1章　动物毒素篇 | 19

第1章　动物毒素篇　档案06

眼镜王蛇

● 危险程度：★★★★☆　● 致命程度：★★★★☆

　　成年眼镜王蛇平均体长约为 3 米。大型成年眼镜王蛇最大限度竖立起上半身时，高度接近成年人的胸部。它们受到刺激或者试图威吓敌人时，会抬起头部，颈部膨大。其他眼镜蛇一旦展现这种攻击姿态，就不能移动了，但眼镜王蛇可以移动。它们一边保持攻击姿态一边向敌人逼近，压迫感非常强，让人不由得想大喊"别过来"。

　　眼镜王蛇栖息在山地森林，主要以其他种类的蛇为食，也吃蜥蜴等爬虫类。眼镜王蛇的繁殖方式为卵生，它们收集枯叶和小树枝搭建巢穴，在巢中产 20~50 枚卵。母蛇会给卵盖上枯叶来保温，盘踞在巢穴周围保护蛇卵直至孵化。在这期间，母蛇会激烈地威吓接近巢穴的不速之客，毫不留情地发动攻击。在所有的蛇中，只有眼镜王蛇会筑巢产卵。

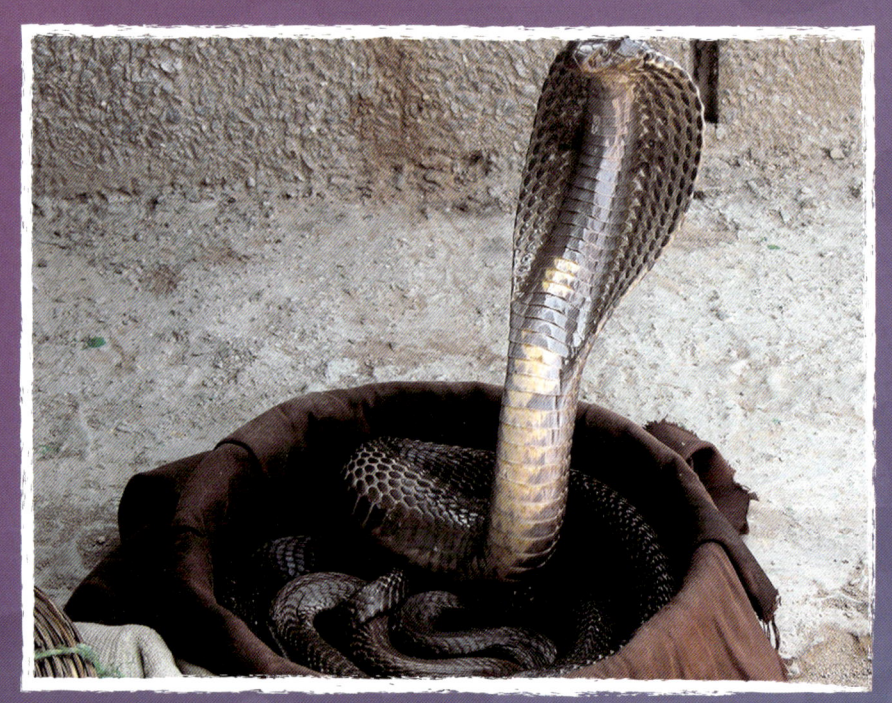

△ 在印度，印度眼镜蛇每年会造成约 1 万人伤亡。

眼镜王蛇的毒素是神经毒素，弱于其他眼镜蛇科的蛇毒，但由于眼镜王蛇体形较大，一口咬下去注入的毒液量比其他眼镜蛇要多得多，所以非常危险。

　　被眼镜王蛇咬伤后会感到剧烈疼痛，立即出现视力障碍、嗜睡和四肢麻痹等症状，不久便会陷入昏迷状态，呼吸麻痹，窒息而死。人类可能会因为中这种毒而当场死亡。其分布地区还流传着眼镜王蛇"能咬死大象"的说法。

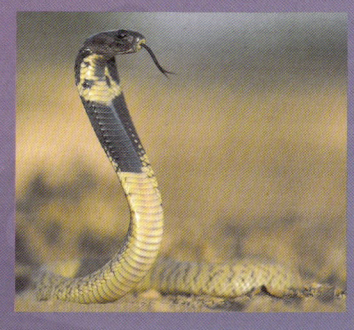

△ 埃及眼镜蛇毒液量大，毒性强，被咬了一定要及时就医。

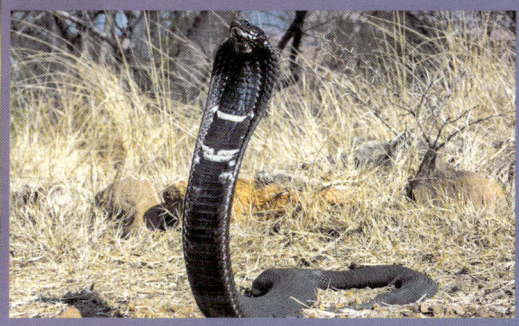

△ 唾蛇更为人熟知的名字是"射毒眼镜蛇"。它们主要栖息在非洲南部。"射毒"，顾名思义，它会在防御时吐射毒液。如果毒液不慎入眼，可能会失明。

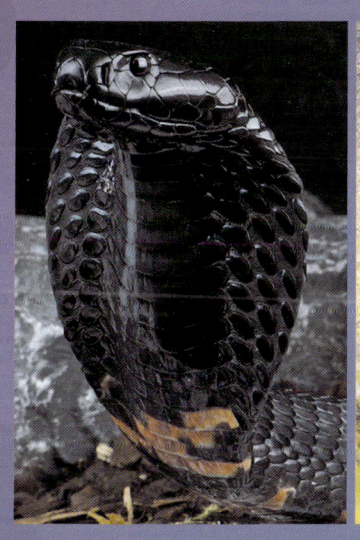

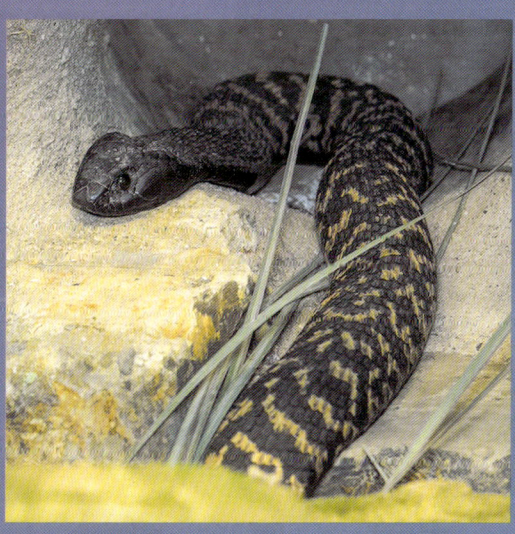

△ 图为栖息在埃及南部至南非北部的黑颈眼镜蛇。它和唾蛇一样会吐射毒液，所以又名黑颈射毒眼镜蛇。

第1章　动物毒素篇 | 21

第1章　动物毒素篇　档案07
太攀蛇、虎蛇、南棘蛇

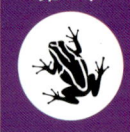

● 危险程度：★★★☆☆　　● 致命程度：★★★★☆

除了广为人知的眼镜王蛇，眼镜蛇科还有很多知名"杀手"。

太攀蛇最长可达 3.3 米，是眼镜蛇科排名第三长的蛇，仅次于眼镜王蛇和黑曼巴蛇，体形纤长。

太攀蛇生活在河流沿岸、森林、牧场、耕地等环境中。它们主要以小型哺乳动物为食，会迅速咬住猎物，等猎物因中毒而动弹不得的时候再吞食。

太攀蛇性情暴躁，攻势迅猛。太攀蛇的毒性在陆生毒蛇中仅次于内陆太攀蛇和东部拟眼镜蛇，荣登世界第三，其毒液的主要成分是剧毒的神经毒素，还含有出血毒素和溶血毒素。毒液的量也很大，一口注入的毒液量足够毒死 10~12 名成年男性。在抗毒血清问世前，几乎没有人能在太攀蛇口下幸存。现在，如果被太攀蛇咬了却没有治疗，致死率接近 100%。

虎蛇平均长 100~180 厘米，最长可达 210 厘米，体表有和老虎相似的花纹。虎蛇毒素对人的半数致死量是 0.6 毫克/千克，而虎蛇咬一口注入的毒素多达 26.2 毫克。这种毒素包含出血毒素和神经毒素，帮被咬的人把毒液吸出来也很危险。

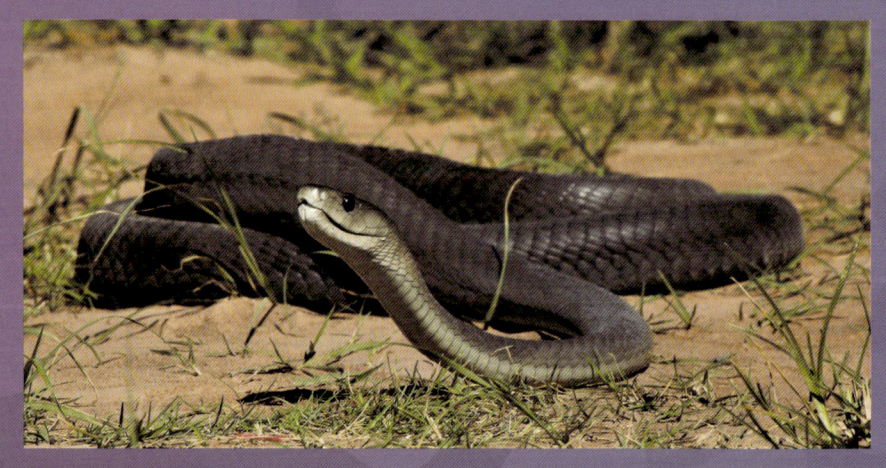

△ 体长达 4.5 米的黑曼巴蛇。黑曼巴蛇的骇人之处在于它从发现猎物到攻击猎物的速度快如闪电，一般的猎物很难逃过它的精准攻击。

被咬后如果不接受治疗，致死率高达 40%~60%，两三小时内就会死亡。

南棘蛇平均长 70~100 厘米，繁殖方式为卵胎生。它是世界上攻击速度最快的毒蛇，能在 0.15 秒内将毒液注入猎物体内，毒液所含的毒素是神经毒素。南棘蛇毒液的致死率高达 50%。

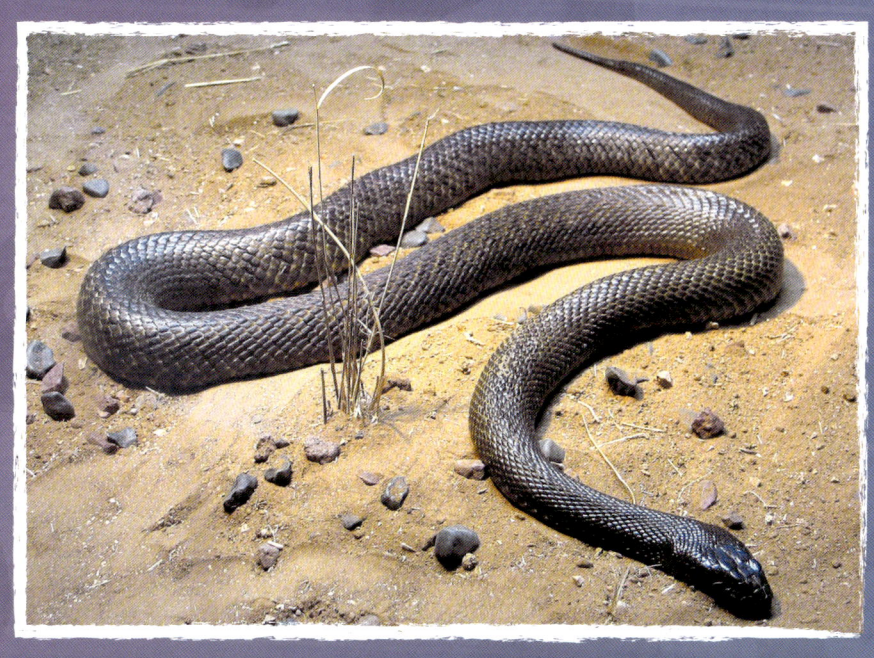

△ 内陆太攀蛇的毒性约为眼镜王蛇的 50 倍、日本蝮的 800 倍，它一口注入的毒液能在 24 小时内毒死超过 20 万只小白鼠。不过它算是性情比较温顺的毒蛇，几乎不会主动攻击人类。

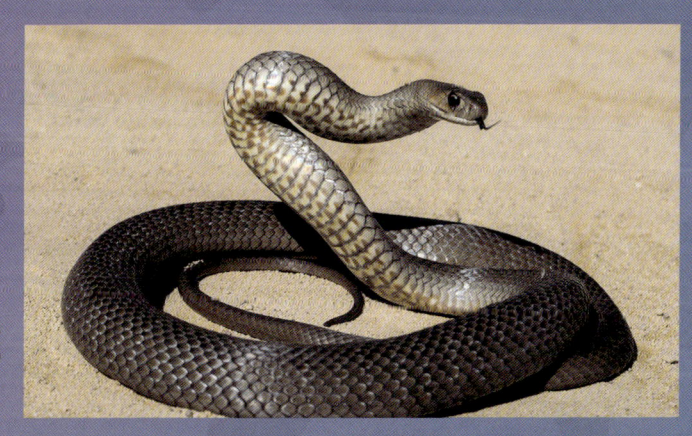

▷ 东部拟眼镜蛇的毒性约为日本蝮的 550 倍，它们性情凶猛，令人生畏。

第 1 章 动物毒素篇 | 23

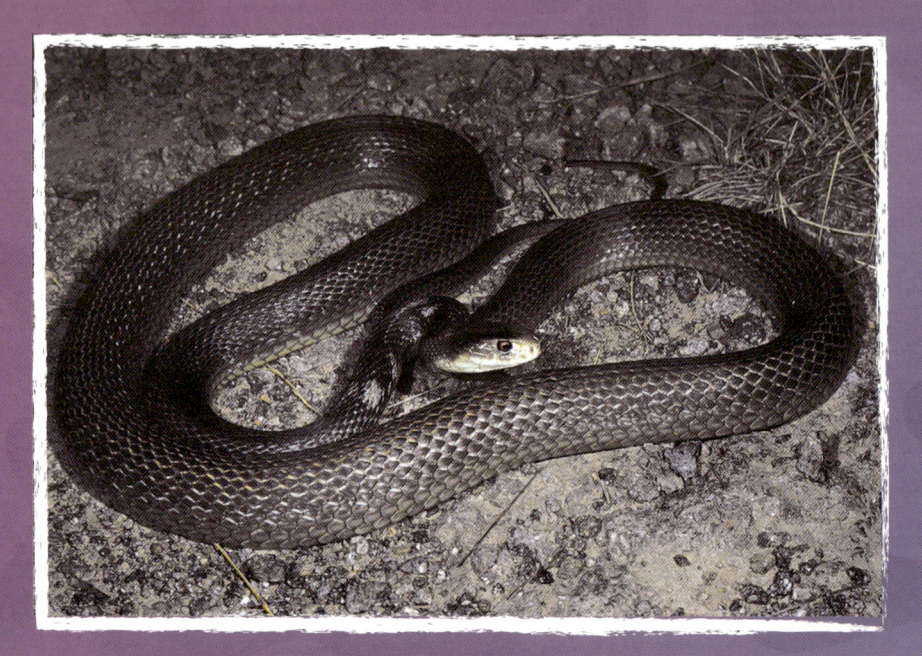

△ 体长超过 3 米的太攀蛇。

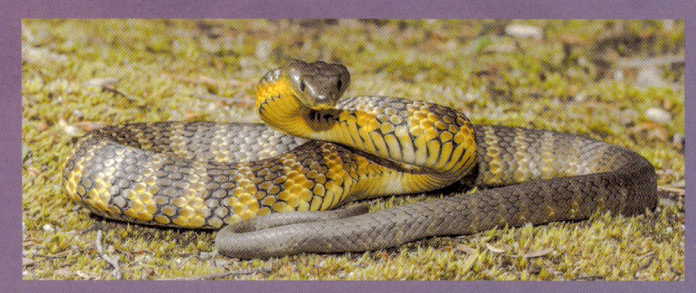

◁ 虎蛇虽然没有太攀蛇长，但也有全长超过 2 米的种类。虎蛇的毒液量很多。

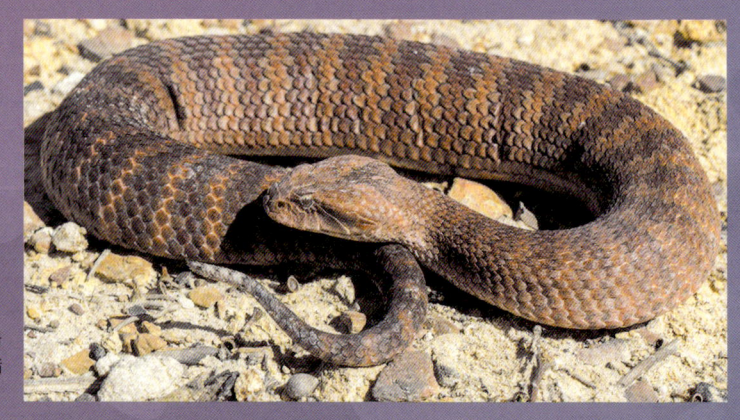

▷ 南棘蛇攻击速度极快，猎物难以逃脱。

第1章 动物毒素篇　档案08
角响尾蛇

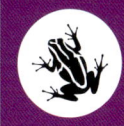

● 危险程度：★★☆☆☆　● 致命程度：★★★☆☆

响尾蛇尾巴上的蜕皮壳老化后就会脱落，堆积在一起，摇动时沙沙作响，因此得名"响尾蛇"。这种高频次的声音会让生物感到精神紧张，如果你知道发出这种声音的是含有致命毒液的生物，并且它在不断朝你靠近，你一定会汗毛倒竖！

体形最大的角响尾蛇是东部菱背响尾蛇，最长可达 240 厘米。角响尾蛇会一边扭动身体一边朝侧面前进，所以又叫侧进蛇。

角响尾蛇所含的毒素主要是溶血毒素，一部分剧毒角响尾蛇也含有神经毒素。其中东部菱背响尾蛇的毒素是剧毒的溶血毒素，会破坏红细胞，也会损伤其他组织。被角响尾蛇咬伤后，伤口会剧烈疼痛，甚至会死亡。

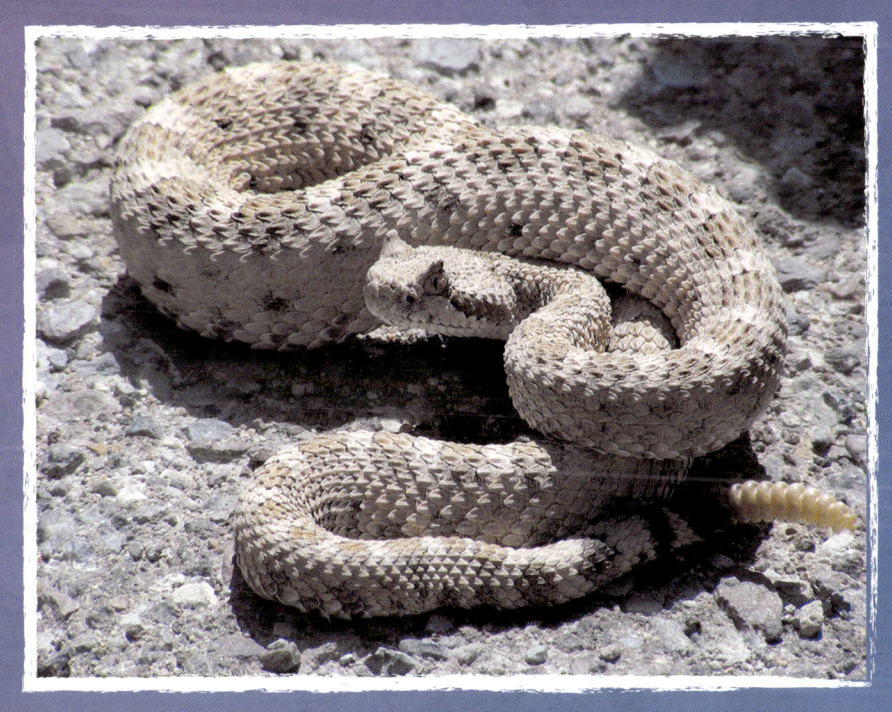

△ 角响尾蛇会在地面上横向爬行。它虽然毒性不强，但有可能引起过敏甚至导致死亡。

据说角响尾蛇不喜欢牛仔裤靛蓝染料的气味，人们一直以为是谣言。后来，相关实验结果显示，靛蓝染料能抑制汗臭味的来源——金黄色葡萄球菌繁殖。此外，还有人用墨西哥红膝鸟蛛这种毒蜘蛛进行实验，发现穿着普通工作服的时候，蜘蛛会爬到人的背部甚至爬进衣服里面，但是穿上蓝色工作服时，墨西哥红膝鸟蛛就完全不会靠近。

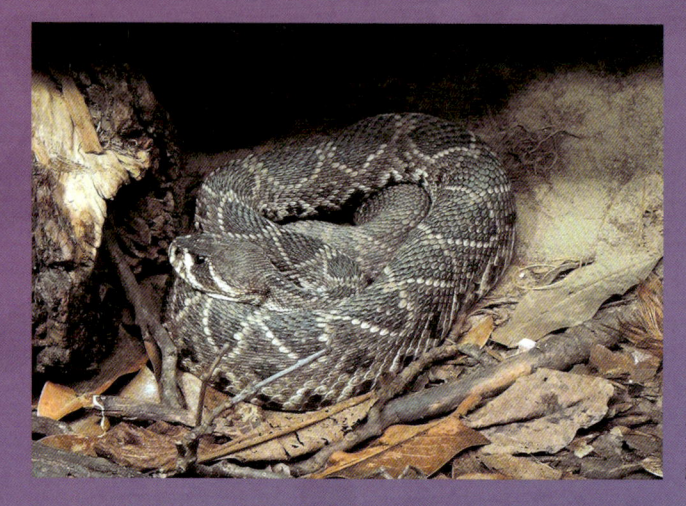

◁ 东部菱背响尾蛇因身上排列整齐的黑色菱形花纹而得名，有的体长超过2米，毒性极强。

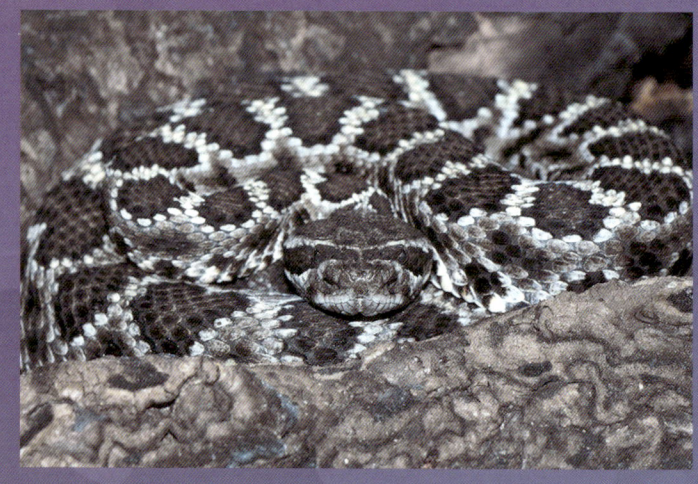

▷ 莫哈韦响尾蛇的毒性也非常强。

第1章　动物毒素篇　档案09
箭毒蛙

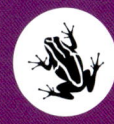

● 危险程度：★★★★☆　　● 致命程度：★★★★★

箭毒是指某些狩猎民族涂在弓箭或吹箭上用于狩猎的毒。弓箭和吹箭虽然便于射猎远处的动物，但杀伤力很弱，动物中箭后不一定会倒下，更多时候会带着箭逃走。因此需要在箭上涂毒，确保猎杀动物。为了不让族人挨饿，要用那些民族所知的最强毒素做箭毒，毒素的来源——分泌毒素的青蛙，就这样被称为箭毒蛙。箭毒蛙身上多有红、黄、蓝等鲜艳的警戒色，体长不过几厘米，也叫作"宝石蛙"。

金色箭毒蛙栖息在温暖潮湿的热带雨林中，虽然是小型蛙，但体长也有4~5厘米。金色箭毒蛙是毒性最强的物种之一，它分泌的箭毒蛙碱是一种神经毒素，哪怕只有0.1毫克进入人体，也足以使人当场死亡。一只金色箭毒蛙含有1毫克毒素，足以杀死10~20人。它体内的毒素不是与生俱来的，是通过捕食蚂蚁、螨虫，

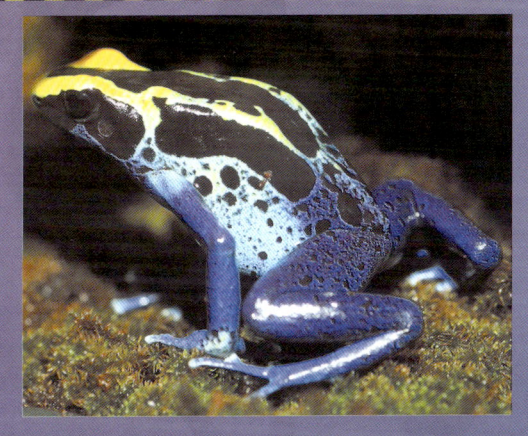

△ 箭毒蛙中体形最大的染色箭毒蛙，很漂亮，但毒性很弱。

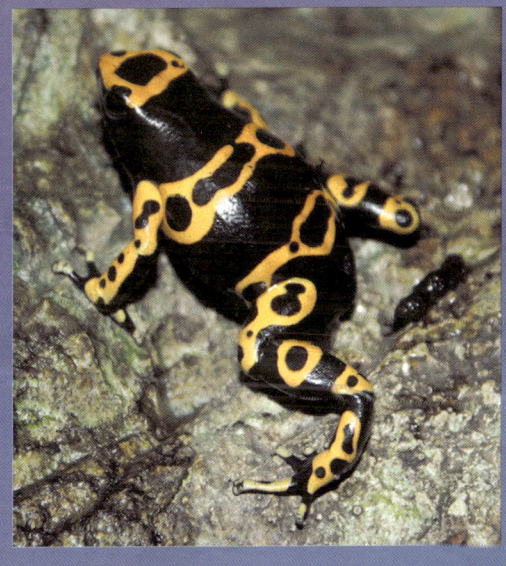

△ 用"刺眼"来形容黄带箭毒蛙再恰当不过了。它的毒性很弱。

让这些原料在体内进行化学反应生成的。一些金色箭毒蛙经过人工饲养，会变得无毒。

钴蓝箭毒蛙的体长为30~45毫米，身体呈令人惊叹的艳丽蓝色，被誉为世界上最美丽的青蛙之一。它含有的毒素和金色箭毒蛙相同。

双色箭毒蛙的体长为32~42毫米，身体呈棕色，四肢呈黑色。它含有的毒素同样是致命的。

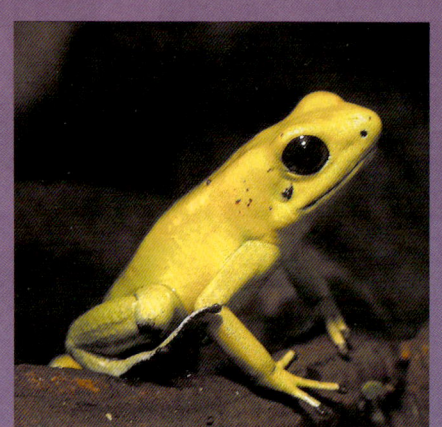

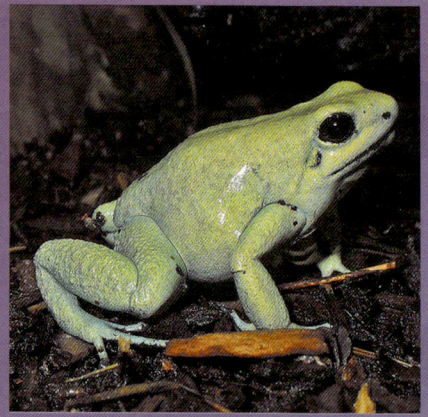

△ 左图为金黄色的金色箭毒蛙，右图为同种属但肤色为薄荷绿（绿中带白）的变异体。

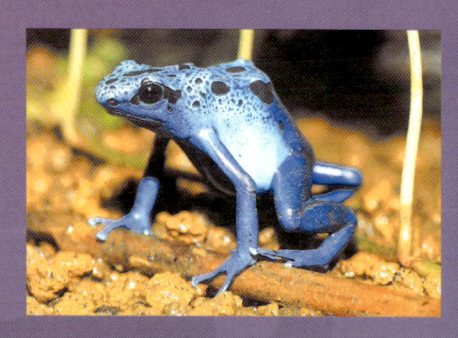

△ 钴蓝箭毒蛙非常美丽，身体呈钴蓝色，被称为"热带雨林的宝石"。

△ 双色箭毒蛙有剧毒，因身体与四肢颜色不同而得名。

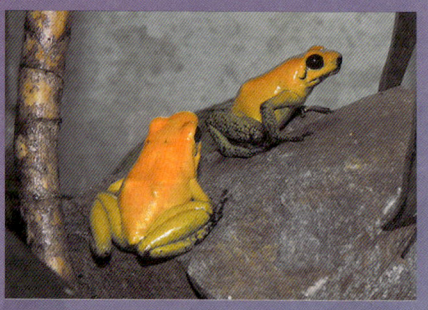

第1章 动物毒素篇 档案10
红背蜘蛛

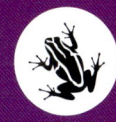

● 危险程度：★★☆☆☆　● 致命程度：★★☆☆☆

红背蜘蛛原产自澳大利亚，如今几乎全世界都有红背蜘蛛的身影。

雌蛛体长约1厘米，通体黝黑，有光泽，背部中央有明显的红色纹路。雄蛛体长约3毫米，不及雌蛛的三分之一，腹部细小，背部呈灰白色，中央有白色斑纹。交配后，雌蛛会咬死雄蛛，变成"寡妇"，所以也叫作"黑寡妇""寡妇蛛"。

红背蜘蛛在盛夏繁殖，乳白色的球状卵囊（包裹蜘蛛卵的囊）直径为1~1.5厘米。红背蜘蛛每次产3~5个卵囊，能孵出500只小蜘蛛。繁殖期的红背蜘蛛活动很频繁，一定要小心。

红背蜘蛛的毒液含有一种叫作α-拉特罗毒素的神经毒素。如果被红背蜘蛛咬了，刚开始可能很难察觉，5分钟后伤口才会发热、疼痛，约3小时后出现大量出汗、肌肉无力、恶心、呕吐、耳鸣、心跳加速或心脏不规则跳动、发热、痉挛等症状，不及时医治会有生命危险。红背蜘蛛咬伤导致的胸部疼痛有时会被误诊为心脏病发作引发的疼痛。

▷ 雌性红背蜘蛛背上有红色花纹，很容易辨认。

▽ 体形大的是雌蛛，体形小的是雄蛛，乳白色的球状物是卵囊。

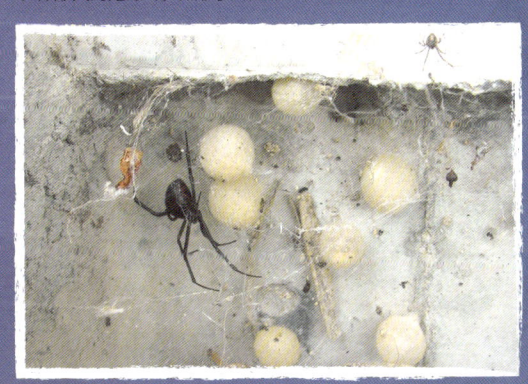

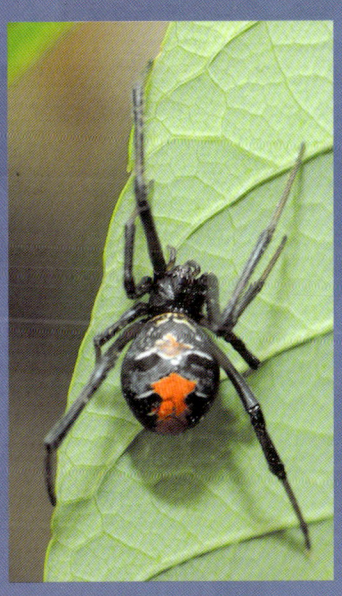

第1章　动物毒素篇　档案 11
红平甲蛛

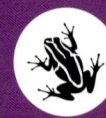

● 危险程度：★★☆☆☆　● 致命程度：★★☆☆☆

　　红平甲蛛属于中型蜘蛛，通体呈褐色，雌蛛体长为 10 毫米，雄蛛体长为 8 毫米。从山野到市区，在地板下和壁橱等昏暗的地方及其周围都有可能看到红平甲蛛。到了夜里，红平甲蛛会离开蛛网，四处爬行，捕食昆虫。

　　红平甲蛛的毒素会危害健康，被咬的瞬间有短暂的刺痛感，2 小时内可能会形成小水泡，2~6 小时后开始出现中等程度或剧烈的疼痛。不久，伤处附近的皮肤会慢慢地由红变黑，伤处因严重缺氧而变得麻木，超过 12 小时就会局部溃烂、坏死。到了这个阶段，25% 的中毒者会在 24~48 小时内出现发热症状，严重者还会出现呕吐、关节疼痛、休克、昏迷等症状。

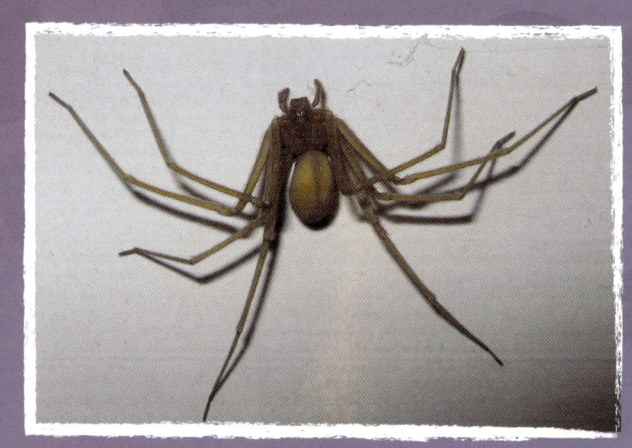

△ 红平甲蛛毒性较强，被它咬伤后皮肤会坏死。

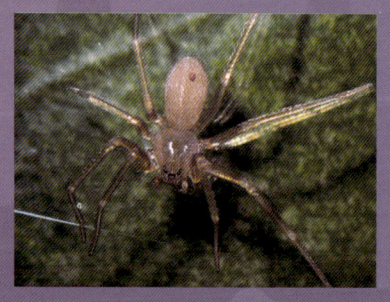

△ 剧毒的隐士蜘蛛分泌的毒素足以致人死亡。　　△ 同样危险的巴西刺客蛛。

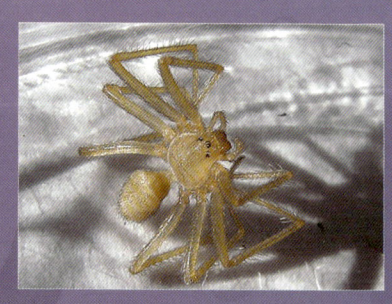

第1章 动物毒素篇 档案12
塔兰托毒蛛

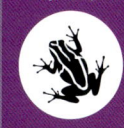

● 危险程度：★★☆☆☆　● 致命程度：★☆☆☆☆

　　塔兰托毒蛛属于捕鸟蛛科，分布在南美洲、北美洲、亚洲、非洲等地的温暖地区。

　　塔兰托毒蛛的大小各不相同。亚马孙巨人食鸟蛛是世界上已知体形最大的蜘蛛，仅身体部分就有13厘米长，腿完全伸开时的长度超过30厘米，体重达170克。要知道，黄金仓鼠的体重只有50~150克。

　　塔兰托毒蛛的外形十分骇人，有不少关于它的传说。据说在意大利，被这种蜘蛛咬伤会患"跳舞症"。人们认为被咬后需要用尽全力跳舞以出汗排毒，这种舞被称为塔兰台拉舞。受这种玄乎的故事启发，人们创作出3/8拍或6/8拍的激烈舞曲。

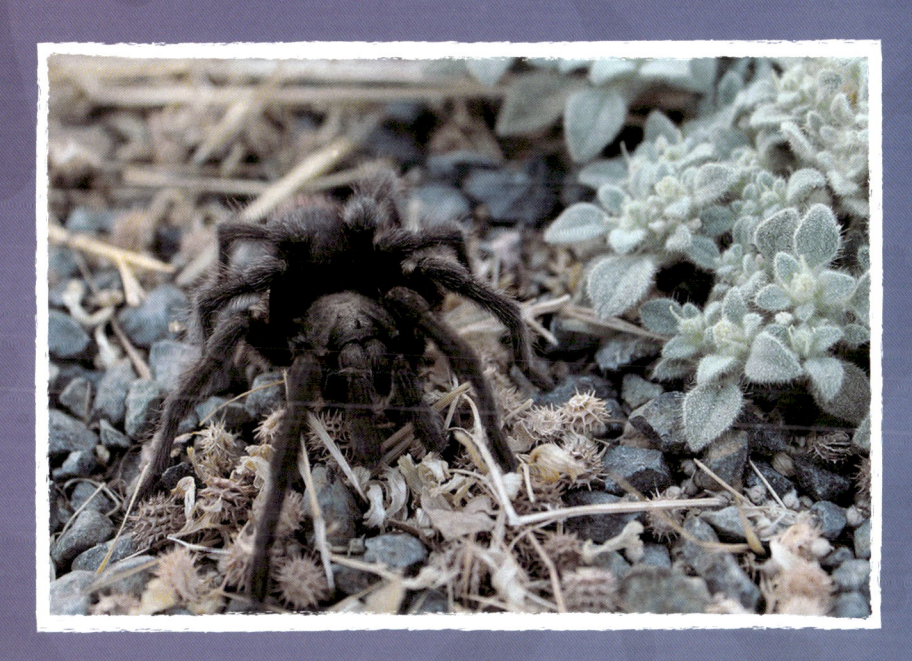

△ 塔兰托毒蛛是典型的毒蜘蛛。不过，塔兰托毒蛛并不专指某一品种，而是泛指捕鸟蛛科的蜘蛛。

塔兰托毒蛛虽然外表可怕，但只要不刺激它，它就不会主动攻击人类。不过，由于它体形巨大，被咬一口还是很痛的，要多加小心。

塔兰托毒蛛主要以青蛙、老鼠、鸟类、蟋蟀等为食。雌蛛寿命长，一般能活10~20年；雄蛛寿命短，平均能活3年左右。另外，雌蛛与雄蛛交配后，通常会吃掉雄蛛。

蜘蛛的毒液固然令人害怕，不过塔兰托毒蛛的毒液对人类来说并不算剧毒。多数情况下，被塔兰托毒蛛咬伤只会引起皮肤过敏，但是出现过敏性休克的话，就有可能演变成重症。

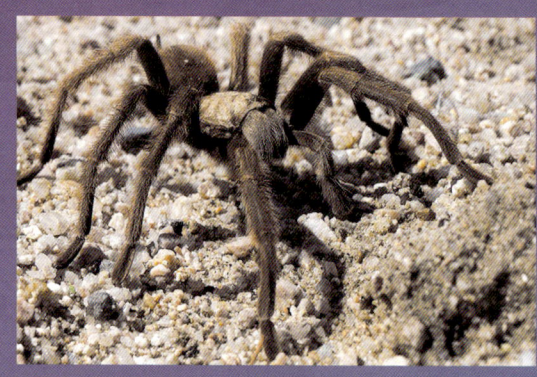

▷ 智利红玫瑰蜘蛛长着蓬松的毛发，毒性很弱，性格温顺。

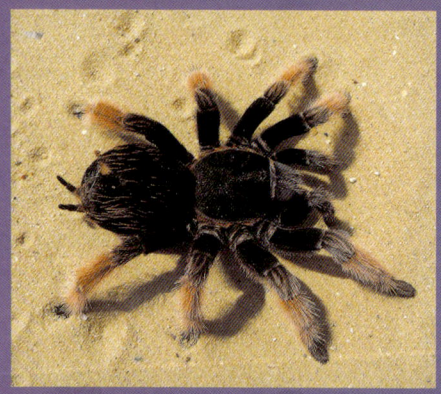

△ 雌性塔兰托毒蛛的特殊习性是会用腹部保护卵和幼蛛。

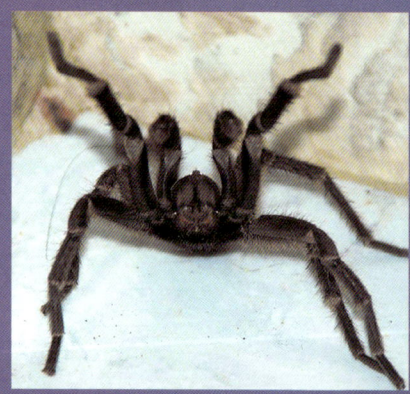

△ 泰国钴蓝捕鸟蛛的身体泛着金属光泽，它性情暴躁，毒性也很强，与它打交道要小心。

第1章　动物毒素篇　档案 13
棒络新妇

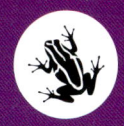

● 危险程度：★☆☆☆☆　　● 致命程度：★☆☆☆☆

　　夏秋之际，棒络新妇会在屋檐下或树枝间织网。雌性棒络新妇体长为 3 厘米，花纹十分美丽，体色包含大块的红色、橙色、黄色、黑色。雄蛛体长为 0.5~1.5 厘米，体形较小，颜色偏黑，不引人注目。

　　棒络新妇的视觉不太灵敏，主要通过蛛丝的震动来感知挂在蛛网上的猎物。大型猎物靠近蛛网时，棒络新妇会在一定程度上借助视觉判断捕获时机。

　　棒络新妇通过毒素麻痹捕获的猎物，使其动弹不得，然后用蛛丝将猎物缠起来，吊在蛛网中央，在接下来的几天中随时享用。棒络新妇的捕食对象种类繁多，也包括大型的蝉和胡蜂等。

　　棒络新妇的毒液会影响神经系统。但一只棒络新妇所含的毒素微乎其微，人类即使被它咬伤也不会有很大危险。

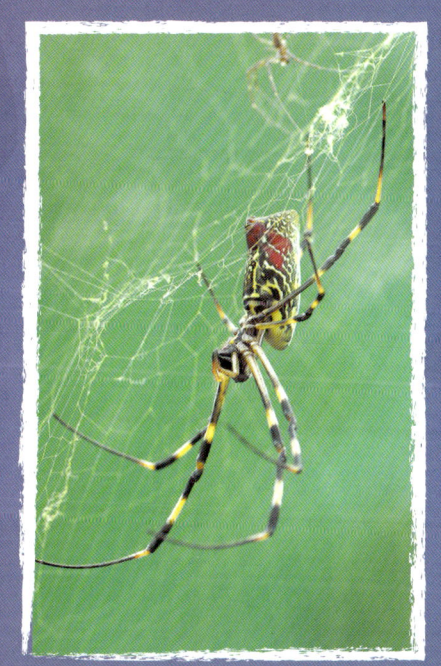

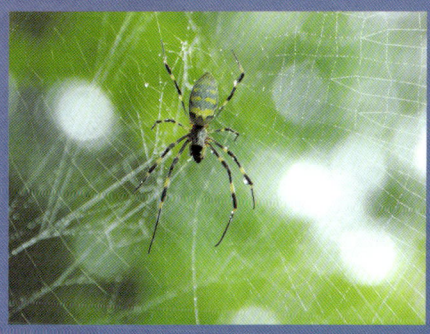

△ 棒络新妇虽然有毒，但毒性很弱。

◁ 从侧面可以清楚地看到棒络新妇身上的颜色有红色、黄色、黑色，花纹华丽。（森昭彦摄）

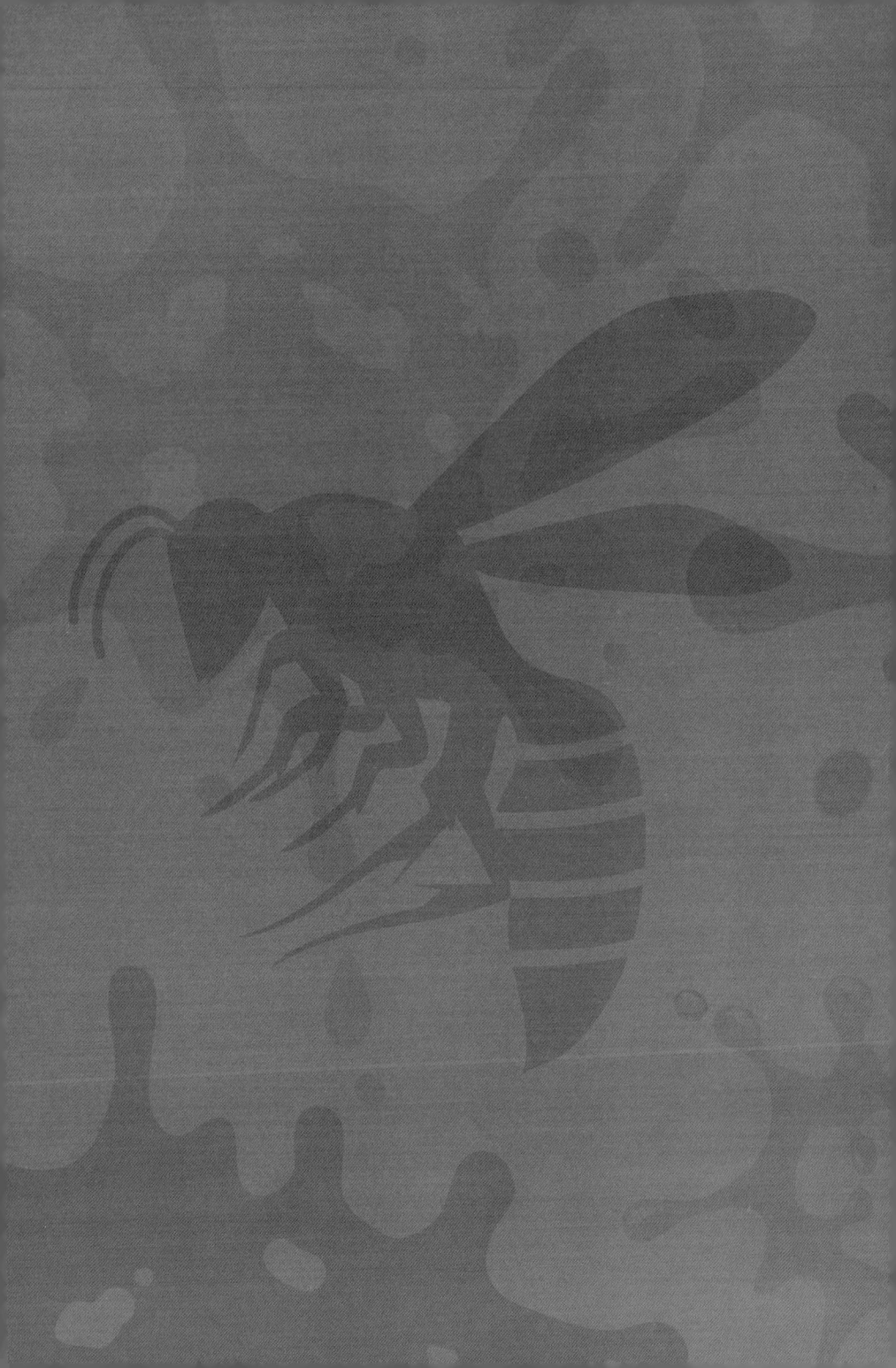

第 2 章

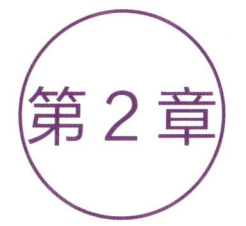

昆虫毒素篇

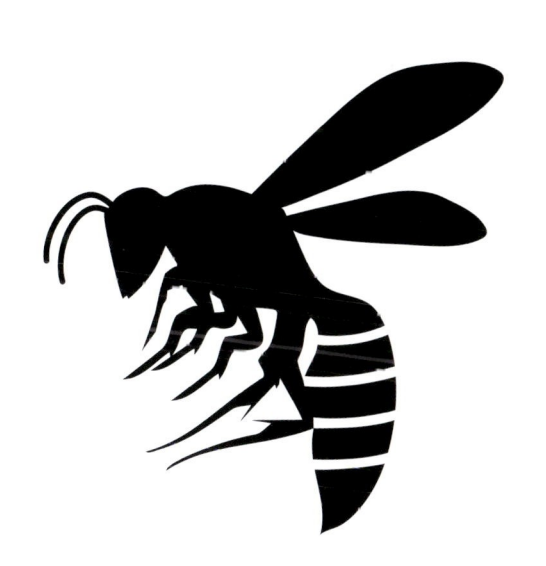

第 2 章 昆虫毒素篇　档案 01
胡蜂

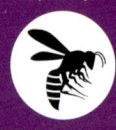

● 危险程度：★★★☆☆　● 致命程度：★★☆☆☆

胡蜂是一种具有攻击性的危险蜂类，在印度、东亚地区均有分布，包含大虎头蜂、近胡蜂、拟大虎头蜂、黑尾胡蜂、青米蜂、笛胡蜂、黄脚虎头蜂等多个品种。

● **胡蜂的特征和习性**

胡蜂会袭击人类，是非常危险的昆虫，其中体形大且凶猛的大虎头蜂尤其危险。它有强有力的下颚和毒针，毒性很强，毒液量也很大，如果被大虎头蜂蜇伤多处，可能会有生命危险。

蜂王体长可达 5 厘米，而同为雌性的工蜂体长只有 3~4 厘米。秋天，大虎头蜂可能会集体袭击人类，它们的眼睛对动来动去的东西很敏感。

大虎头蜂主要在土里或树根部的洞里筑巢。大虎头蜂的巢虽然很大，但基本上位于地面，它们很少在树上等高于人的视线的地方筑巢。

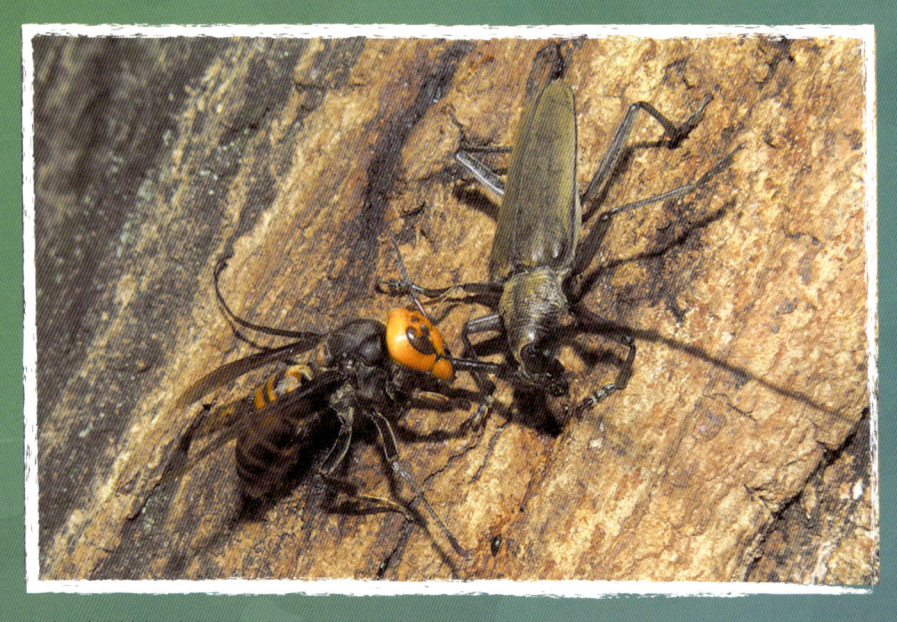

△ 为了争夺树液，大虎头蜂正在与栗山天牛战斗。（森昭彦摄）

● 胡蜂的毒素

　　胡蜂的毒针，由两根长满锋利锯齿的柳叶针包裹槽针嵌合而成，两枚柳叶针来回移动，切断皮肤的胶原纤维，然后狠狠刺入槽针。胡蜂与蜜蜂不同，蜇人时无须"同归于尽"，只要还有毒液，就可以随时发动攻击。

　　胡蜂不仅可以通过毒针将毒液注入敌人体内，也可以直接在空中喷洒毒液。喷洒毒液起到警报的作用，能召集同伴，让大家提高警惕，发动集体攻击。胡蜂的毒液进入眼睛会导致失明，接触皮肤会引起炎症。研究人员在比较毒性时，发现西方蜜蜂的毒性较强。但是，大虎头蜂发动攻击时注入的毒液量较多，危害性更大。

　　胡蜂的毒液是由多种微量生理活性物质组成的复杂混合物，其主要成分如下：

　　·组胺——引发炎症。
　　·神经毒素（血清素、乙酰胆碱）——导致呼吸衰竭、心肺功能停止。
　　·肽（多个氨基酸链状连接而成的分子）——导致过敏性休克。
　　·磷脂酶——分解细胞膜。
　　·蛋白酶——过敏性休克。

　　这些毒素大多是蛋白质，通过加热、用乙醇浸泡等方法能使其失活，让毒性消失。这就是烧烤蜜蜂和蜜蜂泡的酒没有毒的原因。

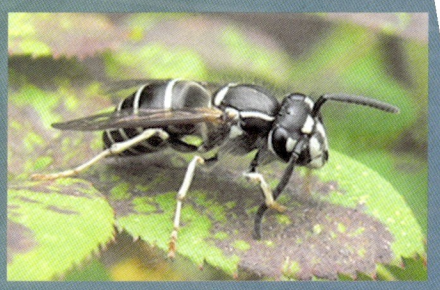

△ 狩猎能手青米蜂。日文中叫它"黑胡蜂"，因为它通体为黑色。（森昭彦摄）

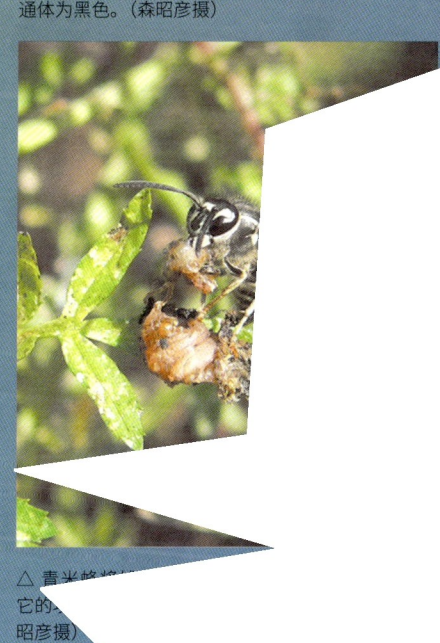

△ 青米蜂捕猎
它的
昭彦摄）

第 2 章　昆虫毒素篇 | 37

第 2 章　昆虫毒素篇　档案 02
蜜蜂

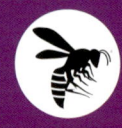

● 危险程度：★★☆☆☆　● 致命程度：★☆☆☆☆

蜜蜂能采集花蜜、给植物授粉，是人类的好朋友。蜜蜂包括东方蜜蜂、西方蜜蜂、非洲化蜜蜂等。

蜜蜂性格温厚，攻击性较弱，但它们也长着毒袋和针，不能说完全没有威胁。

蜜蜂的毒性与胡蜂基本相同。也就是说，蜜蜂不仅有毒，还会产生召唤同类的信息素。因此，一旦被一只蜜蜂盯上，就可能会被一群蜜蜂攻击，非常危险。虽然单只蜜蜂的毒性不致死，但是被大量蜜蜂多次蜇伤也有因过敏性休克死亡的风险。

非洲化蜜蜂是非洲蜜蜂和西方蜜蜂的杂交种，攻击性极强，曾经杀死很多人，可怕至极。非洲化蜜蜂的生命力很强，有些人会冒着风险养殖非洲化蜜蜂。近来，人们用非洲化蜜蜂与西方蜜蜂杂交选种，不断削弱其毒性。

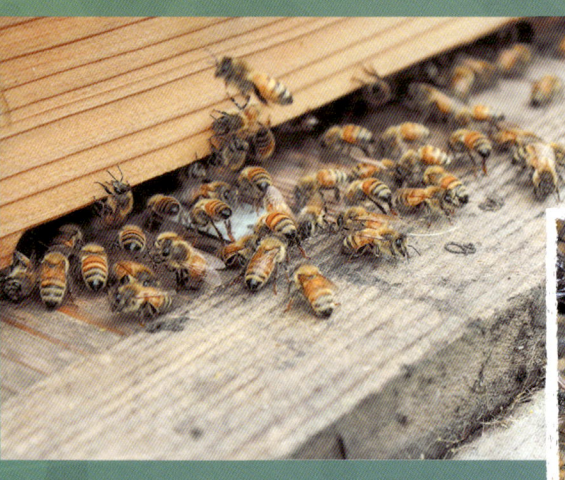

△ 如果没有蜜蜂，果园里的果树就无法完成授粉。（森昭彦摄）

▽ 许多非洲化蜜蜂将一只西方蜜蜂团团围住。

第 2 章　昆虫毒素篇　档案 03
马蜂

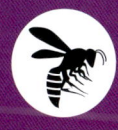

● 危险程度：★★★☆☆　　● 致命程度：★★☆☆☆

世界上共有上千种马蜂。

马蜂的脚比较长。马蜂的蜂巢很特别，形状很像花洒，最显著的特征是肉眼可见的六边形构造。胡蜂的蜂巢是球状的。如果一种蜂外表酷似马蜂，但蜂巢是球状的，那它可能不是马蜂，而是胡蜂中危险性极高的近胡蜂。

马蜂属于胡蜂科，其习性也与胡蜂有相似之处。马蜂有时会采食花蜜，但还是以毛虫等昆虫为主食，这一点与胡蜂极其相似。

与胡蜂相比，马蜂的性情较温和，除非受到人类刺激或巢穴遭到攻击，否则很少主动蜇人。马蜂的毒性弱于胡蜂，但毒液成分几乎一致。被马蜂蜇的痛感非常强烈，有人认为这比起被胡蜂蜇有过之而无不及。

▷ 中华马蜂身上有黑色和明黄色的条纹，特点是腹部上部有一对圆形斑纹。（森昭彦摄）

▽ 陆马蜂属于大型蜂，在很多地方能够见到。（森昭彦摄）

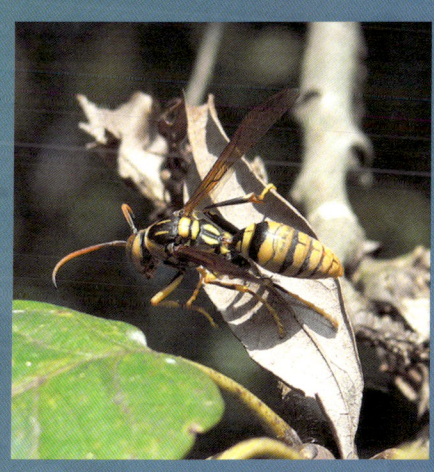

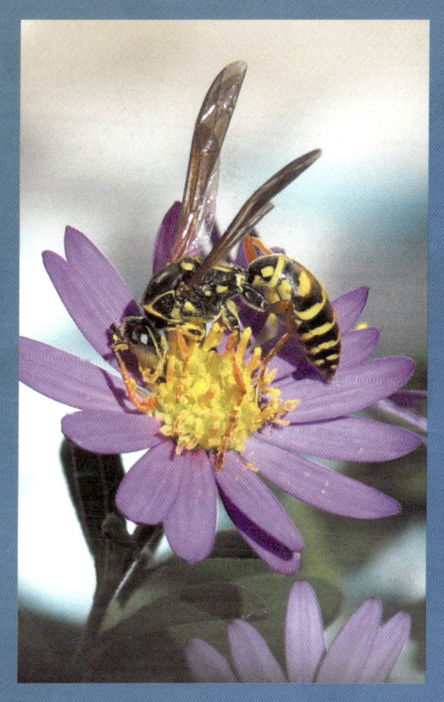

第 2 章　昆虫毒素篇 | 39

第2章　昆虫毒素篇　档案04
远东褐枯叶蛾

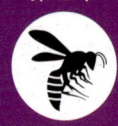

● 危险程度：★☆☆☆☆　　● 致命程度：★☆☆☆☆

顾名思义，远东褐枯叶蛾的长相酷似枯叶，停在树枝上的时候看起来就像垂挂着的枯叶。雄性远东褐枯叶蛾的前翅长 40~50 毫米，雌蛾前翅长 80 毫米，属于大型蛾。

远东褐枯叶蛾幼虫身上长着两簇毒针毛，有两簇毒针毛都长在头部的品种，也有一簇长在头部、另一簇长在尾部的品种。前者在受到刺激时会将两簇毒针毛立起来，吓退敌人，后者则不会。这种灰色的幼虫颜色并不华丽，体长可达 10 厘米，不小心碰到，它们的毒针毛可能会扎入皮肤中。虽然远东褐枯叶蛾的毒性不如毒蛾那么强，但是被蜇一下还是会让人感到剧烈疼痛，伤口红肿。疼痛和肿胀会很快消失，但瘙痒的感觉会持续一两周。

远东褐枯叶蛾的毒针毛和毒蛾不同，它们身上成簇的毒针毛肉眼可见，被蜇后用镊子或透明胶带小心去除即可。

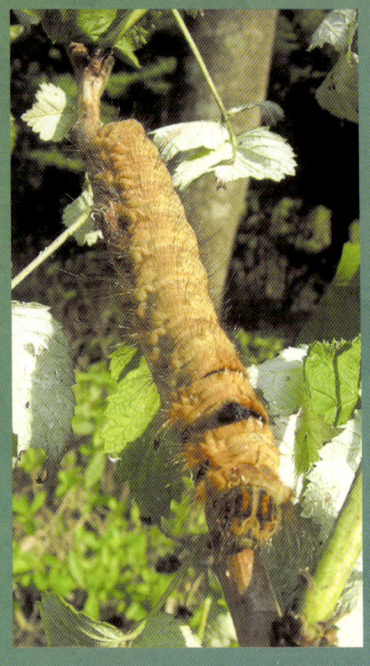

△ 停在树枝上的黄斑波纹杂枯叶蛾幼虫。不小心碰到会感受到剧痛，伤口红肿。（森昭彦摄）

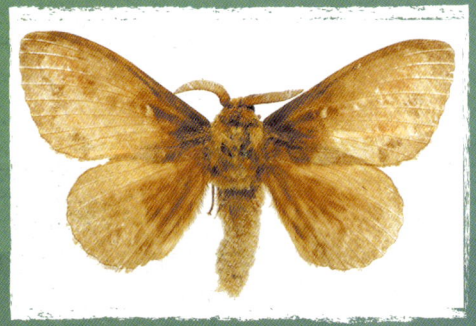

△ 黄斑波纹杂枯叶蛾成虫是无毒的，这一点同其他枯叶蛾一样。（森昭彦摄）

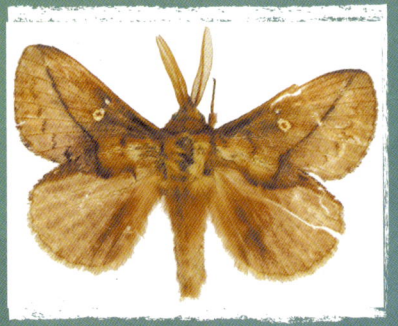

△ 阿纹枯叶蛾背部和臀部长有成簇的毒针毛。（森昭彦摄）

第2章 昆虫毒素篇 档案05
以色列金蝎

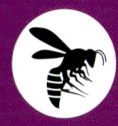

● 危险程度：★★★★★　● 致命程度：★★★★☆

　　蝎子行走时尾部翘起，悬在身体上方。捕食猎物时，蝎子会用螯固定猎物，将尾部的毒针刺进猎物体内，注入毒液，然后用螯将猎物撕成小块，吸食体液。蝎子属于肉食动物，会捕食昆虫和其他节肢动物，但它们的胃口一般不大，能忍受饥饿。

　　蝎子为夜行性动物，白天躲在岩石下、泥土中或各类缝隙里。蝎子本身并不活跃，它们的捕猎方式是"守株待兔"。蝎子的繁殖方式分为卵生和卵胎生两种。

　　大家都知道蝎子是有毒的危险动物，但实际上没有那么恐怖。世界上共有约1700种蝎子，其中能对人造成威胁的剧毒蝎子不超过25种。下面要介绍的以色列金蝎则是非常危险的品种。

　　以色列金蝎也叫以色列杀人蝎，体长为5~8厘米，流线型的身体纤长优雅，呈金黄色，一对螯强而有力。不过，不要被以色列金蝎的美丽所迷惑，它所含的毒素是多种神经毒素的混合物，毒性极强。虽然一只以色列金蝎的毒液量很少，但它非常凶猛，行动迅速，有极强的攻击性，是一种很危险的动物。

▽ 以色列金蝎的尾部高高翘起。

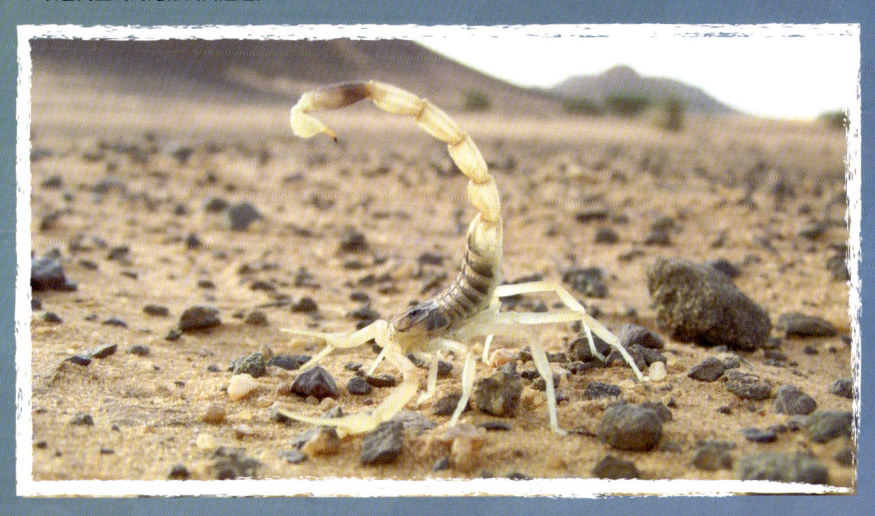

第 2 章　昆虫毒素篇　档案 06
毒蛾

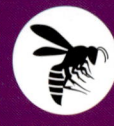

● 危险程度：★★☆☆☆　● 致命程度：★☆☆☆☆

　　成年雄性毒蛾翅展为 2.5~3.3 厘米，成年雌性毒蛾翅展为 3.7~4.2 厘米。它们的翅膀是褐色的，前翅有深色的纵条纹，翅膀外侧有两对黑色斑点。茶黄毒蛾、黄尾毒蛾、黄毒蛾、舞毒蛾等都是毒蛾的亲戚。毒蛾栖息在树林等地，以幼虫的状态集体越冬，来年 6~8 月变为成虫。毒蛾以植物为食，幼虫吃柿子树、樱花树等植物的叶子。

　　成虫尾部脱落的毒针毛会附着在卵上，因此刚孵化的幼虫身上也有毒针毛。毒针毛只在幼虫时期发育。幼虫变成蛹后，茧的周围也布满毒针毛。变成毒蛾后，毒针毛就隐藏在尾毛中了。

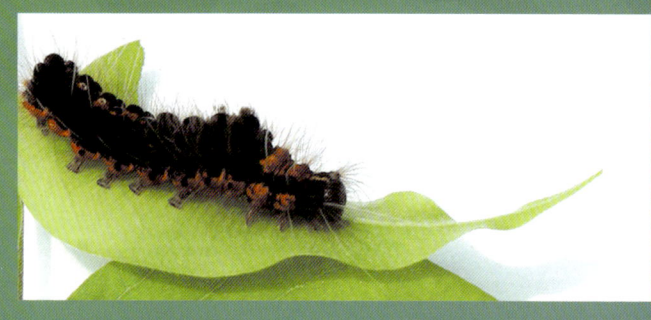

◁ 毒蛾幼虫头部是黑色的，身体是黑橙相间的。背上的瘤状凸起是由排列整齐的毛发组成的。(森昭彦摄)

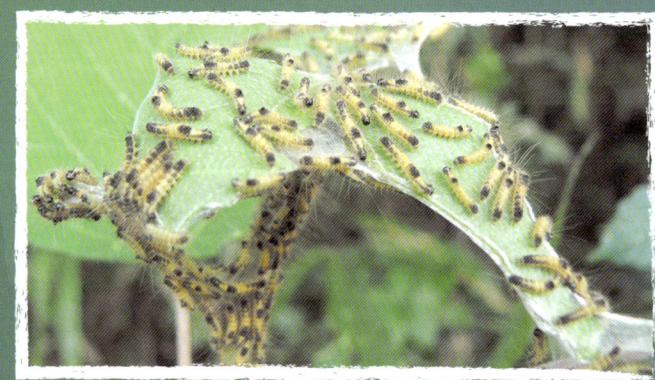

▷ 成百上千的毒蛾幼虫密密麻麻地聚在一起，令人毛骨悚然。(森昭彦摄)

有些蛾子只有幼虫有毒，成虫无毒，而毒蛾和茶黄毒蛾一生都在用毒武装自己。不过，毒针毛只在幼虫时期发育，成虫体内的毒也是幼虫时期就有的。

每只幼虫有 100 多万根毒针毛，刺入人的皮肤会造成危害。多次被叮咬，症状会加剧，疼痛和瘙痒使人难以入睡，严重时还会出现发热、头晕等症状。

即使不直接接触毒蛾幼虫或成虫，随风飘散的毒针毛也会对人造成伤害。如果不幸中招，切忌抓挠患处，可以用透明胶带或其他工具去除毒针毛，再用冷水冲洗患处。

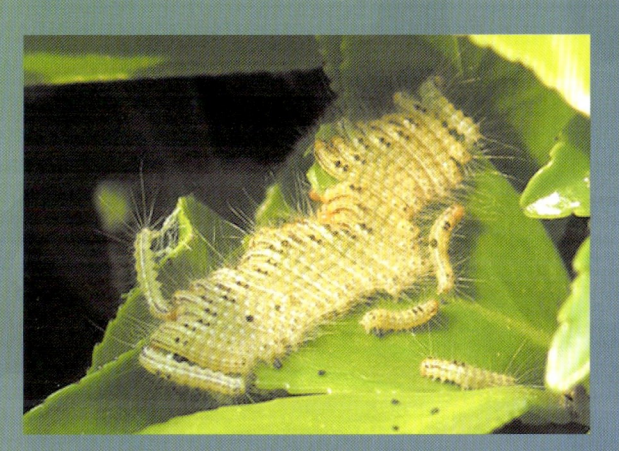

由于毒蛾的有毒成分属于蛋白质，因此将患处放进 40~60℃的热水中泡 5 分钟以上，让蛋白质受热变性，就能解毒。

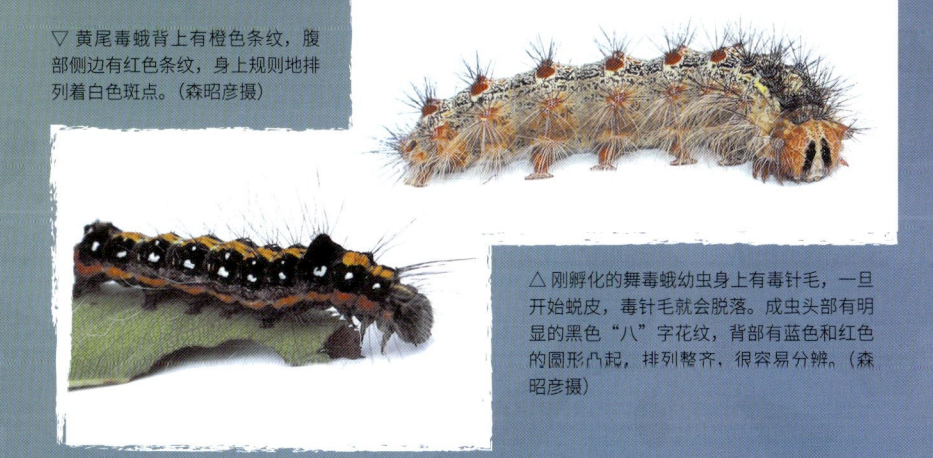

△ 用毒针毛武装自己的茶黄毒蛾幼虫。（森昭彦摄）

▽ 黄尾毒蛾背上有橙色条纹，腹部侧边有红色条纹，身上规则地排列着白色斑点。（森昭彦摄）

△ 刚孵化的舞毒蛾幼虫身上有毒针毛，一旦开始蜕皮，毒针毛就会脱落。成虫头部有明显的黑色"八"字花纹，背部有蓝色和红色的圆形凸起，排列整齐，很容易分辨。（森昭彦摄）

第 2 章　昆虫毒素篇 | 43

第2章 昆虫毒素篇　档案07

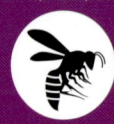

刺蛾

● 危险程度：★★☆☆☆　● 致命程度：★☆☆☆☆

刺蛾成虫的翅展约为 30 毫米，翅膀上有黄色和橙色的特殊花纹。枣刺蛾、纵带球须刺蛾、中国绿刺蛾等都是它的近亲。刺蛾幼虫是绿色的，有毒，被它蜇了会感受到触电般的疼痛，因此又称电虫、刺毛虫、火辣子等，据说它拥有数十个不同的名称。

刺蛾幼虫通常在 7~8 月出没，如果是数量特别多的年份，到了 10 月还能看到。刺蛾体长为 25 毫米，腿很短，胖墩墩的身体上布满了刺。刺蛾能在各种树木上繁殖，你可能会在柿子树等落叶阔叶树的叶子背面看到几十只刺蛾，令人害怕。被刺蛾攻击时，首当其冲的往往是皮肤较薄的手背，受到的伤害最大。

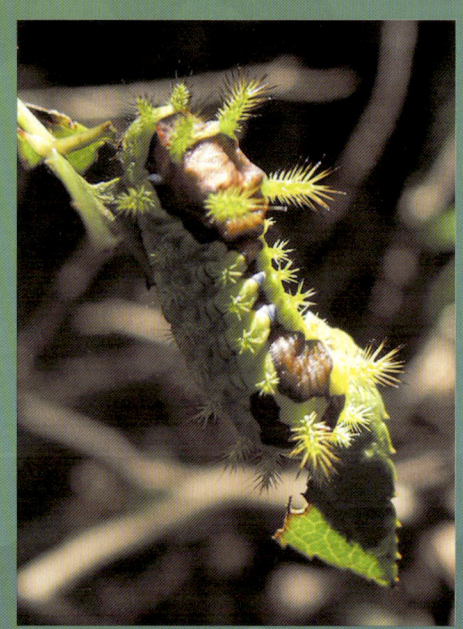

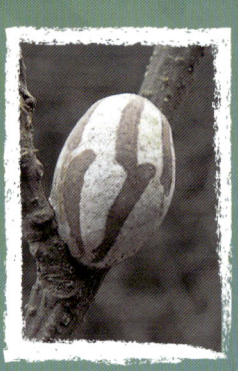

◁ 刺蛾的茧。（森昭彦摄）

△ 乍一看，刺蛾就像一片树叶。（森昭彦摄）　△ 刺蛾的成虫，无毒。（森昭彦摄）

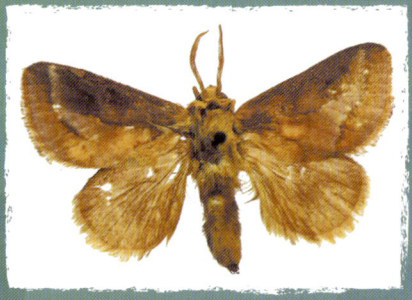

触碰刺蛾幼虫会感受到剧烈的疼痛，这是因为幼虫察觉到外敌，会发动全身的毒针毛分泌毒液。

　　被刺蛾蜇伤，痛感相当强烈，可能会长大水泡。疼痛会持续1小时左右，瘙痒会持续1周左右。触碰刺蛾或碾碎它们都可能会引发皮肤炎症。

　　目前尚未查明刺蛾的有毒成分，只知道不是酸性毒素，主要成分为组胺和各种酶。因为毒素不是酸性的，涂氨水中和这种办法对刺蛾蜇伤无效。如果被刺蛾蜇伤，最好尽快就医。

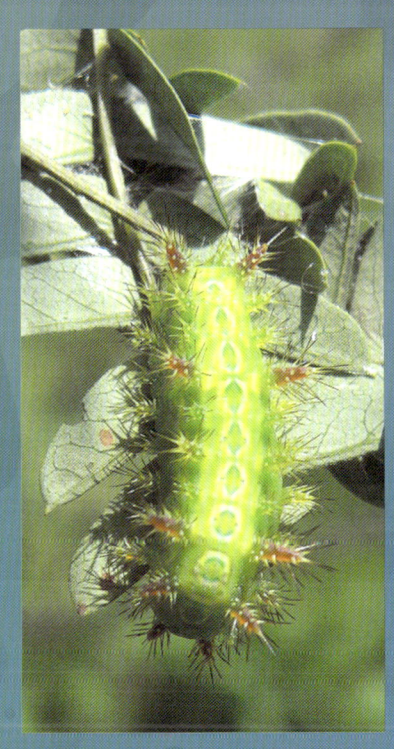

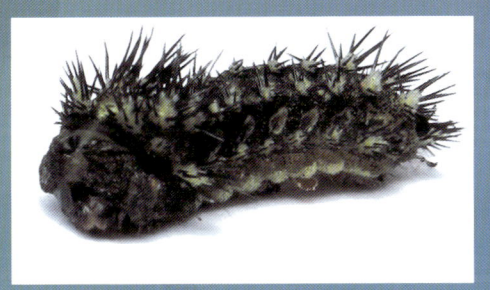

△ 纵带球须刺蛾的毒刺是黑色的，不小心碰到会导致剧烈疼痛，引发炎症。它全身如同撒了一层墨粉一样，很容易辨认。（森昭彦摄）

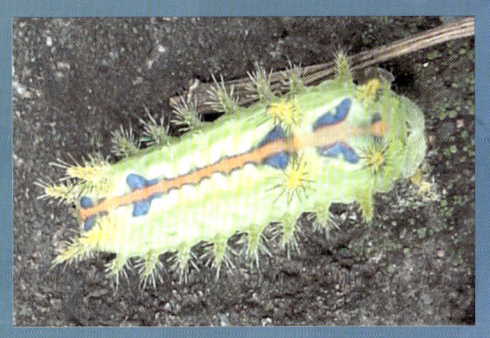

△ 被枣奕刺蛾蜇伤会感受到电击般的疼痛。（森昭彦摄）

△ 中国绿刺蛾全身呈蜜瓜一样的明亮绿色，背部红色和深蓝色的斑纹非常醒目。（森昭彦摄）

第2章　昆虫毒素篇 | 45

第 2 章 昆虫毒素篇　档案 08
蜈蚣

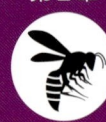

● 危险程度：★★★☆☆　● 致命程度：★★☆☆☆

　　蜈蚣目包含近 800 种蜈蚣，在东南亚、南美洲等地的热带雨林中能见到各种蜈蚣。南美洲有目前世界上已知最大的蜈蚣，最长达 60 厘米，会在洞穴中捕捉蝙蝠。

　　蜈蚣平时一动不动，行动时却异常迅速。蜈蚣喜温暖，温度高于 18℃时特别活跃，在较冷的地方活动趋缓，温度低于 10℃时停止活动。

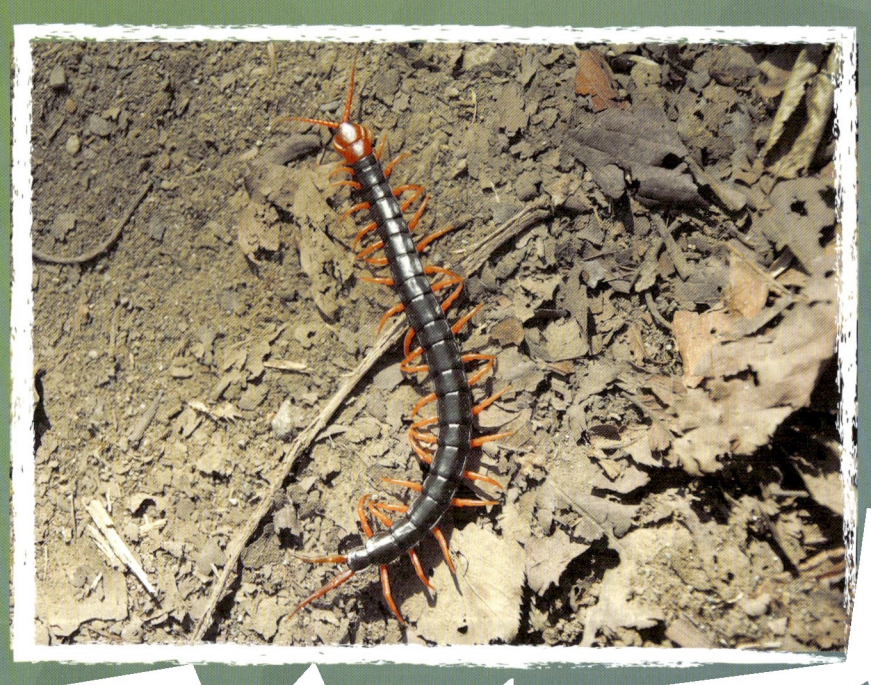

蜈蚣的头部下方有毒牙，称为颚肢，蜈蚣正是用它咬住昆虫或小动物并注入毒液。蜈蚣的毒液与蜜蜂相似，被咬时……现过敏性休克等严重症状，要立刻就医。

因为蜈蚣可能会钻进雨靴里，所以在有蜈蚣出没的地方，穿雨靴前要检查，确保鞋里没有蜈蚣。

日本人认为蜈蚣攻击性强、从不后退，而且能产下很多卵并护着，为其保温，因此日本战国时代的人设计甲胄和刀具时借鉴了蜈蚣的构造。蜈蚣有很多只脚，一些商店把蜈蚣当作吉祥物，讨"来客踏破门槛"的彩头。

据说用油泡蜈蚣或将蜈蚣彻底晒干，可以治疗烧伤或刀伤。冷冻蜈蚣可作为观赏鱼的饵料。

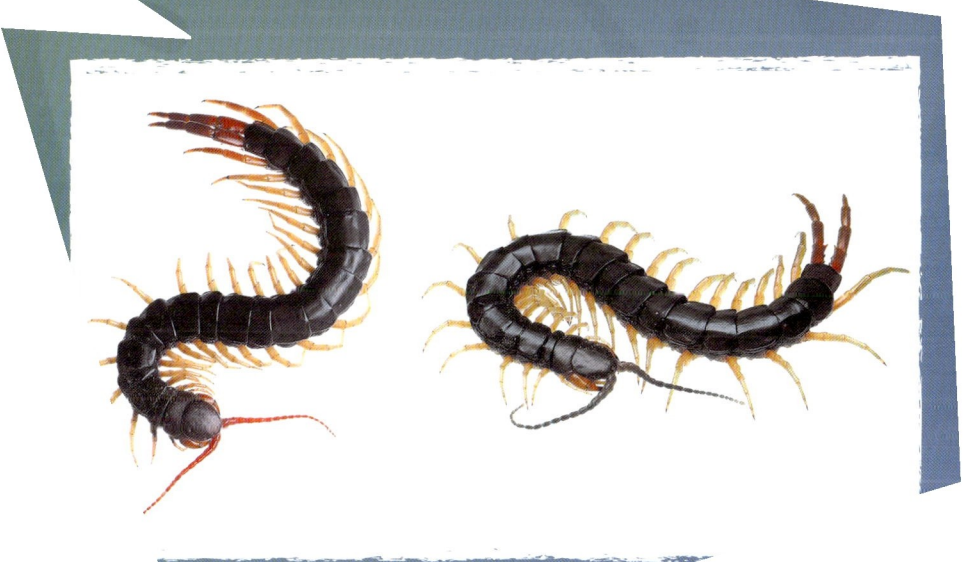

（左）和模棘蜈蚣（右）是少棘蜈蚣的亚种，二者都有毒。

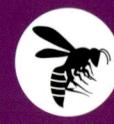

大蚰蜒

第 2 章　昆虫毒素篇　档案 09

● 危险程度：★★☆☆☆　● 致命程度：★☆☆☆☆

　　大蚰蜒是肉食动物，是蜈蚣的近亲，主要捕食小型节肢动物。虽然大蚰蜒的复眼对紫外线很敏感，但比起视觉，大蚰蜒更习惯依赖触觉来追捕猎物。大蚰蜒速度很快，用鞭子一样的脚缠住猎物的腿，这种捕猎手段被称为"套索"。它能在移动时捕捉多个猎物，非常灵巧。

　　大蚰蜒与蜈蚣一样用颚肢来麻痹猎物，但细长的颚肢力量较弱，比起从左右两侧夹住猎物，更适合从上方直接刺入猎物体内。

　　大蚰蜒幼虫的体节和脚的数量很少，在成长过程中，大蚰蜒通过不断蜕皮来增加体节和脚的数量，它们的寿命长达五六年。

　　大蚰蜒被鸟类等天敌袭击时，会从根部切断自己的腿。断腿还能活动一段时间，可以迷惑天敌，大蚰蜒就能趁机逃走。下一次蜕皮时，断掉的腿能够再生。

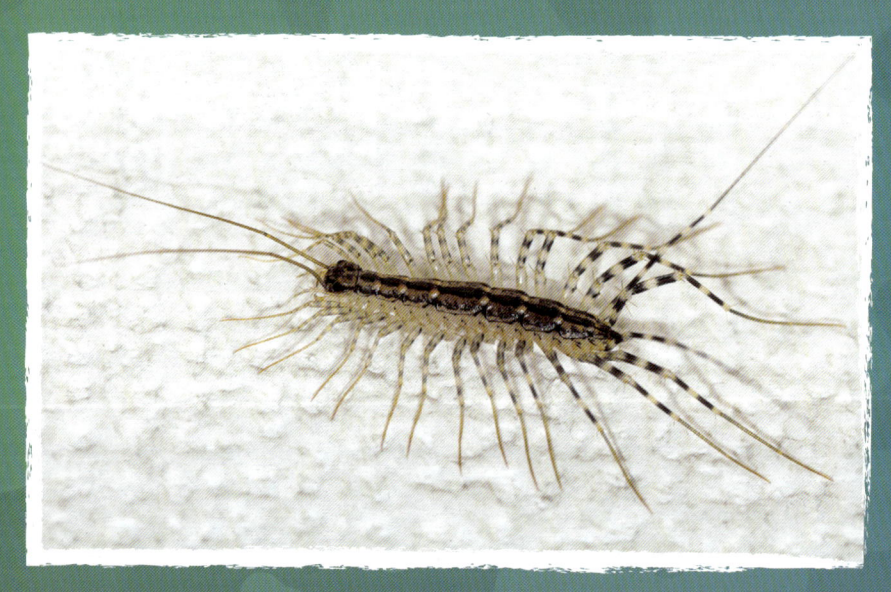

△ 小型大蚰蜒毒性弱，攻击性也弱，会捕食对人类有害的蟑螂。

大蚰蜒虽然有毒，但毒性很弱，不会对人造成伤害，大多数人被咬了也没什么感觉。但是，大蚰蜒携带杂菌，体质弱的人被咬后，伤口可能会红肿、发痒。

　　被大蚰蜒咬伤的处理方法是用干净的流动水源冲洗伤口，然后消毒。虽然大蚰蜒的毒性很弱，但被咬后难免陷入恐慌，容易引起身体不适。被大蚰蜒咬伤后最严重的症状是心跳加速、呼吸过快、恶心，但都是暂时的症状，只要平复心情，症状很快就会消失。

　　蟑螂跑得飞快，大蚰蜒竟然能追上它们。移动速度可与蟑螂媲美的昆虫凤毛麟角，大蚰蜒显得格外少见。大蚰蜒发现蟑螂就开始追捕，追上后就用长足缠住蟑螂并吃掉它们。

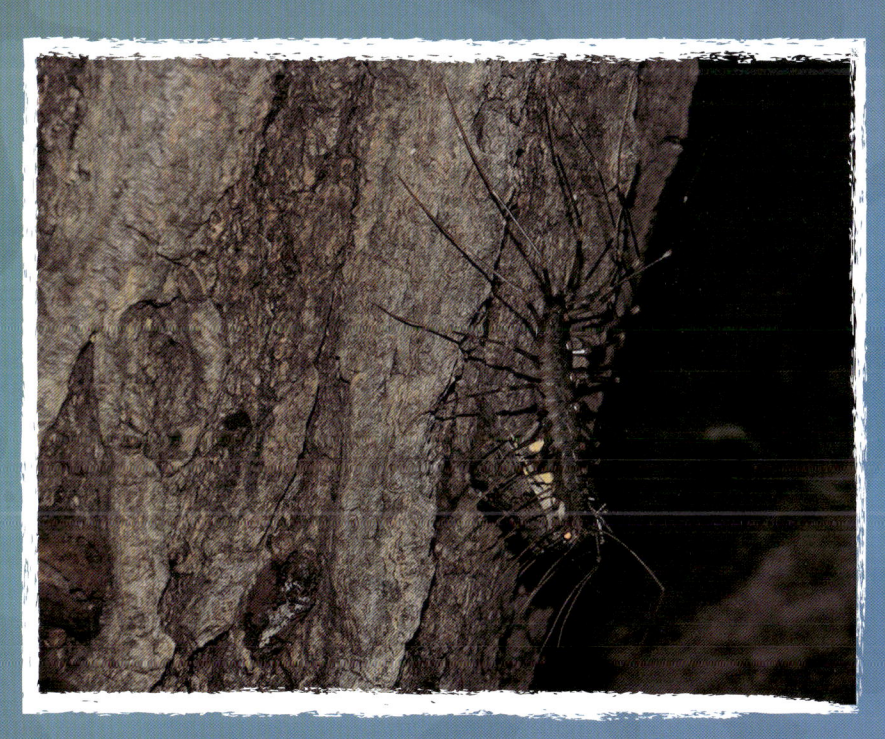

△ 大蚰蜒夜间非常活跃，在树上比较容易找到。

第 2 章　昆虫毒素篇　档案 10
短翅芫菁

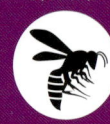

● 危险程度：★★☆☆☆　　● 致命程度：★★★★☆

芫菁包含短翅芫菁、圆胸地胆芫菁、锯角豆芫菁等。

短翅芫菁和圆胸地胆芫菁的腹部又大又软，笨拙行走的样子并不灵巧，被碰一下还会装死。它们的腿关节处会分泌黄色液体。需要注意的是，这些分泌物含有毒的斑蝥素，用手触碰可能会起水泡。锯角豆芫菁体形纤长，也会分泌斑蝥素。

斑蝥素的半数致死量为 30 毫克 / 千克左右，日本的历史剧中经常出现这种毒素。据说只需要几只短翅芫菁成虫碾成的粉末，就能致人死亡。

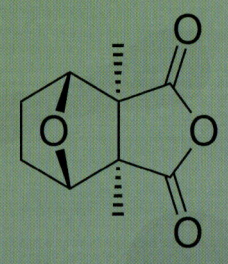

△ 斑蝥素的结构式。

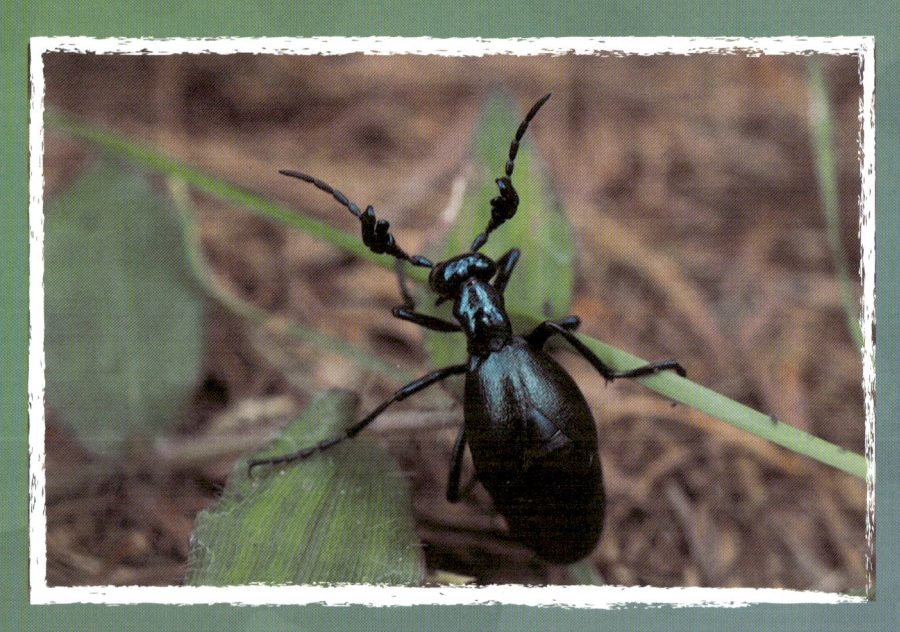

△ 短翅芫菁乍一看有点像蚂蚁，但它的体长为 7~23 毫米，比蚂蚁大很多。

文艺复兴时期的罗马教皇亚历山大六世，因暗杀资本家谋取财产而出名，有人怀疑他使用的家传秘毒"康塔雷拉"就是斑蝥素，但普遍的观点认为他使用的是砒霜类的毒药。

斑蝥素毒性极强，但也可以用作中药，有除疣、除脓、利尿等功效，可谓十分神奇。

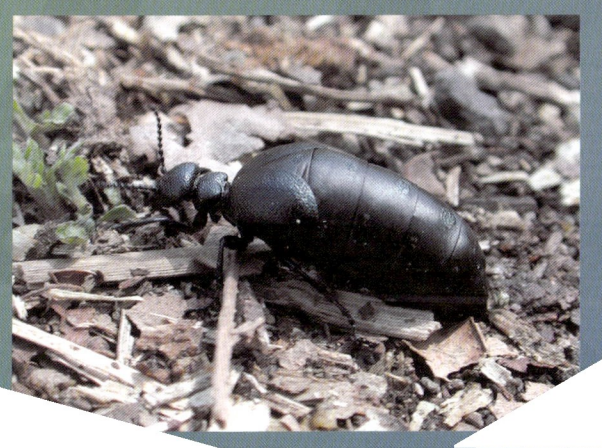

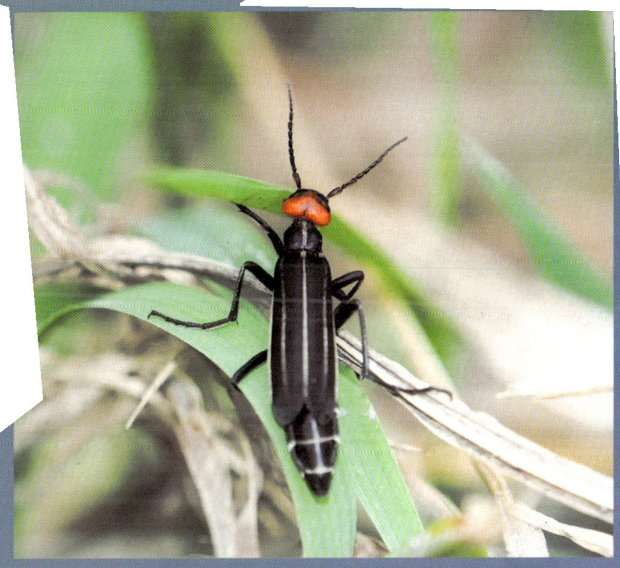

第 2 章　昆虫毒素篇 | 51

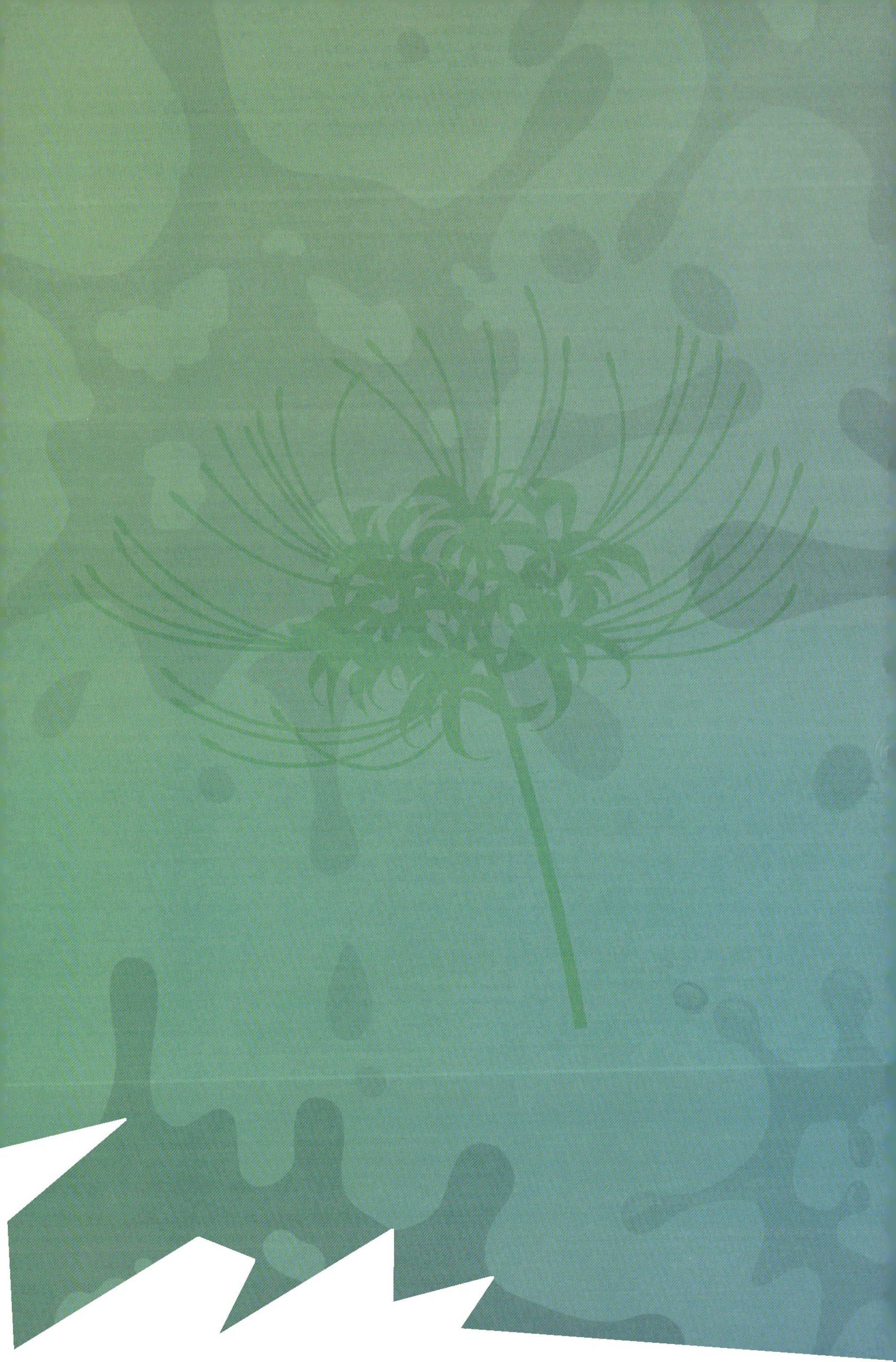

第 3 章

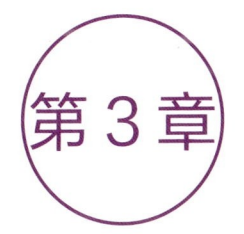

植物毒素篇

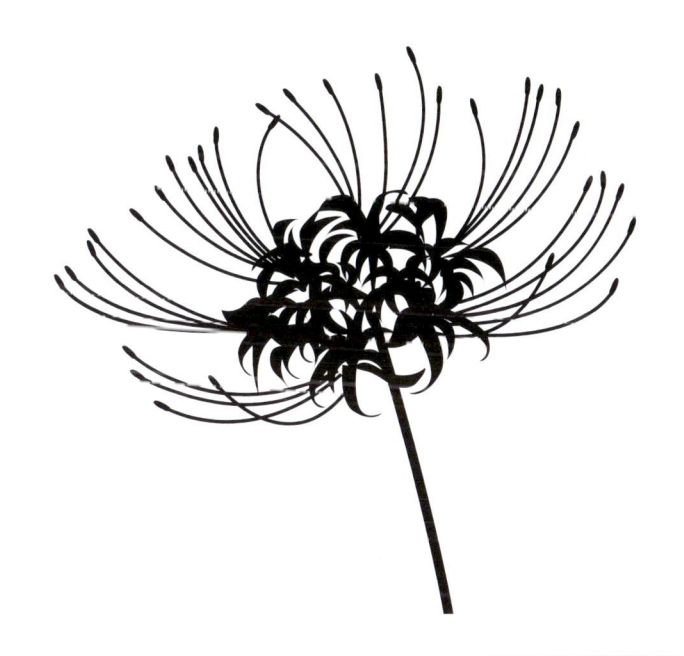

第3章　植物毒素篇　档案01
乌头

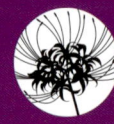

● 危险程度：★★★★☆　　● 致命程度：★★★★☆

乌头是一种代表性毒草，与日本马桑、毒芹并称日本三大有毒植物。乌头是多年生草本植物，花的颜色有紫色、白色、黄色、粉红色等。乌头喜潮湿处，如山涧附近。

乌头的块根干燥后可被用作中药或毒药，称为附子。在现代日语中，"附子"（日语读音为"bushi"）一词与"丑女"（日语读音为"busu"）一词读音接近，后者为不雅的说法，是对面容丑陋的女性的蔑称，据说指的就是乌头中毒造成神经损伤，导致面无表情的模样。

乌头的有毒成分包括乌头碱、结乌头碱、中乌头碱以及次乌头碱。乌头全株有毒，食用后会引发呕吐、呼吸困难等症状，严重时会导致器官衰竭甚至危及生命。乌头块根的半数致死量为 0.2~1 克/千克，其毒性因采集时期和生长地不同而存在差异，据说很多中毒者在中毒后 30~40 分钟内出现症状，数小时后心跳停止。这种有毒成分即使不经口摄入，也能通过皮肤和黏膜吸收，非常可怕。

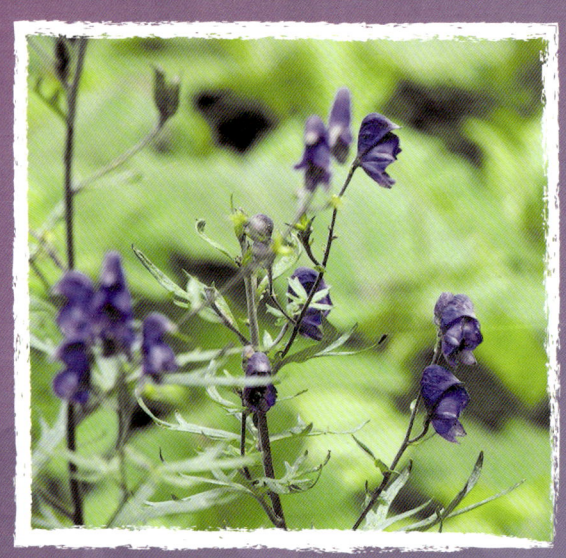

◁ 瑞士高山地区常见的欧洲乌头。

日本北海道有很多野生乌头，住在那里的阿伊努人将虾夷乌头涂在弓箭的箭头上，作为箭毒使用。据说，至今他们仍会在民族节日"熊祭"上，使用乌头毒素来射杀熊的幼崽，献祭给神明。不过，中医认为乌头入药具有缓解关节麻痹、减痛止痛、促进恢复代谢等功效。

　乌头的花具有观赏性，经常被用作园艺用花，但花也有毒性，需要格外注意避免儿童或宠物误食。

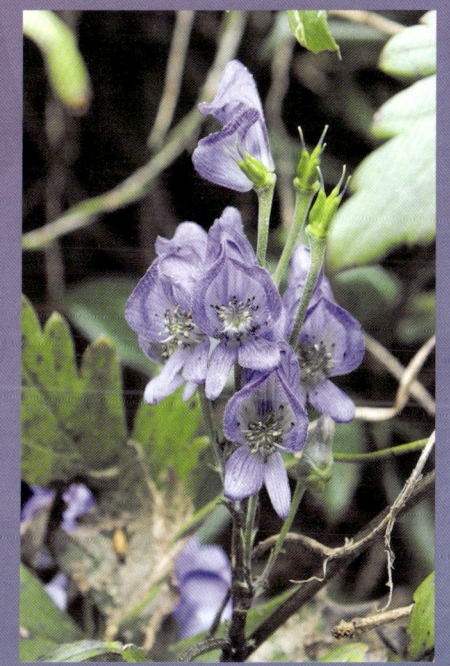

▷乌头碱的结构式。

◁ 日本山乌头，多见于日本本州岛中部以北的山林中，是最主要的乌头品种。（森昭彦摄）

▽ 日本山乌头的块根，块根干燥后即附子。（森昭彦摄）

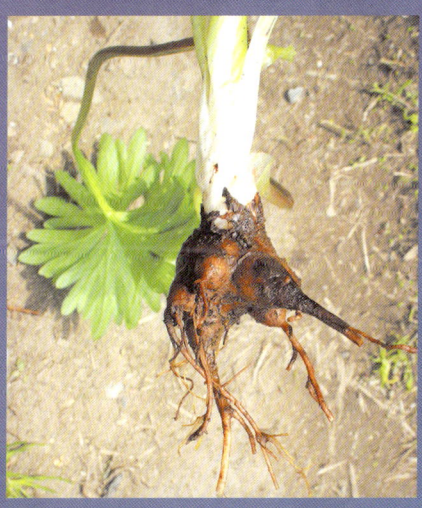

第3章　植物毒素篇 | 55

第3章　植物毒素篇　档案02
日本马桑

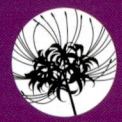

● 危险程度：★★★★☆　　● 致命程度：★★★★☆

　　日本马桑是一种野生灌木，生长在日本北海道、本州岛近畿以北的山地、河滩、海边荒地等处，株高1~2米，花期是4~5月。果实直径约1厘米，刚长出来时是红色的，成熟后变成黑紫色，和兔眼蓝莓很像，变黑后毒性似乎会减弱一些，但还是不可以食用。日本马桑是日本三大有毒植物之一，请看下面的图片，牢记它的树形和果实形态。

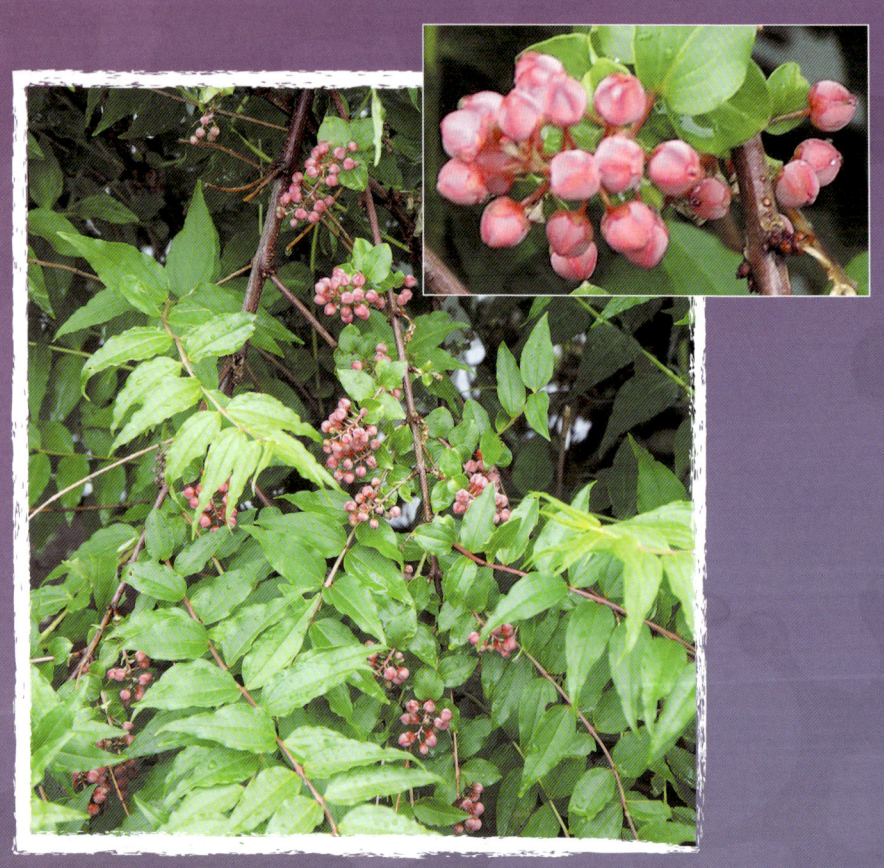

△ 图为毒性很强的日本马桑花蕾。日本马桑的果实看起来比较诱人，而且味道甜美，以前经常发生儿童因误食日本马桑果实而死亡的事件。（森昭彦摄）

日本马桑全株有剧毒，人吃了会出现痉挛、呼吸困难等症状，还可能死亡。日本马桑的种子毒性极强，茎叶部分也有毒，经常有人因为露营时拿马桑的树枝当筷子或烤肉的签子用而中毒。

经观察发现，牛食用日本马桑 20~30 分钟后就会出现中毒症状。先是流出带泡沫的口水，接着剧烈痉挛，出现躁动、癫痫等症状。这些症状间歇性地反复发作，牛最终会因持续痉挛而死亡。对牛的尸体进行解剖，发现腹腔内遍布溢血斑，胃肠黏膜、支气管出血，呈暗紫红色。

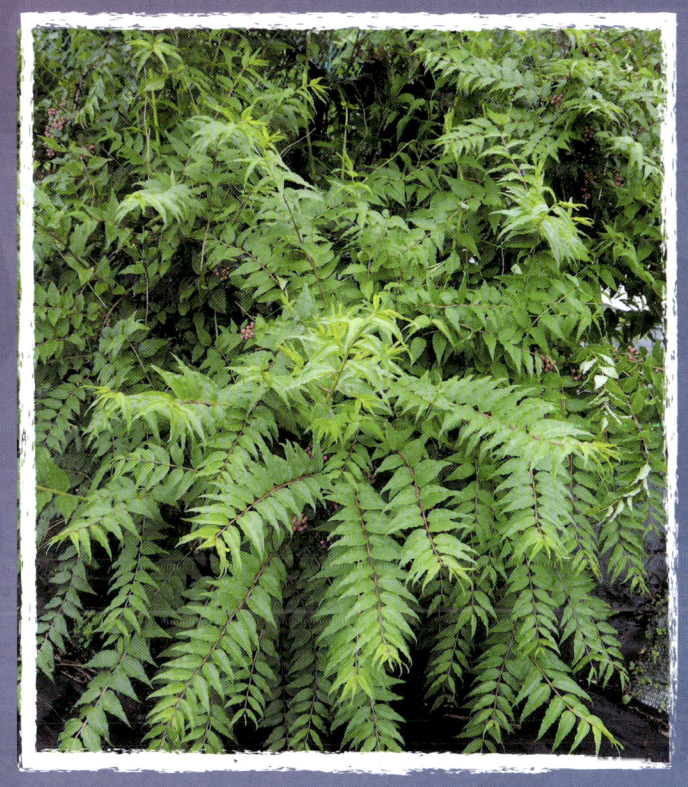

◁ 图为日本马桑的叶子。它的叶子和茎都有毒，如果露营时用它的树枝当筷子或烤肉的签子用，后果不堪设想。（森昭彦摄）

第 3 章　植物毒素篇 | 57

第3章　植物毒素篇　档案03

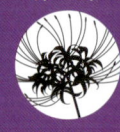

毒芹

● 危险程度：★★★★★　● 致命程度：★★★★☆

　　毒芹是生长在水边或湿地的多年生植物，广泛分布于亚欧大陆。

　　毒芹和可食用的水芹长得很像，二者的生长环境也相同，经常有人误把毒芹的嫩叶当成水芹食用，导致中毒。二者的区别在于毒芹根茎的肥大部位有粗笋状的节。毒芹的茎中空，上部分叉，高 80~100 厘米。毒芹的花期是 6~8 月，纤长的花茎顶端会开出许多球状的白色小花。

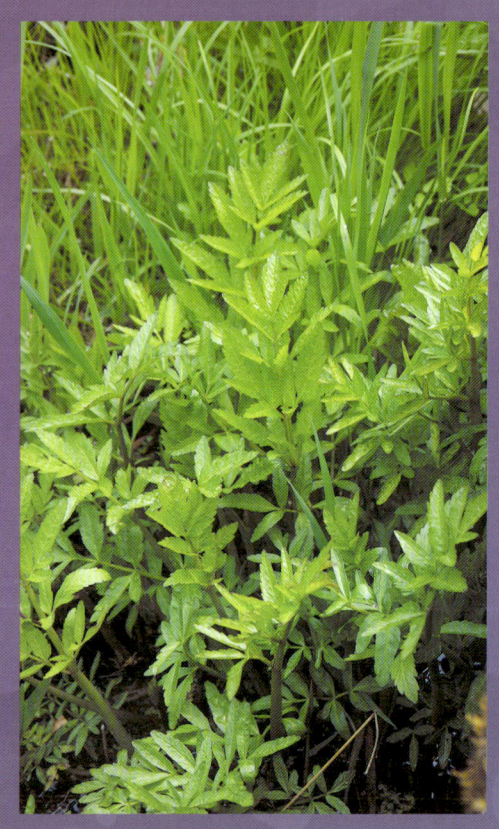

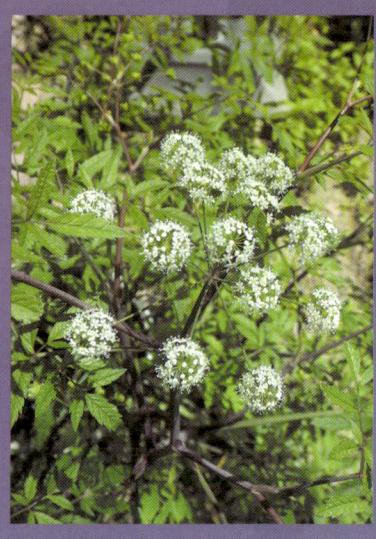

◁△ 在世界范围内广泛分布的可怕毒草——毒芹。毒芹和水芹很相似，经常有人因为误食而中毒。（森昭彦摄）

58

此外，有人因错把毒芹根茎的肥大部位当成芥末吃而死，也有人因用毒芹止痒而死。毒芹的经口致死量为 50 毫克 / 千克，是极为危险的植物。

毒芹的有毒成分是毒芹素，这种毒素的特点是不仅能通过口服摄入，还很容易通过皮肤摄入。不要随便触碰毒芹，特别是手上有伤口时，否则可能会造成严重的后果。上面提到的因用毒芹止痒而死就是一个不幸的例子。

这种植物看似人畜无害，却是日本三大有毒植物之一。采摘野生水芹吃的时候一定要慎重，吃之前至少要确认有没有水芹的香味，不要和毒芹弄混了。

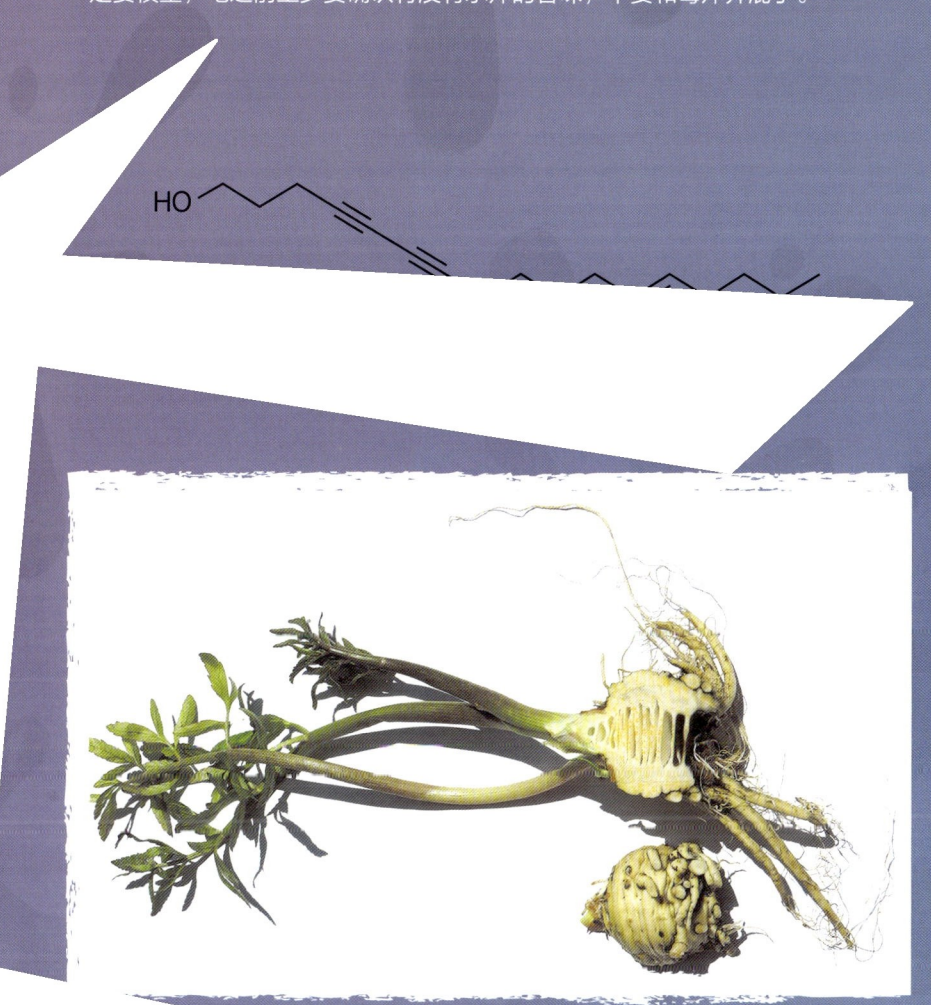

1993 年，有人误将毒芹认成野生山葵，研磨后做成芥末酱油，导致 33 人中毒。

第3章　植物毒素篇　档案04
毒参

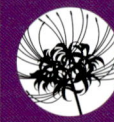

●危险程度：★★★☆☆　　●致命程度：★★★☆☆

　　毒参是二年生草本植物，高1.5~2.5米，茎上有很多暗红色的斑纹。毒参会开出成簇的白色小花，花簇直径为10~15厘米。毒参的叶子是三角形的，边缘呈锯齿状，它的嫩叶尤其容易和欧芹或峨参等野菜混淆。不过，毒参有特殊的气味——一种恶臭。据说将毒参晒干后，毒性会大幅减弱，但这不代表会完全消失，还是要多加注意。

　　毒参的生命力似乎很强，在亚洲、北美大陆、澳大利亚等多地"落户"，成为归化植物。由于毒参能完美融入"落户地"的环境，我们经常能看到误把毒参当成峨参采食而死亡的报道。

　　毒参的主要有毒成分是毒芹碱和毒芹侧碱。毒芹碱具有神经毒性，能够干扰中枢神经，麻痹呼吸肌，危害人类和家畜的生命。

　　毒参因被用作处死苏格拉底的毒药而闻名。在欧洲，人们称毒参茎上的暗红色斑点为"苏格拉底之血"。

　　苏格拉底被判死刑后，在弟子们的陪伴下，喝下狱卒递给他的掺有毒参和麻醉药的液体而死。他的弟子柏拉图在著作《斐多篇》中记录了整个过程。书中描述苏格拉底中毒后首先感觉脚尖发麻，随后麻痹感蔓延到脚踝和膝盖。在麻痹感到达腰部之前，苏格拉底还在和弟子们交谈，之后他就变得沉默寡言，最后永远闭上了双眼。

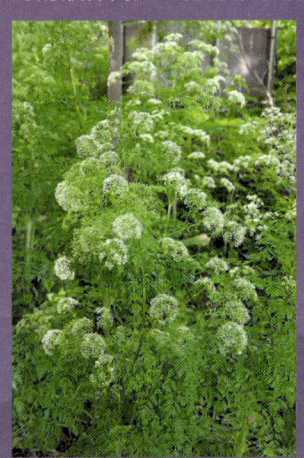

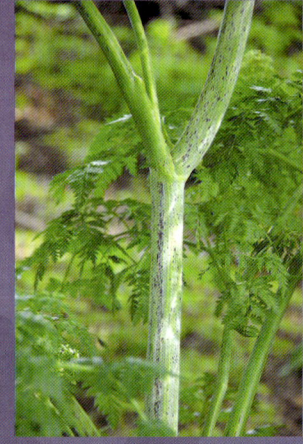

△ 图为毒参的花和茎。仔细观察毒参的茎，会发现上面有很多暗红色的斑纹。只要记住这一点，就能大大降低误采误食的概率。（森昭彦摄）

第3章 植物毒素篇　档案05
天南星

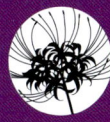

● 危险程度：★★☆☆☆　　● 致命程度：★★☆☆☆

　　天南星原产于亚洲南部，广泛分布于中国，多生长在山地和原野中的潮湿林地。天南星不喜树木茂盛、没有阳光的地方，更爱生长在有阳光照射的明亮处。

　　成熟的天南星植株高度可达50~60厘米，有7~15片椭圆形的小叶子。看起来好像是叶子托着花，但这部分其实是假茎，假茎由叶柄下方的两部分叶鞘重叠而成，有紫褐色的花纹。天南星的日语名称直译就是"蝮蛇草"，据说是因为天南星（日语读音为"mamushigusa"）的花纹很像蝮蛇（日语读音为"mamushi"）的花纹。晚春，天南星的花茎直立着开花。花苞的颜色接近紫色，带白色条纹。花的形状会让人想到蝮蛇发动攻击时抬起头的样子。用天南星制成的药物能治疗蛇毒、虫毒。

　　天南星有剧毒，毒素集中在叶子、果实和球茎部分，主要的有毒成分是草酸钙。天南星球茎和果实的毒性格外强，不小心触碰汁液会引发炎症。如果误食了天南星，从嘴巴到喉咙都会剧痛无比，连口水都咽不下去，还会出现严重的腹泻、呕吐、心脏麻痹等症状。

　　将天南星的球茎烧熟、捣碎，放入过滤袋中多次用水浸泡，就能去除毒素。虽然也有人食用去毒的天南星，但有时毒素可能无法完全去除，所以还是不吃为妙。

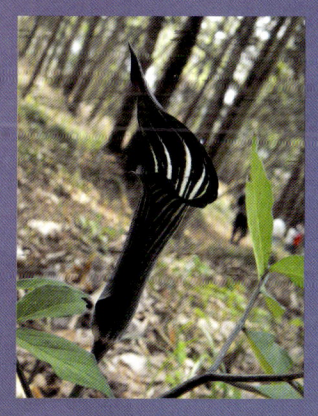

◁ 天南星的紫褐色花纹看起来像蝮蛇的花纹。（森昭彦摄）

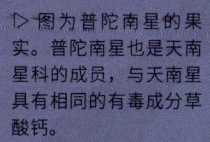

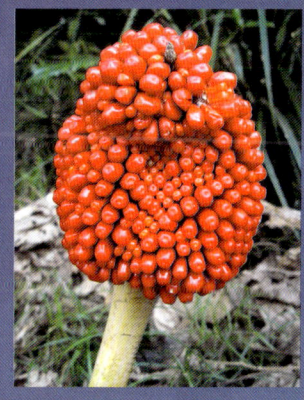

▷ 图为普陀南星的果实。普陀南星也是天南星科的成员，与天南星具有相同的有毒成分草酸钙。

第3章　植物毒素篇 | 61

第3章 植物毒素篇　档案06
毛地黄

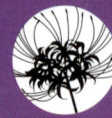

● 危险程度：★★★☆☆　　● 致命程度：★★☆☆☆

　　毛地黄的花形状独特、美丽，给人以雍容华贵之感，人们常栽种毛地黄用于布置花坛。因为外形独特，人们形象地称它为"狐狸手套"。五六月种下毛地黄，大约一年后会开花。毛地黄喜好排水良好的土地，对高温、多湿气候的耐受能力较差，因此很难在气候温暖的地区成活。

　　中亚、北非、欧洲分布着20多种毛地黄。由于毛地黄多生长在阴暗、偏僻的地方，所以它在西方人的眼中是不祥的植物。

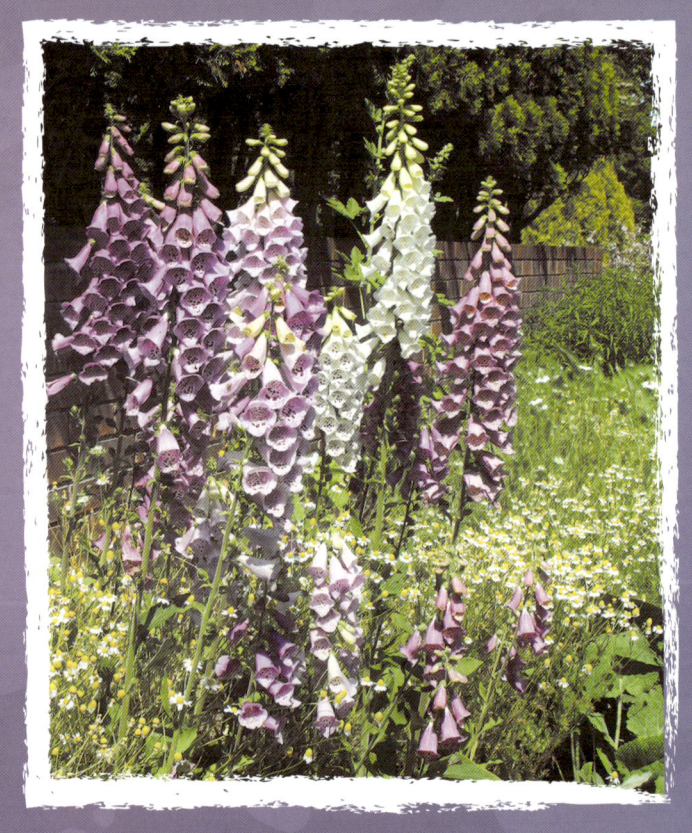

◁ 毛地黄的花形状独特、美丽，是一种人气超高的观赏用花。但是毛地黄全株有剧毒，一定要谨防儿童误食或触摸。（森昭彦摄）

毛地⻩......栽植观赏用的毛地黄时要谨慎操作。毛地黄的毒素会引发心律不齐、......头痛、头晕、黄视等症状。

有一种观点认为......有双相情感障碍，服用含毛地黄的药物进行治疗，产生了黄视症状，这正是他在画作《向日葵》中大量使用鲜艳黄色的原因。在他晚年的画作《加歇医生像》中，就出现了毛地黄花。

毛地黄的有毒成分是毛地黄苷，能使细胞内的钠离子 Na^+ 和钙离子 Ca^{2+} 的浓度上升。毛地黄苷很早就被用来治疗跌打损伤。1785 年，英国医生威廉·威瑟林在他写的书中指出毛地黄具有强心剂的作用，此后毛地黄便成了治疗充血性心力衰竭的特效药。

以前人们用暖风吹干毛地黄的叶子，提取毛地黄苷，现在则直接通过化学方法合成。

△ 毛地黄苷的结构式。

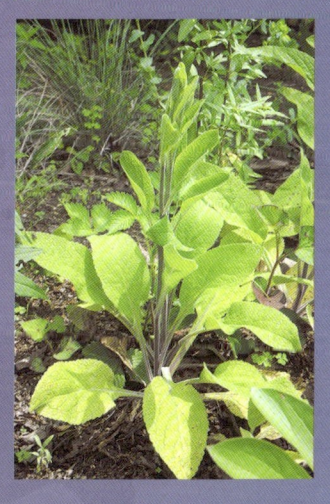

◁ 毛地黄幼苗的价格较低，是适宜秋天种植的观赏植物。（森昭彦摄）

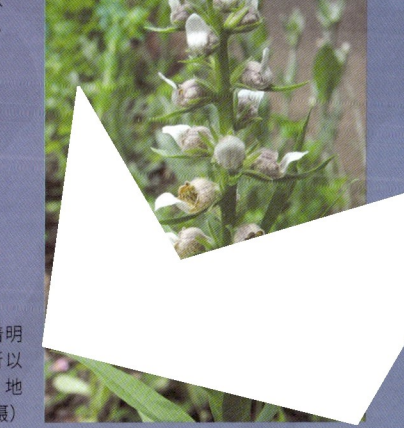

▷ 因为它长着明显的绒毛，所以被叫作"毛"地黄。（森昭彦摄）

第3章 植物毒素篇 | 63

第3章 植物毒素篇 档案07
日本欧茛菪

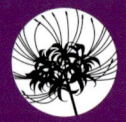

● 危险程度：★★★☆☆ ● 致命程度：★★★★☆

　　日本欧茛菪是茄科的多年生草本植物，分布在日本本州、四国、九州一带，在山间背阴、潮湿的树荫下群生。日本欧茛菪在早春发芽，叶子会将新芽层层裹住。成熟的植株高40~50厘米，花期是4~5月，会开出吊钟状的暗紫红色花朵。

　　日本欧茛菪是典型的春季植物，到了初夏就会枯萎，进入休眠状态，夏天到冬天一般是看不到它的。

　　早春从土里冒出来的日本欧茛菪新芽，有时会被人当成麻叶千里光、款冬或圆叶玉簪。它的叶子看起来又嫩又鲜，经常有人因误食而中毒。

　　日本欧茛菪的日语读音是"hashiridokoro"，"hashiri"是日语词汇"跑"的读音，而"dokoro"是"薯蓣"的读音。日本欧茛菪的根茎很像薯蓣，吃了它可能会精神错乱，到处乱跑，故而得名。

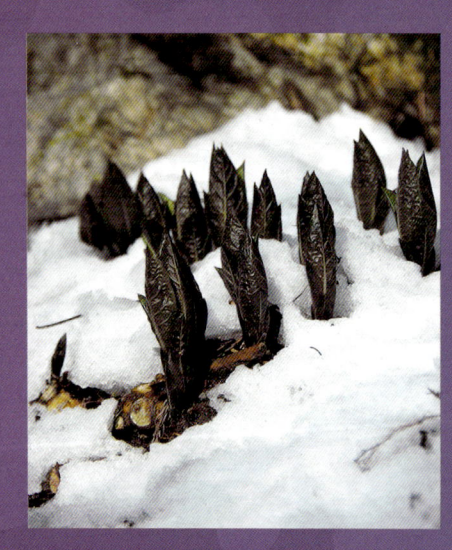

△ 在雪地中钻出地面的日本欧茛菪新芽，颜色比款冬的新芽深，见多了就能分辨。日本欧茛菪的新芽长着一副可食用的样子，总有人因误食而中毒。（森昭彦摄）

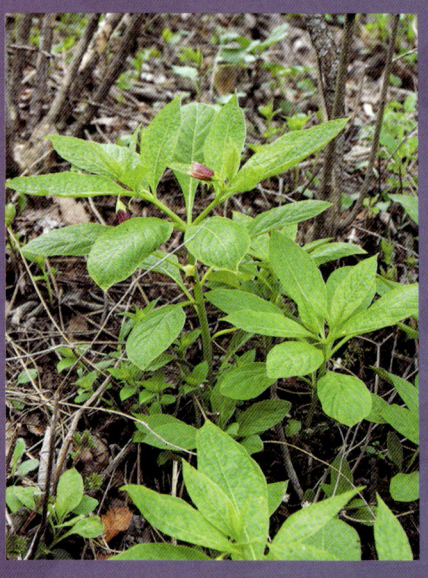

△ 日本欧茛菪在春天开出吊钟状的暗紫红色花朵。（森昭彦摄）

日本欧茛菪的主要有毒成分是生物碱类的茛菪烷生物碱。它全株有毒，根茎的毒性格外强。中毒症状包括呕吐、腹泻、血便、瞳孔放大、眩晕、出现幻觉、异常兴奋等，严重时会导致死亡。用摸过日本欧茛菪的手揉眼睛会使瞳孔放大，产生眩晕感。这些症状与同为茄科植物的著名毒草颠茄造成的症状相同。

日本欧茛菪的主要有毒成分还包括天仙子胺、东茛菪碱和阿托品，阿托品常被用作散瞳药。《日本药典》将日本欧茛菪的鳞茎和根记为制药的原料，命名为"茛菪根"。

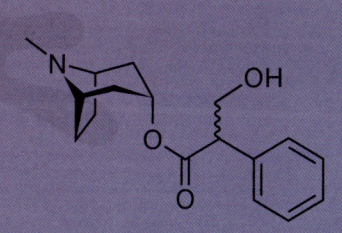

△ 阿托品的结构式。

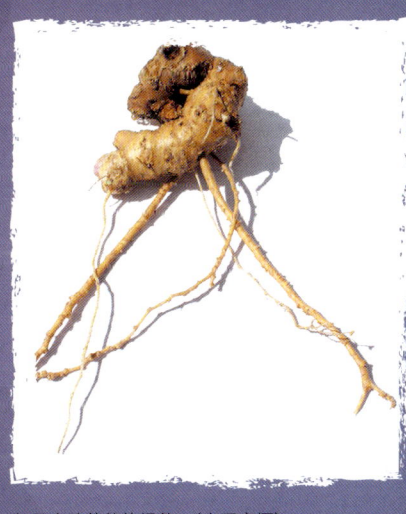

△ 日本欧茛菪的根茎。（森昭彦摄）

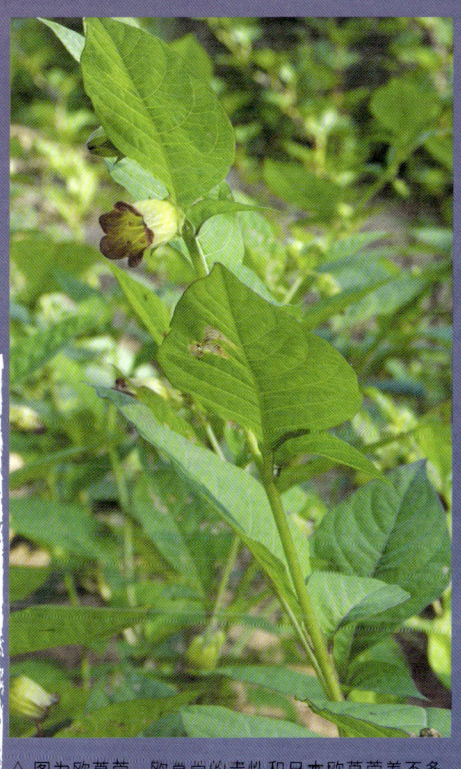

△ 图为欧食岩。欧食岩的毒性和日本欧茛菪差不多，会引发中枢神经系统强烈异常。（森昭彦摄）

第3章 植物毒素篇 | 65

第3章　植物毒素篇　档案08
洋金花

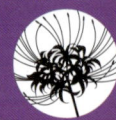

● 危险程度：★★★☆☆　　● 致命程度：★★★★☆

洋金花是茄科植物白曼陀罗的花。洋金花有毒，主要的有毒成分是天仙子胺和东莨菪碱。食用后30分钟左右会出现口渴、站不稳、产生幻觉、恶寒等症状。

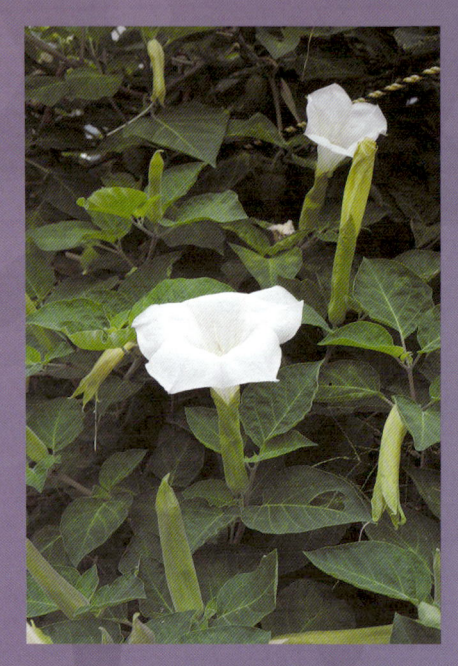

△ 天仙子胺的结构式。

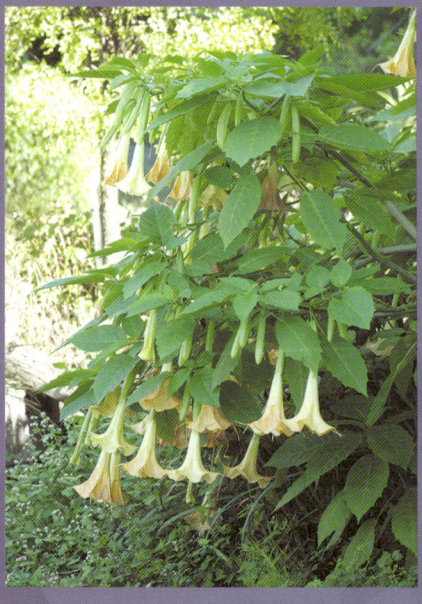

△ 江户时代，洋金花作为药用植物被引进日本，它也是华冈青洲配制的麻醉药"通仙散"的主要成分。（森昭彦摄）

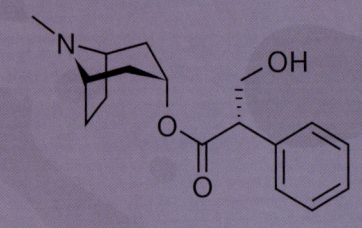

▷ 以前人们认为木本曼陀罗和洋金花是同一种植物，现在知道它们不属于同一个种，但都是含东莨菪碱的有毒植物。二者的显著不同是，洋金花的花朵向上生长，而木本曼陀罗的花朵向下生长。图为大本曼陀罗。（森昭彦摄）

洋金花引发的中毒事件可不少。有人将洋金花的根当牛蒡食用，30分钟后感到头晕、胸闷，之后出现瞳孔扩大、心动过速、产生幻觉等症状，最终住院；有人把洋金花的花蕾误认为秋葵，用油炸着吃，导致中毒；还有人用洋金花当砧木嫁接茄子，吃了结出的茄子，出现意识模糊等中毒症状。

洋金花具有麻醉的功效，中国明代的医书《本草纲目》中记载，将洋金花与热酒混合，让中毒者服下，再对患部进行手术，中毒者就不会感到痛苦。

江户时代的外科学家华冈青洲以洋金花为主要成分制成麻醉药"通仙散"，首次成功实现全身麻醉手术。正因如此，日本麻醉科学会的会徽上有洋金花图案。

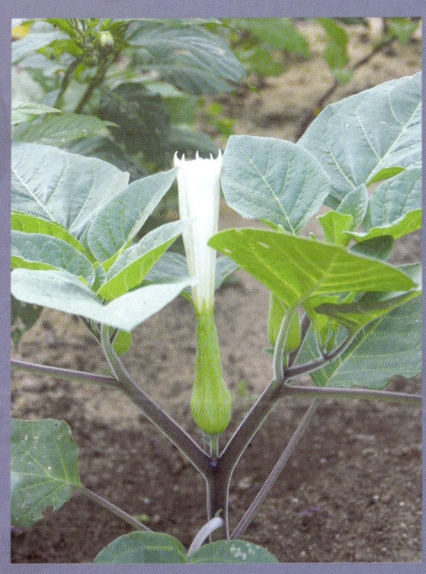

△ 图中的植物在住宅区和开发区周围大量生长，因全身覆盖着细小柔软的白毛而得名"毛曼陀罗"，它的毒性很强。（森昭彦摄）

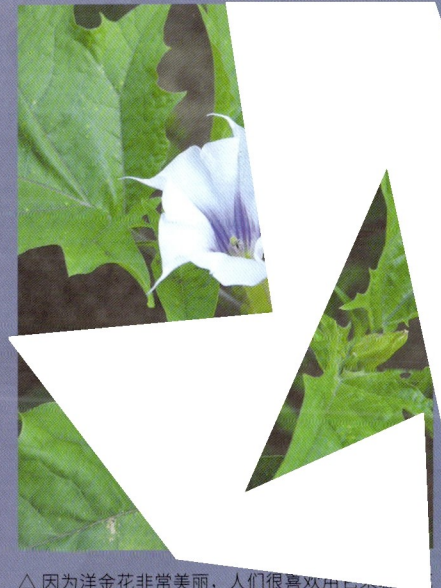

△ 因为洋金花非常美丽，人们很喜欢用它来装饰庭园，修剪洋金花的时候一定要戴好防护手套。（森昭彦摄）

第3章 植物毒素篇　档案09
葱莲

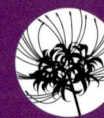

● 危险程度：★★★☆☆　　● 致命程度：★★☆☆☆

　　葱莲又叫玉帘，人们将它白色的小花比喻为"玉"，将密集的叶子比喻为"帘"。它还有一个别名叫雨百合，因为在密集地降雨后，它们会同时伸展花茎开花。

　　葱莲植株高约20厘米，深绿色的叶子呈细长的棒状。夏秋之际，它会开白色的花。虽然一根花茎上只开一朵花，但是一丛葱莲往往在短时间内竞相开放，很适合种在花坛里。有的葱莲几乎不产种子，有的葱莲会产很多种子，但它们都能通过鳞茎分裂来繁殖，很容易培育。

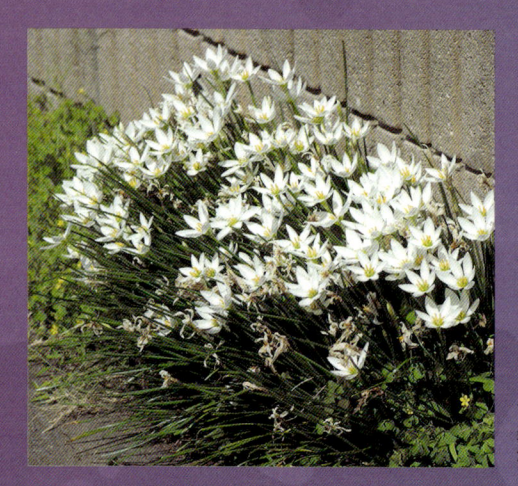

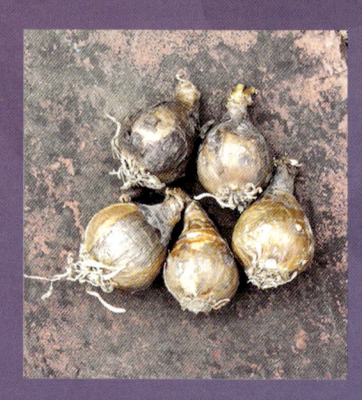

△ 葱莲的鳞茎很像薤头、山蒜等野菜，但是它毒性极强。（森昭彦摄）

◁ 集中种植的葱莲会接连开出美丽的白色花朵，非常适合种在花坛里装点庭院。（森昭彦摄）

葱莲全株有毒，鳞茎含有的有毒成分格外多。它是一种常见的园艺用花，必须多加注意。特别是葱莲的叶子长得很像可食用的韭菜，鳞茎很像薤头、山蒜等野菜，极有可能被误食。

种植山蒜、韭菜、薤头时，如果旁边种了葱莲，很可能因为误摘或不小心将它们混在一起而误食。栽种这种有毒的植物时，应该和可食用的植物分开，绝对不能混在一起。

葱莲的有毒成分和石蒜、水仙等一样，都是石蒜碱。误食会引发呕吐、腹痛等症状，严重时还会导致痉挛。

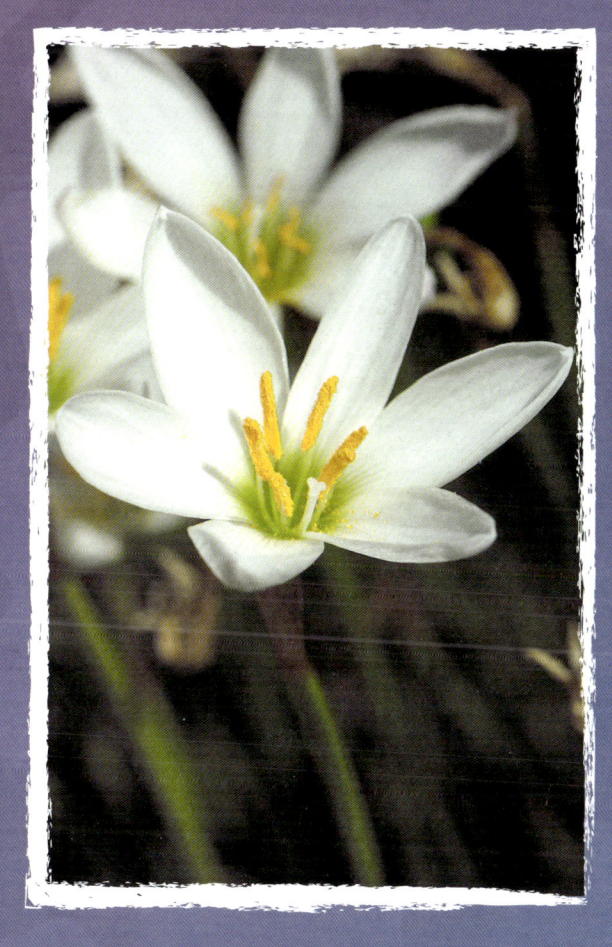

◁ 葱莲的白花。（森昭彦摄）

第3章 植物毒素篇　档案10

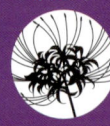

水仙

● 危险程度：★★★☆☆　　● 致命程度：★★☆☆☆

　　水仙是多年生草本植物，冬春之际会开白色或黄色的花。植株高 15~50 厘米，全株有毒。水仙下端长着鳞茎，叶子扁平、较厚，呈细长的线形。花期是每年 12 月至次年 5 月。带花蕾的花茎从叶子间伸出，长到一定程度后，花蕾向一侧倾斜，成熟后便开花。一根花茎顶端会开数朵花，呈分散状，散发出芳香。

　　水仙原产于欧洲，非洲北部到亚洲中部也有分布，目前已知的水仙原种大约有 30 种。

　　很多人不知道，水仙出自石蒜科石蒜亚科这一"毒草门第"。水仙的主要有毒成分是石蒜碱、加兰他敏、多花水仙碱和草酸钙。水仙的鳞茎含有的有毒成分格外多。水仙对老鼠的半数致死量是 10.7 克 / 千克。水仙会引起食物中毒、接触性皮炎。食物中毒初期会剧烈呕吐，把大部分吃进去的东西吐出来，所以基本不会发展成重症。不过，曾有人因把水仙的鳞茎当成细香葱吃了而不幸身亡。

　　此外，由于水仙的叶子与韭菜非常像，如果在家庭菜园里同时栽种韭菜和观赏用的水仙，可能会误食导致中毒。不过，水仙没有韭菜的独特气味，只要留心就能分辨。

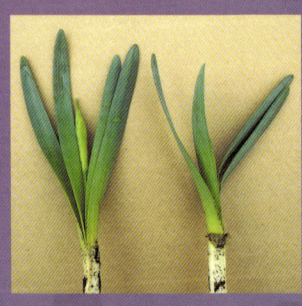

△ 由于水仙的叶子与韭菜、蒜苗十分相似，经常有人因误食水仙而中毒。（森昭彦摄）

▷ 西班牙、葡萄牙、德国等地很常见的黄水仙。（森昭彦摄）

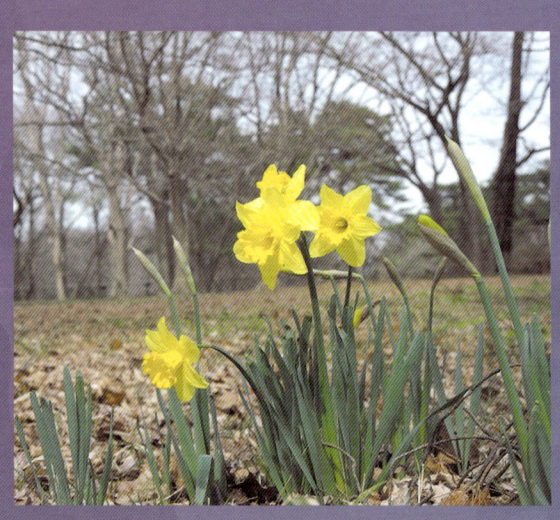

第3章 植物毒素篇 档案11
秋水仙

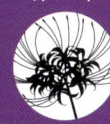

● 危险程度：★★★☆☆　　● 致命程度：★★☆☆☆

秋水仙是球根花卉，先从鳞茎处长出叶子，叶子枯萎后才会开出紫色或黄色的美丽花朵。秋水仙的花与番红花相似，但它们在品种上并无关联。秋水仙也有园艺品种，只要把它的鳞茎放在桌子上就能生长、开花，所以很受大众欢迎。

秋水仙的鳞茎和种子含有秋水仙碱，这是一种剧毒物质，园艺品种的秋水仙也含有这种物质。在医生的指导下使用秋水仙碱治疗痛风很有效，千万不要胡乱使用。

秋水仙虽然外表美丽，但有剧毒。日本代表性的有毒植物乌头在2006年至2016年间只毒死了3人，但秋水仙在同时期毒死了6人，还有狗吃了秋水仙鳞茎导致中毒死亡的案例。如果不把秋水仙种在土里，只把鳞茎放在室内等它开花的话，需要注意防止儿童和宠物误食。

误食秋水仙会引发腹泻、呕吐、呼吸困难等症状，严重时会死亡。因为秋水仙和番红花长得很像，也有人误把秋水仙的花柱干燥后，用来制作香料或镇定、止痛、活络的药物而导致中毒。

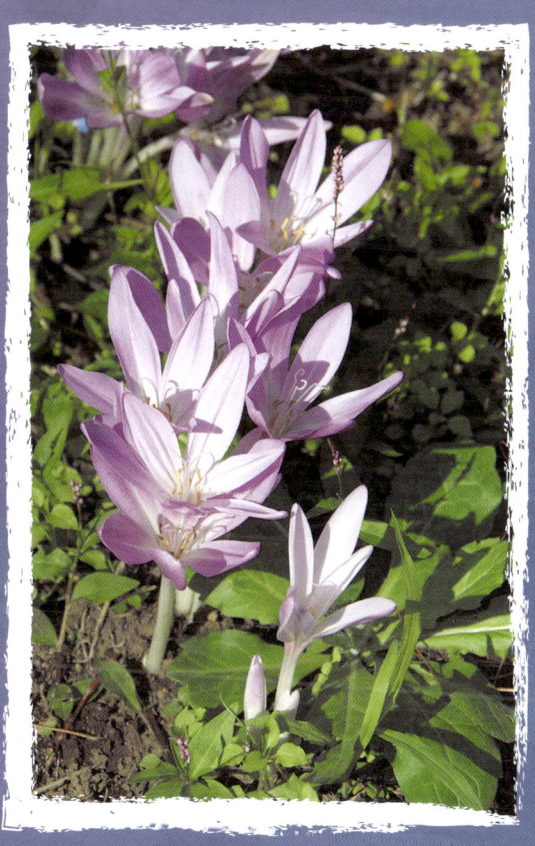

△ 秋水仙会开淡紫色或黄色的美丽花朵，很多人喜欢在家庭菜园里种植，这是导致因误食秋水仙而中毒的原因之一。（森昭彦摄）

第3章 植物毒素篇 | 71

第3章　植物毒素篇　档案12
苏铁

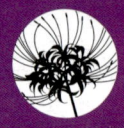

● 危险程度：★★☆☆☆　　● 致命程度：★★☆☆☆

苏铁分布于印度尼西亚至中国南部以及日本南部。相传这种植物即将枯萎时，钉入铁钉能使之复苏，故称"苏铁"。

苏铁的根部长着珊瑚状根瘤，含有共生蓝藻。这种蓝藻具有固氮作用，使苏铁在贫瘠的土地上也能生长。但因为这种固氮作用，在苏铁周围总能闻到隐约的臭屁味。

苏铁全株含有致癌毒素苏铁素，一旦摄入，苏铁素会在肠道内转化为甲醛，造成急性中毒。

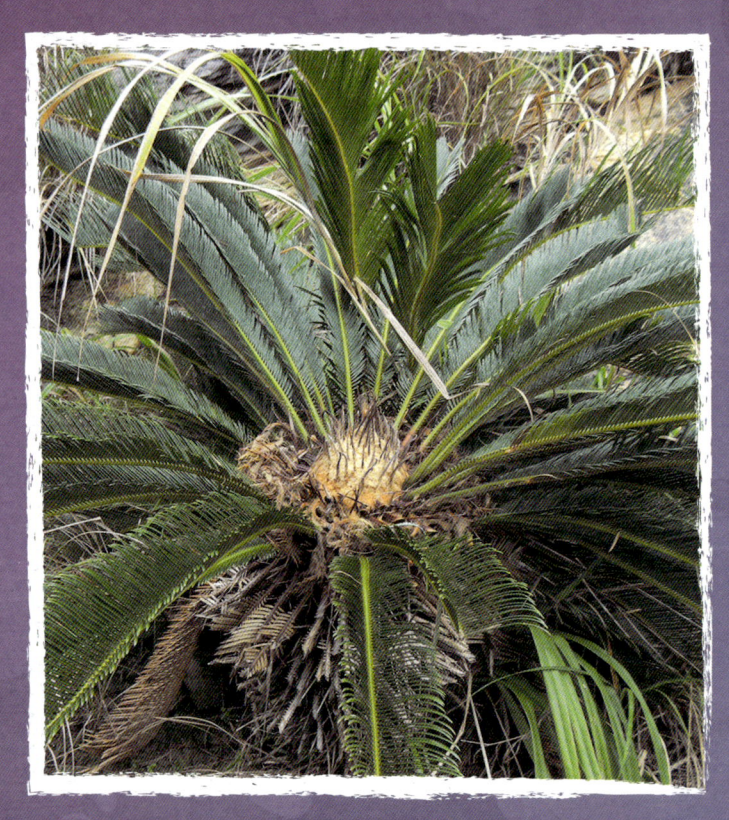

◁ 苏铁根部长着珊瑚状根瘤。（森昭彦摄）

在日本冲绳，人们于1975年首次发现牛苏铁中毒的案例。截至1982年，共发现116头牛中毒，其中29头死亡。牛苏铁中毒的典型症状是后肢麻痹、运动失调，发病后身体衰弱、腰部麻痹。此外，牛角也可能脱落。

苏铁含有大量的淀粉。将树干去皮或将种子碾碎，用水浸泡至分离出淀粉，再充分浸水发酵，干燥后就能去除苏铁素，可以食用。但是如果浸水不够充分，就会有毒素残留，造成危害。

食用苏铁费时又费力，而且并不美味。如果有其他的食物，谁都不会主动吃它。然而，饥荒时期，食物消耗殆尽，苏铁就成了"救命稻草"。

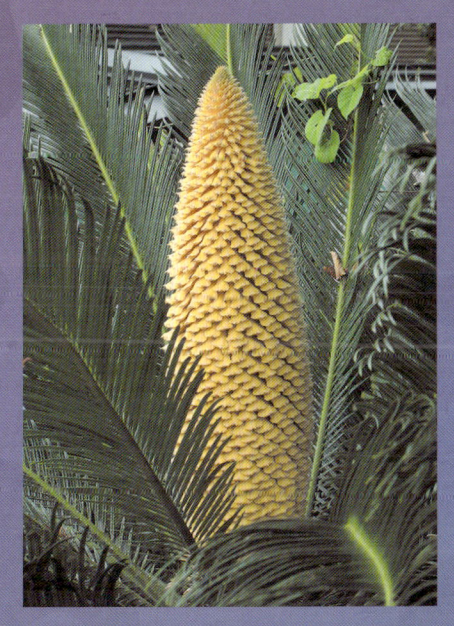

▷ 苏铁素的结构式。

◁ 苏铁的雄花。（森昭彦摄）

第3章 植物毒素篇

第3章　植物毒素篇　档案13
绣球花

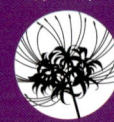

● 危险程度：★★★☆☆　● 致命程度：★☆☆☆☆

绣球花是原产自东南亚和北美洲的落叶灌木，高约1~2米，5~7月会开出粉红色和蓝色的花。因为绣球花多在六七月盛开，正逢梅雨季节，被称为梅雨的代名词。

绣球花有毒的原因目前还不能确定，但是可以确定不同品种的绣球花的毒素成分和含量也有所不同。如果吃了有毒的绣球花叶子、茎和花瓣，会引发呕吐、痉挛、头晕、面部发红等中毒症状。所幸绣球花毒性不强，目前没有出现绣球花致人死亡的案例。

值得注意的是，常山与绣球花很像，算是绣球花的变种。常山自古以来就被用作药材，常山的嫩叶晒干后可以泡茶喝，能够美容养颜，有益健康。

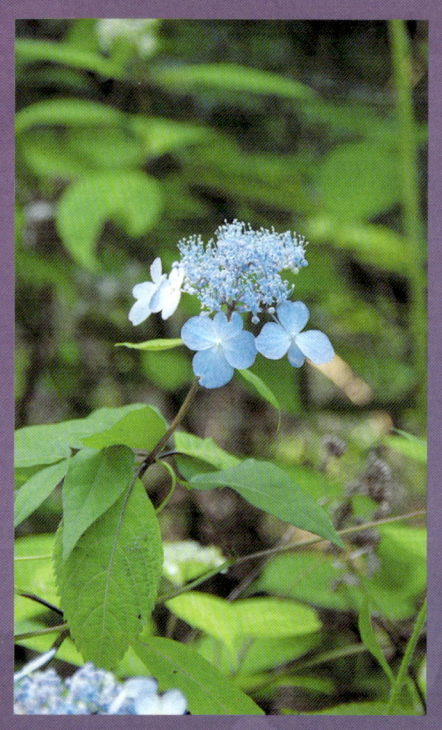

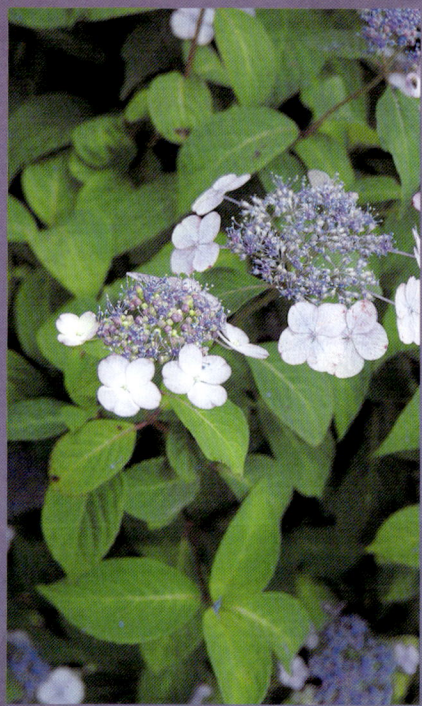

△ 左图是常山，可以看出它与右图的绣球花十分相似。（森昭彦摄）

第3章 植物毒素篇 档案14
杜鹃花

● 危险程度：★☆☆☆☆　● 致命程度：★☆☆☆☆

　　杜鹃花又名山踯躅（zhí zhú），一种观点认为，牛、马等动物知道杜鹃花有毒，碰到杜鹃花会徘徊，然后选择避开，杜鹃花因此有了这个别名。也就是说，人们很早就知道杜鹃花有毒，据传古人用杜鹃花来杀灭蛆虫。

　　杜鹃花属的植物包括常绿或落叶的灌木、乔木，叶子是互生叶，果实为蒴果。果实成熟后，包裹着种子的果皮裂开，种子飞散，从而实现繁殖。杜鹃花一般在4~6月开花，花朵呈漏斗形。

　　在土耳其，有人因食用采过杜鹃花蜜的蜜蜂所产的蜂蜜而中毒。有经验的蜂农不会在野生杜鹃花开花的时期采集蜂蜜。杜鹃花含有有毒成分，一定要多加注意。

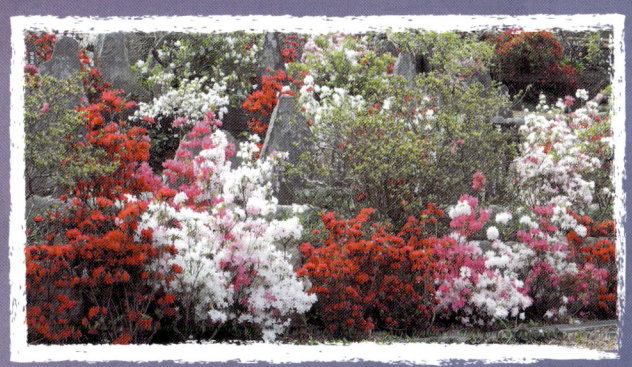

◁ 即使不专门打理杜鹃花，它也不容易枯萎，鲜艳的花朵大气又美观，备受欢迎。（森昭彦摄）

▷ 左图是分布在日本关东地方到近畿地方东部太平洋一侧的菱形叶杜鹃，右图是野生杜鹃的典型代表——火把杜鹃，广泛分布于日本全国。（森昭彦摄）

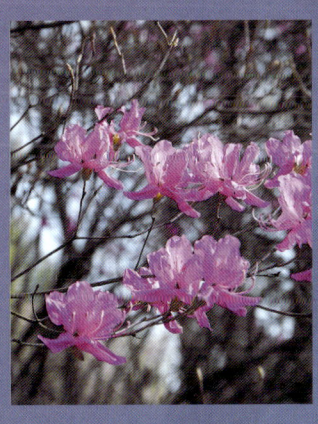

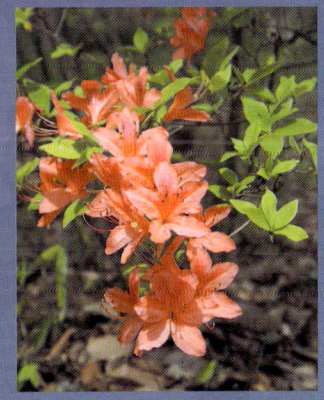

第3章　植物毒素篇 | 75

第3章　植物毒素篇　档案15
铃兰

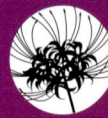

● 危险程度：★★★☆☆　● 致命程度：★★★★☆

铃兰广泛分布于温带地区和亚热带地区。初夏，铃兰长出花茎，开出娇小可爱的白花，然后结出球形的红色浆果。花朵有芳香，可以用作香水的原料。

铃兰有剧毒，这与它清纯可爱的外表形成鲜明的对比。铃兰含有一种叫作铃兰毒苷的强心苷。铃兰毒苷的半数致死量约为 18 毫克 / 千克，毒性约为氰化钾的 1.5 倍。

铃兰全株有毒，特别是花的毒性最强。中毒症状包括呕吐、头痛、头晕、血压下降、心脏麻痹等，大部分症状会在中毒 1 小时内出现，严重时会导致死亡。在德国的一户人家，家长用杯子插铃兰花，家中 3 岁的孩子喝了那个杯子里的水，最终中毒死亡（不过也有学者对死因提出了质疑）。

铃兰的花粉中也有毒素。如果用铃兰花来装饰餐桌，无意间吃下沾了花粉的食物，会导致腹泻、呕吐。铃兰的花虽美，但不宜放在餐桌上，请放在儿童和宠物碰不到的地方。

另外，凑近花朵闻气味也有可能吸入花粉，心脏不好的人要小心！

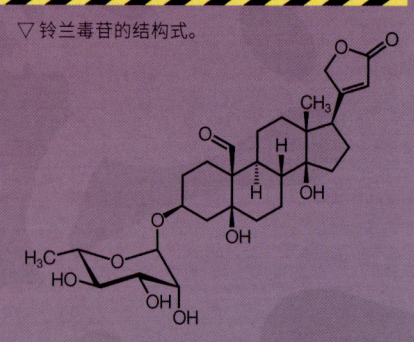

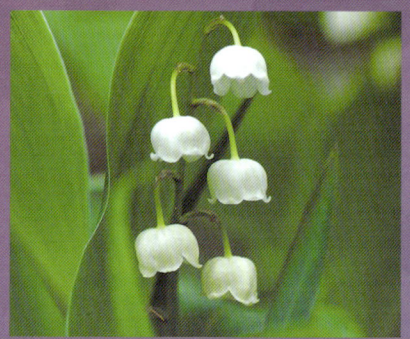

▽ 铃兰毒苷的结构式。

△ 日本笛吹市的野生铃兰。

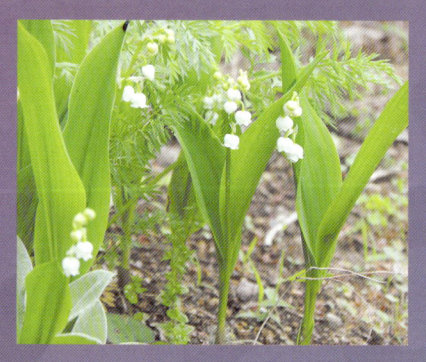

△ 观赏用的欧铃兰很受大众喜爱。它的特征是花朵较大、花茎较长。（森昭彦摄）

76

第3章　植物毒素篇　档案 16
常绿钩吻藤

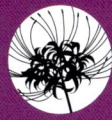

● 危险程度：★★★☆☆　　● 致命程度：★★☆☆☆

"钩吻"一词源自意大利语，原意是"茉莉"。说起茉莉，就会想到可爱的白色小花，散发着沁人心脾的芳香。但常绿钩吻藤与茉莉完全不同，是可怕至极的毒草。这一点要切记！

常绿钩吻藤夺目的黄色花朵散发出甜甜的香气，让人一眼就为之心醉。但是常绿钩吻藤全株有毒，特别是根茎含有一种叫钩吻碱的有毒成分。如果误食，会刺激中枢神经，引发脉搏加快、呼吸麻痹、血压下降、心功能障碍等症状。

虽然曾有人误把常绿钩吻藤当成普通茉莉花泡茶喝而中毒，但在正常的栽种过程中，不会因接触它的根部或修剪枝叶而中毒。

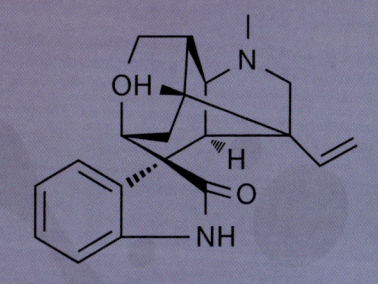

△ 钩吻碱的结构式。

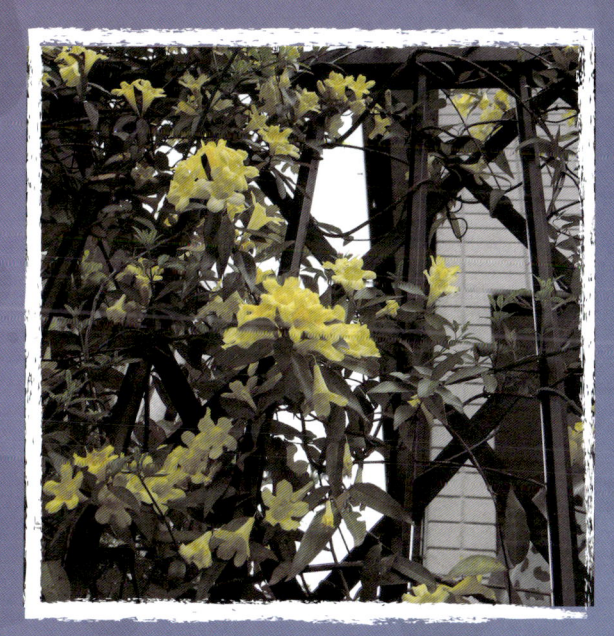

◁ 常绿钩吻藤和茉莉极为相似，可是如果认为它是茉莉的一种，像喝茉莉花茶一样拿它泡茶喝的话，可能会中毒。（森昭彦摄）

第3章 植物毒素篇　档案17
夹竹桃

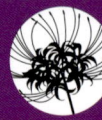

● 危险程度：★★★☆☆　● 致命程度：★★★★☆

　　夹竹桃的叶子呈椭圆形，两头尖，6~9月开花，有粉色、黄色、白色等多种颜色的品种，也有重瓣品种。

　　夹竹桃耐干燥、能净化空气、耐火抗火能力强，可以用作行道树，在高速公路沿线很常见。

　　第二次世界大战后期，美国在日本的广岛市投下原子弹，自那以后，那片土地寸草不生。75年后，夹竹桃最早在那片焦土上绽开，成为重建家园的象征。后来，夹竹桃被定为广岛市的市花。

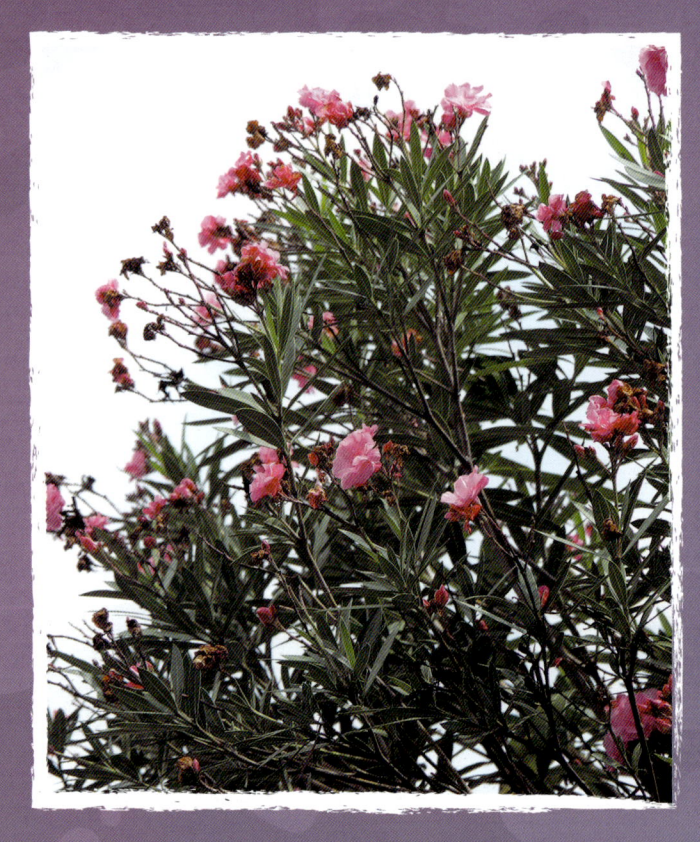

◁ 夹竹桃是我们身边极具代表性的有毒植物，不过，单纯闻一闻花香是不会中毒的。（森昭彦摄）

因为夹竹桃的毒素能保护自己，所以夹竹桃很少遭遇虫害。不过一物降一物，有种明黄色的夹竹桃蚜会寄生在夹竹桃新长出来的枝条上。此外，白斑翅野螟蛾的幼虫会在夹竹桃的新芽或花蕾上吐丝，将其包裹起来吃掉。

夹竹桃全株有毒，燃烧夹竹桃枝干产生的烟也是有毒的。不仅如此，夹竹桃的落叶在土壤中分解，形成的腐叶土也有毒，毒性会残留一年，一定要小心。

夹竹桃的主要有毒成分是叫作夹竹桃苷的强心苷，中毒症状为恶心呕吐、四肢无力、疲倦、腹泻、头晕等。

法国曾发生一起中毒事件，有人因吃了用夹竹桃树枝串的烤串而中毒身亡。日本也发生过夹竹桃中毒事件。2017年，香川县高松市有两个二年级学生吃了几片校园内的夹竹桃叶子，出现恶心、头痛等中毒症状，被送进了医院。

知名的家畜中毒事件有1980年发生在日本千叶县的中毒事件以及2011年发生在养殖黑毛和牛的农户家的中毒事件，原因都是饲料中混入了夹竹桃叶子。前一起事件导致20头奶牛中毒，其中9头死亡；后一起事件导致16头牛死亡；包括1头小牛。据说混入饲料的干夹竹桃叶子的量仅为平均每头牛约0.5克，可见其毒性之强。

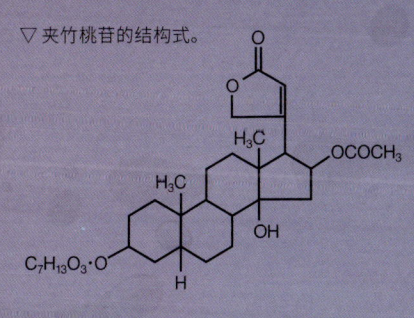

▽ 夹竹桃苷的结构式。

▷ 家畜食用夹竹桃的叶子会中毒。即使叶子枯萎了，毒性也不会消失。（森昭彦摄）

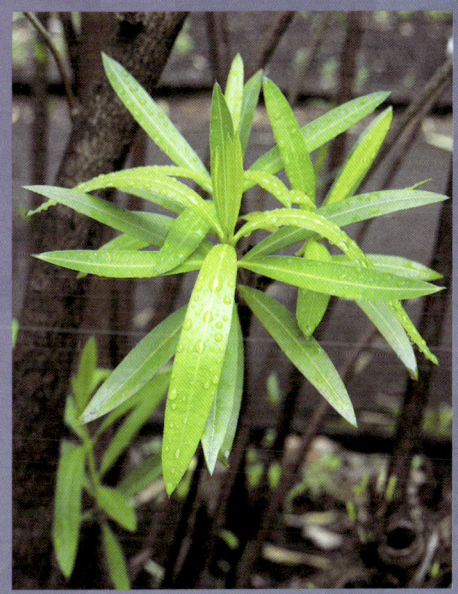

第3章 植物毒素篇 | 79

第3章　植物毒素篇　档案18

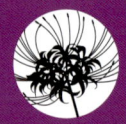

蓖麻

● 危险程度：★★★★☆　● 致命程度：★★★★★

　　蓖麻原产于非洲，在热带地区能生存很多年，但是在温带地区，它到了冬天就会枯萎，所以被视为一年生草本植物。蓖麻在夏秋之际开花。果实长2厘米左右，里面有3颗椭圆形的种子。用蓖麻种子榨的蓖麻油被广泛应用于工业燃料、化妆品、泻药、涂料等方面，全世界每年的蓖麻油产量达100万吨之多。

　　蓖麻的种子含有有毒蛋白质——蓖麻毒蛋白，堪称剧毒中的剧毒。蓖麻毒蛋白会阻碍细胞合成蛋白质，与能诱发溶血性尿毒症综合征的呕吐毒素作用相同。

　　蓖麻的毒素属于蛋白质，经口摄入可能会在胃里被消化而失去毒性。因此，蓖麻的非经口毒性比经口毒性更强。过去，气溶胶化的蓖麻毒蛋白甚至可以被用作化学武器。蓖麻毒蛋白的毒性极强，据说它的一个分子就能杀死一个细胞。

　　如果吸入蓖麻毒蛋白的气溶胶，数小时后就会出现呼吸困难、发热、咳嗽、恶心等症状，之后会出现肺水肿、盗汗症状。如果吸入过多，可能会因血压下降、呼吸困难而死亡。

　　在所有能开花、产种子的植物（显花植物）包含的毒素中，蓖麻毒蛋白是半数致死量最小、毒性最强的植物毒素，一定要多加小心。

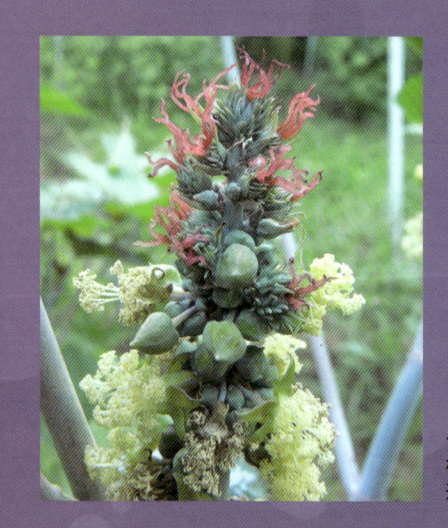

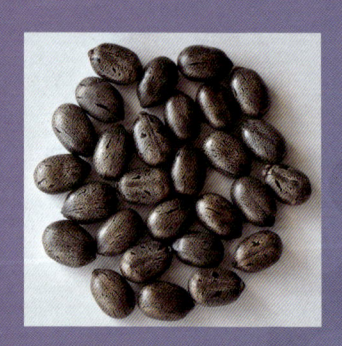

△ 图为蓖麻的种子，一般4月左右播种，夏秋之际开花。

◁ 用蓖麻的种子榨取的蓖麻油有各种各样的用途，全世界每年蓖麻油的产量多达100万吨。（森昭彦摄）

第3章 植物毒素篇 档案19
垂序商陆

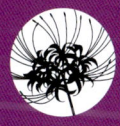

● 危险程度：★★☆☆☆　● 致命程度：★★☆☆☆

垂序商陆原产自北美洲。明治时代初期，垂序商陆在日本各地繁殖，成为归化植物。垂序商陆株高可达 2 米，茎是红色的，根又粗又长，叶子很大。到了夏天，垂序商陆开白色或淡红色的花，成熟的果实非常柔软，汁液是紫红色的。

垂序商陆全株有毒，根部、叶子、果实的毒性依次减弱。有人因把它的果实当成蓝莓食用而中毒，一定要小心。别说吃它了，只是碰到它就会起湿疹。

一旦误食垂序商陆，2 小时后会剧烈呕吐、腹泻。摄入量大的话会麻痹中枢神经，出现痉挛、意识障碍等症状。最糟糕的情况是出现呼吸障碍、心脏麻痹，最终死亡。

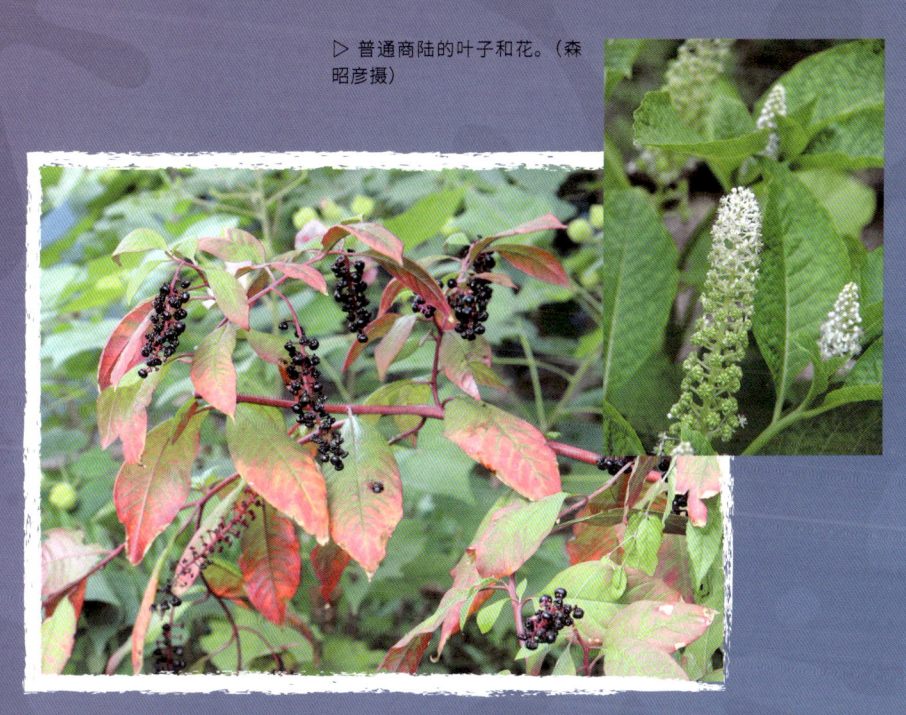

▷ 普通商陆的叶子和花。（森昭彦摄）

△ 垂序商陆的果实有些像蓝莓，经常有人因误食而中毒。

第3章 植物毒素篇 | 81

第3章　植物毒素篇　档案20

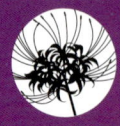

尖尾芋

● 危险程度：★★☆☆☆　● 致命程度：★☆☆☆☆

尖尾芋拥有硕大的心形叶子，可以用来当伞。它是一种观叶植物，很多观叶植物的叶子长度为10~50厘米，其中尖尾芋的叶子格外大。

尖尾芋的名字在日语中的意思是"不能吃的芋头"，因为它长得像芋头却不能吃。尖尾芋的根茎含有草酸钙，会对皮肤产生刺激，引起皮肤炎症，所以在与观赏用的尖尾芋打交道时最好戴上橡胶手套，避免汁液直接接触皮肤。

误食尖尾芋的症状表现为嘴唇发麻、口腔浮肿、胃痛等，这都是草酸钙针状结晶引发的物理性损伤。尖尾芋会使口腔受到强烈刺激，应该马上吐出来并清洗口腔。

有些地方的人会食用尖尾芋的根茎，但吃之前必须仔细地用水浸泡，去除毒素。在中国，尖尾芋是一种药物，内服能治疗腹痛、痢疾、疝气，外敷能医治脓肿、蛇毒、毒虫蜇咬。据说在越南，尖尾芋还能用来治疗感冒。

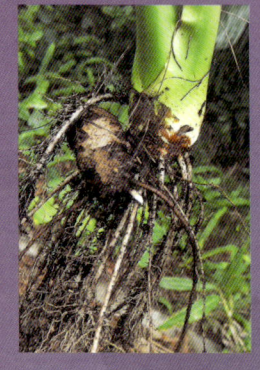

△ 接触尖尾芋的叶子至多会造成皮肤炎症，吃尖尾芋的根茎则会使人中毒。（森昭彦摄）

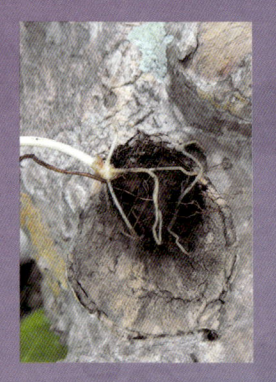

△ 发芽的尖尾芋。（森昭彦摄）

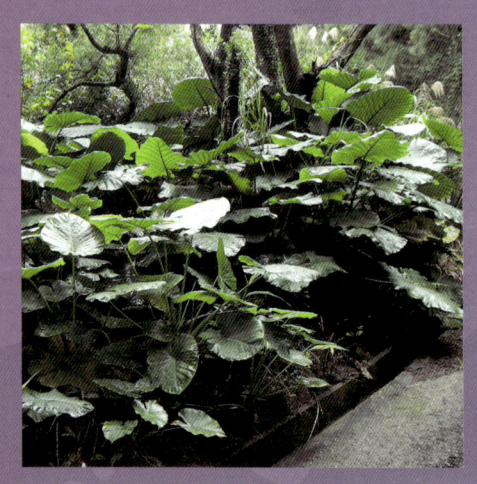

◁ 尖尾芋拥有心形的叶子，是很受欢迎的观叶植物。（森昭彦摄）

第 4 章

蔬菜毒素篇

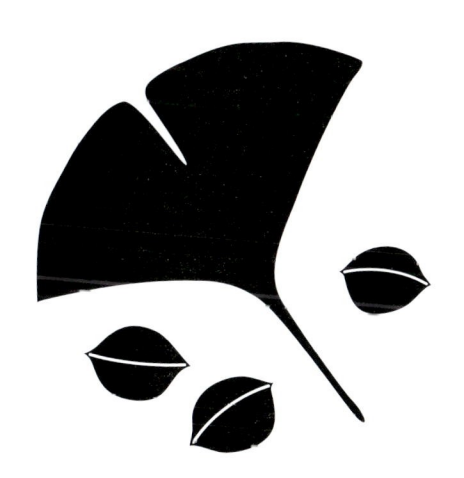

第 4 章　蔬菜毒素篇　档案 01
马铃薯

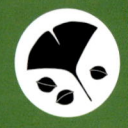

● 危险程度：★★☆☆☆　● 致命程度：★★☆☆☆

马铃薯也叫土豆、洋芋，美味又营养，是全球第四大重要的粮食作物，仅次于小麦、水稻和玉米。但它含有有毒物质茄碱。茄碱主要存在于马铃薯的芽和皮中，特别是青皮中。每 100 克马铃薯的皮约含 10 毫克茄碱，可食用部分约含 1.5 毫克茄碱。

防止吃马铃薯中毒的具体措施有：挖掉马铃薯的芽、削皮、尽量不吃皮厚肉少的小马铃薯、不吃带苦味或涩味的马铃薯、将马铃薯放在阴凉处储存、仔细冲洗切好的马铃薯等。

茄碱是一种神经毒素，成人的中毒剂量为 200~400 毫克，儿童的中毒剂量约为成人的十分之一。一般烹饪的温度不会使茄碱分解，无法去除毒素，所以千万不要觉得加热了就没问题了。

世界卫生组织给出的数据显示，每 1 千克体重摄取 5 毫克左右的茄碱会致死。这意味着对体重为 30 千克的孩子来说，约 150 毫克茄碱就足以致死。

茄碱轻度中毒的症状包括腹痛、恶心、腹泻、头晕等，发作时间快则几小时，

△ 人们培育出"男爵""五月皇后"等各种品种的马铃薯。（森昭彦摄）

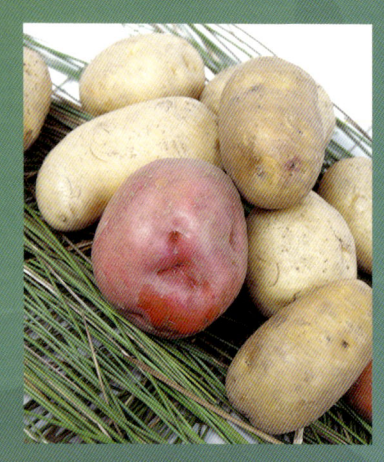

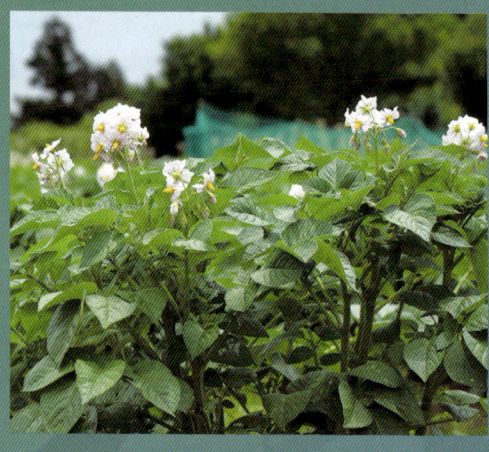

△ 不同品种的马铃薯，花的颜色也不同，有白色、淡紫色等。（森昭彦摄）

慢则 12 小时。

2015 年 1 月，日本奈良县一所小学的学生吃了校内种植的马铃薯，人出现恶心、腹痛等症状。调查人员对剩余的熟马铃薯进行分析，发现马铃薯含有 19~39 毫克茄碱类物质。

使用钴 60 β 射线照射马铃薯，可以避免其发芽，但被射线照过的马铃薯毕竟是特别的，目前很少在市面上见到。如果商家售卖的马铃薯被射线照过，会在包装上注明。

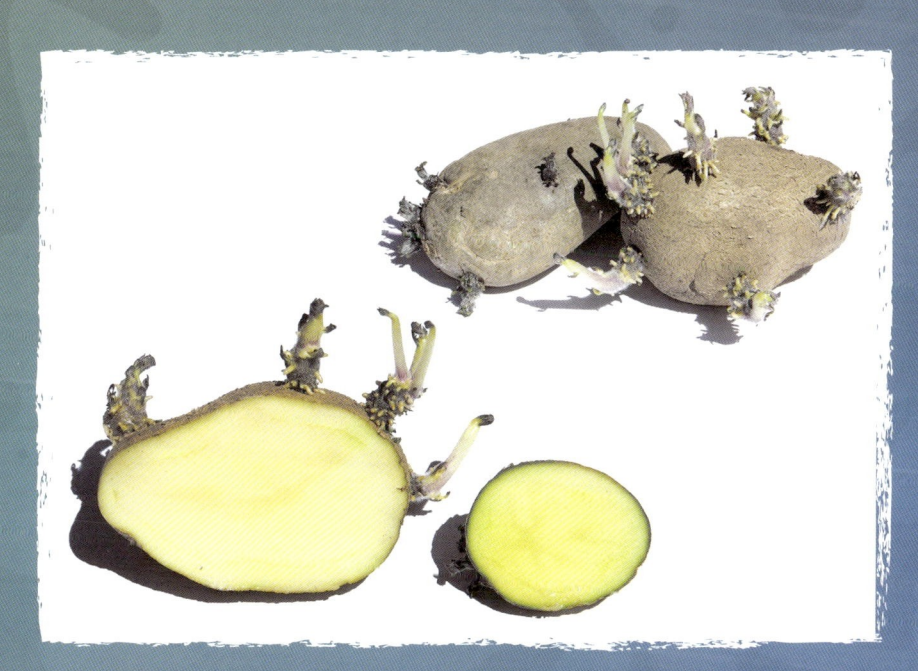

◁ 茄碱的结构式。

△ 上图是发芽的"五月皇后"马铃薯，下图是将其切成两半的样子。可以看到它的断面呈绿色，与一般的马铃薯断面不同。变绿的部分含有大量茄碱，食用容易中毒。（森昭彦摄）

第 4 章 蔬菜毒素篇 | 85

第4章 蔬菜毒素篇 档案02

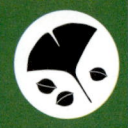

菜豆

● 危险程度：★★☆☆☆　● 致命程度：★★☆☆☆

  菜豆又名四季豆，是中美洲地区至南美洲安第斯山区的主要农作物。菜豆于16世纪末由欧洲传至中国，又在1654年由明朝的隐元禅师带到日本。但也有观点认为隐元禅师带到日本的其实是扁豆，对此众说纷纭。

  菜豆作为重要的食物流传至今。然而，如果食用生的或者加热不充分的菜豆，会出现剧烈呕吐、腹泻等急性中毒症状。这是因为豆类含有一种能与糖类结合的蛋白质——凝集素。就像生鸡蛋加热后会凝固一样，凝集素加热后性质也会改变——变得对人体无害。仅仅用水将豆类泡软不会改变凝集素的性质，要想去除毒素就必须充分加热。相关研究表明，如果加热豆类的温度低于80℃，反而会使毒性增至原来的5倍。

  一些机构对菜豆中毒者进行采访，发现几乎所有人都是因为食用未充分加热的菜豆而中毒的。这样的菜豆是夹生的，凝集素没有充分受热变质。

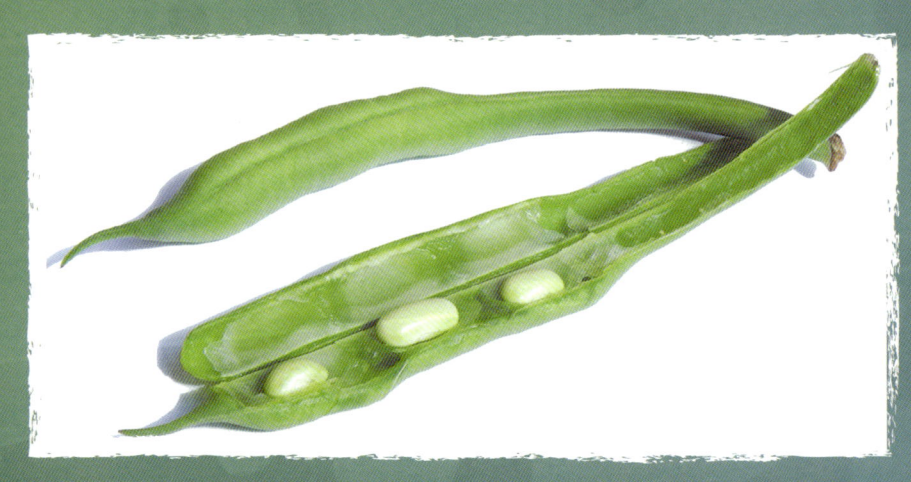

△ 菜豆是深受人们喜爱的食材，生食或加热不充分会导致中毒。（森昭彦摄）

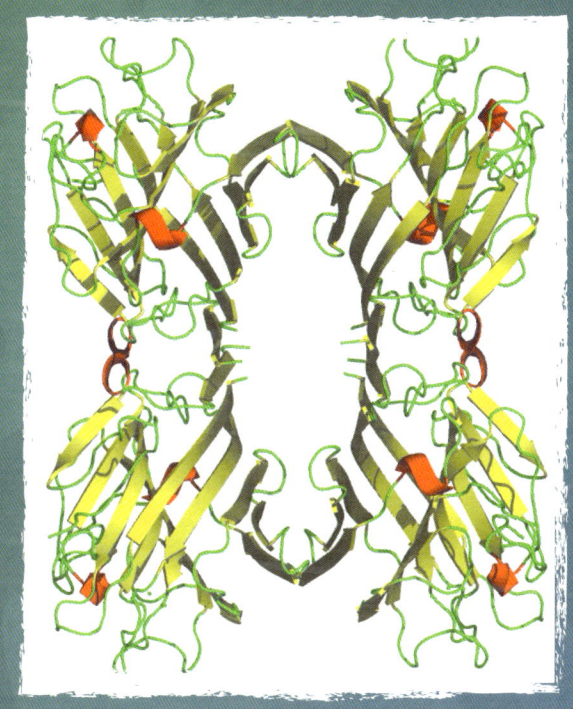

◁ 凝集素的结晶结构。

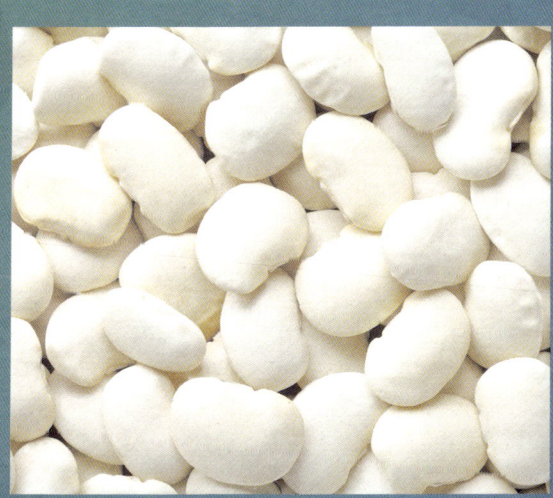

△ 食用未充分加热的白芸豆也容易中毒。

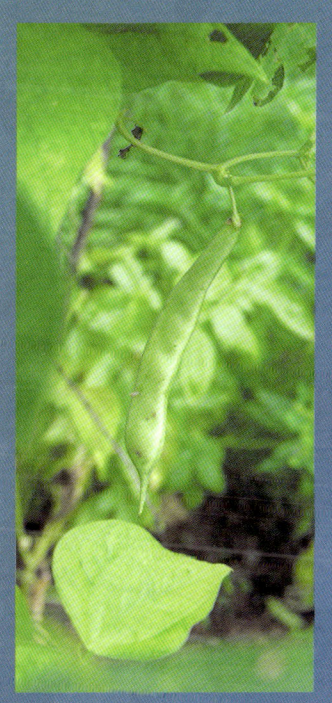

△ 斑豆也是菜豆的一种，豆粒大又美味，因表面有像鹌鹑蛋一样的斑纹而得名。（森昭彦摄）

第 4 章　蔬菜毒素篇 | 87

第4章 蔬菜毒素篇 档案03
西葫芦

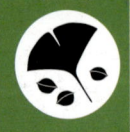

● 危险程度：★★☆☆☆　● 致命程度：★☆☆☆☆

　　西葫芦长得有点像黄瓜，但它和南瓜、茄子一样，通常需要烹煮加热才能食用。西葫芦含有一种叫葫芦素的苦味成分，除了西葫芦外的所有葫芦科植物，包括黄瓜、甜瓜、南瓜等都含有这种成分。

　　如果只摄入微量的葫芦素，应该没什么问题，但大量摄入就会出现舌头发麻、腹泻、恶心等食物中毒症状。有苦味的西葫芦和甜瓜显然不适合食用，因为即使经过加热，葫芦素也不会消失。

▷ 葫芦素的结构式。

▽ 人们通常不认为西葫芦是有毒的蔬菜，原因之一是无法根据外表判断它是否有毒。（森昭彦摄）

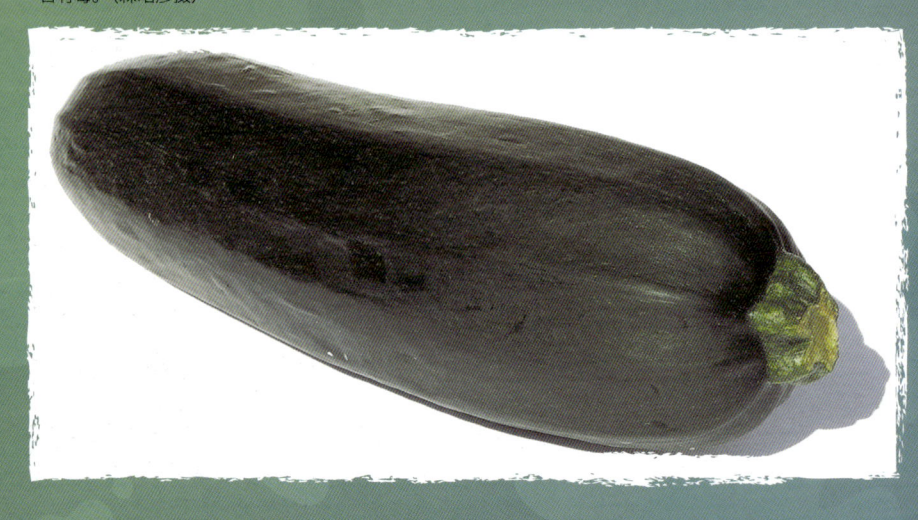

烹饪西葫芦前可以切开尝尝，如果瓤有苦味就别吃了。别担心，只是尝一下不会有什么事。即使已经做好了，只要尝起来有苦味，就不要勉强自己咽下，最好赶快倒掉。

近年来，蔬菜种植技术越来越先进，我们经常能看到以前没见过的新奇食材。新奇食材不仅味道新颖，烹饪方法也可能是前所未闻的。在对食材十分了解之前，最好使用传统烹饪方法。

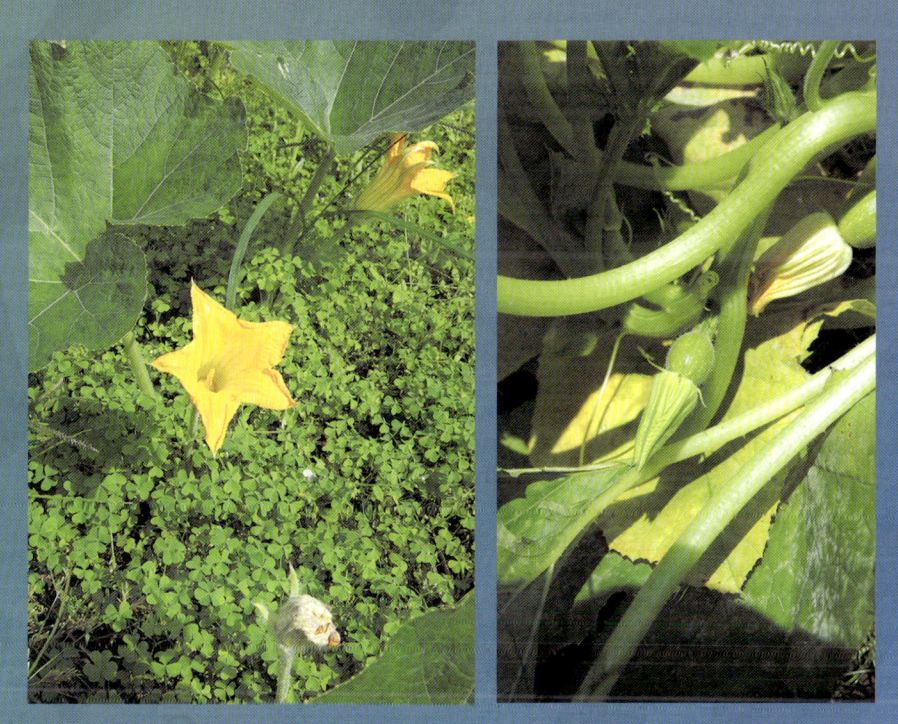

△ 左图是西葫芦的黄色花朵，右图是西葫芦的果实。西葫芦花也可以吃，油炸西葫芦花很适合做小菜。（森昭彦摄）

第 4 章 蔬菜毒素篇 | 89

第4章 蔬菜毒素篇 档案04

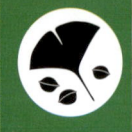

瓠瓜

● 危险程度：★★☆☆☆　● 致命程度：★☆☆☆☆

大家可能知道瓠（hù）瓜、冬瓜和葫芦很像，那如何区分它们呢？估计很少有人能答上来。

简单来说，两头粗中间细、拥有"小蛮腰"的是葫芦，瓠瓜和冬瓜的中部并不细。那么瓠瓜和冬瓜的区别又是什么呢？答案是：开白色花、果实柔软的是瓠瓜，开黄色花、果实坚硬的是冬瓜。不过，等到能观察果实的时候，花已经谢了。一般认为瓠瓜的原产地是非洲及印度，而冬瓜的原产地是中国南部及印度。

瓠瓜可以直接食用，也可以切成条晒干食用，加糖煮熟还可以用作寿司的配菜。冬瓜可以红烧、做汤或者做馅料。

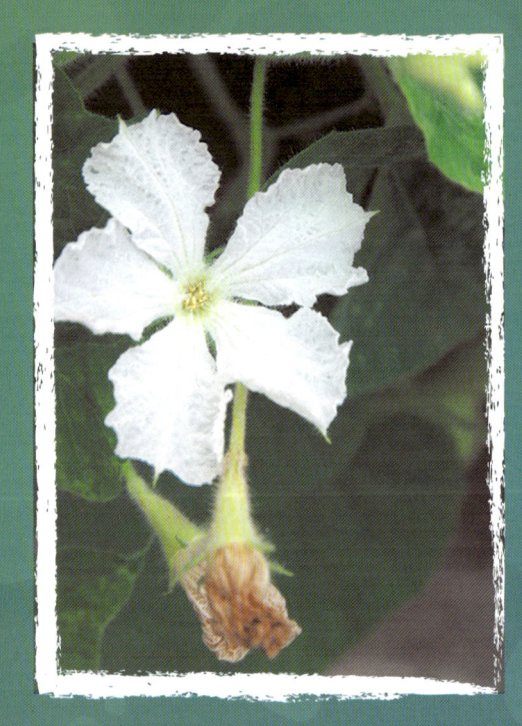

◁ 瓠瓜花。（森昭彦摄）

这三种蔬菜和西葫芦一样，都含有带苦味的葫芦素。少量摄入没什么问题，但个别个体可能含有较多的葫芦素。葫芦的毒性比瓠瓜和冬瓜强，一定要小心。

　　2013 年，日本大阪府的一所小学里有 28 名学生食用了校园里栽种的葫芦，其中 17 人中毒，1 人严重脱水。

　　作为葫芦科植物，葫芦的特点就是很容易杂交。如果把葫芦和黄瓜种在同一个花盆里，葫芦里的有毒成分可能会转移到黄瓜身上。

　　曾经有人发现自己种植的瓠瓜和冬瓜有苦味，但还是忍着吃下去，结果导致食物中毒（出现呕吐、腹泻等症状）。如果哪天你吃到了比苦瓜更苦的瓠瓜、冬瓜或葫芦，还是立刻停嘴为妙。

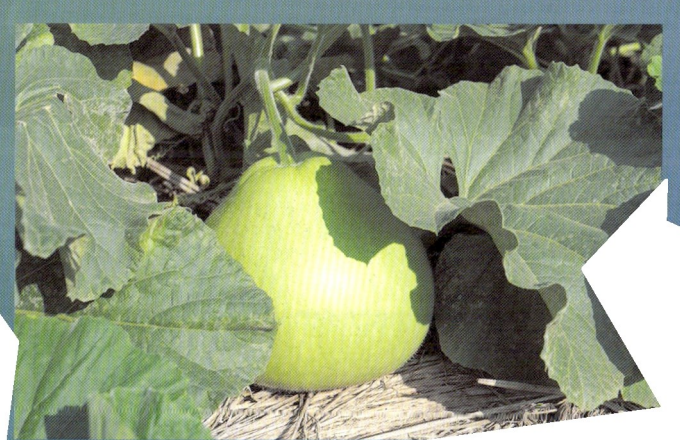

◁ 瓠瓜、冬瓜、葫芦都含有葫芦素，瓠瓜含有的葫芦素相对较少。

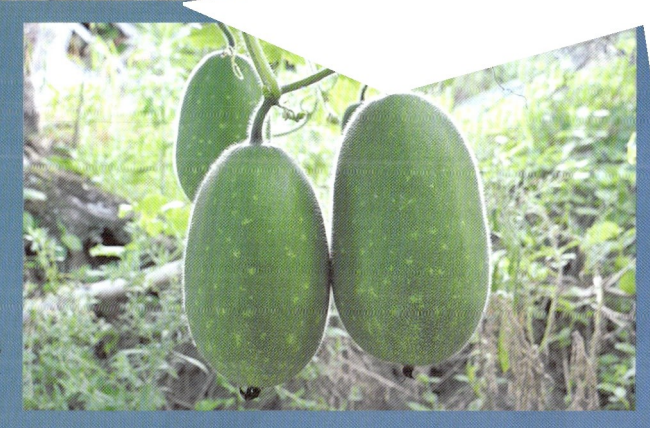

▷ 虽然大多数冬瓜长在地面上，但某些特殊品种的冬瓜像葡萄一样悬挂在藤上。

第 4 章　蔬菜毒素篇

第4章 蔬菜毒素篇　档案05
长蒴黄麻

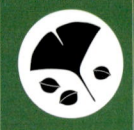

● 危险程度：★★☆☆☆　● 致命程度：★★☆☆☆

　　长蒴黄麻又名帝王菜，可用作纤维原料。很久以前，日本九州、四国地方种植长蒴黄麻，用来编榻榻米，但不确定那时人们是否会吃它。

　　将长蒴黄麻切碎或煮熟，会产生独特的黏性，这与长蒴黄麻体内的黏液有关。长蒴黄麻富含钙、胡萝卜素、B族维生素、维生素C、膳食纤维等，营养价值极高，被誉为"蔬菜之王"。

　　很久以前，印度和地中海沿岸的人已经开始食用长蒴黄麻。它作为蔬菜进入日本是在20世纪80年代，对当时的人来说是一种新奇的蔬菜。除了拿长蒴黄麻用来做凉菜、汤、天妇罗等，还可以把干燥的黄麻粉揉进面坯，做成面包或曲奇。

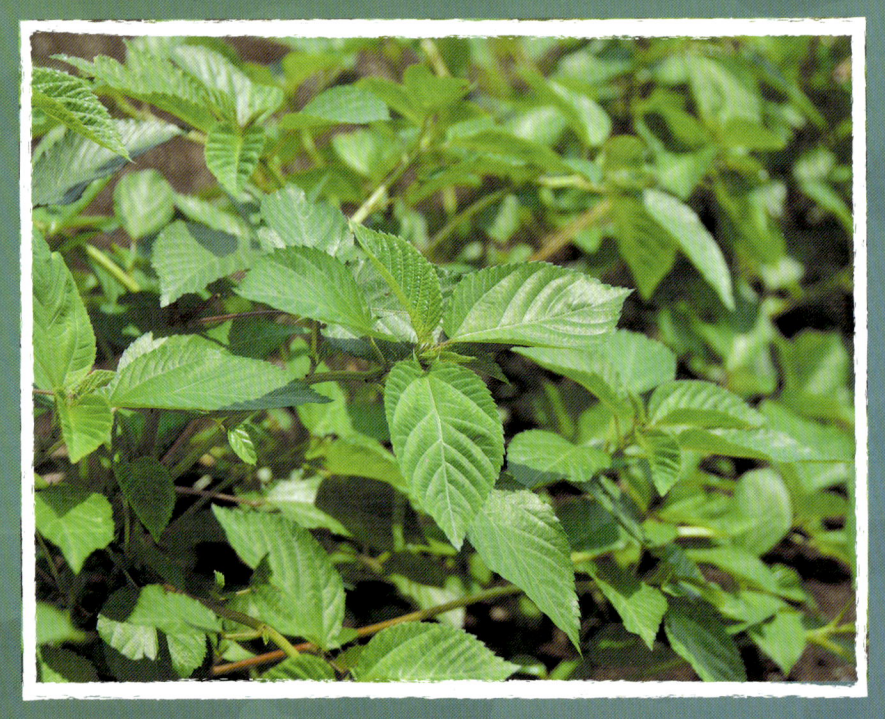

△ 近年来，长蒴黄麻作为绿叶菜很受欢迎，简单地用水煮一下就很好吃。

然而，长蒴黄麻的种子含有强心苷和皂苷，人们还从它的种子和茎中检测出剧毒的毒毛旋花甙。不过，长蒴黄麻可食用的叶子中没有检测出毒素。

在日本和澳大利亚，曾有牛和猪因吃了长蒴黄麻的种子而被毒死，但目前还没有人因食用长蒴黄麻而中毒。

成熟长蒴黄麻的叶子、茎、根等部位并不含强心苷，作为蔬菜流入市场的长蒴黄麻，以及用长蒴黄麻制成的保健品、茶中也没有检测出毒素，可以放心食用或饮用。

△ 强心苷的基本构造。

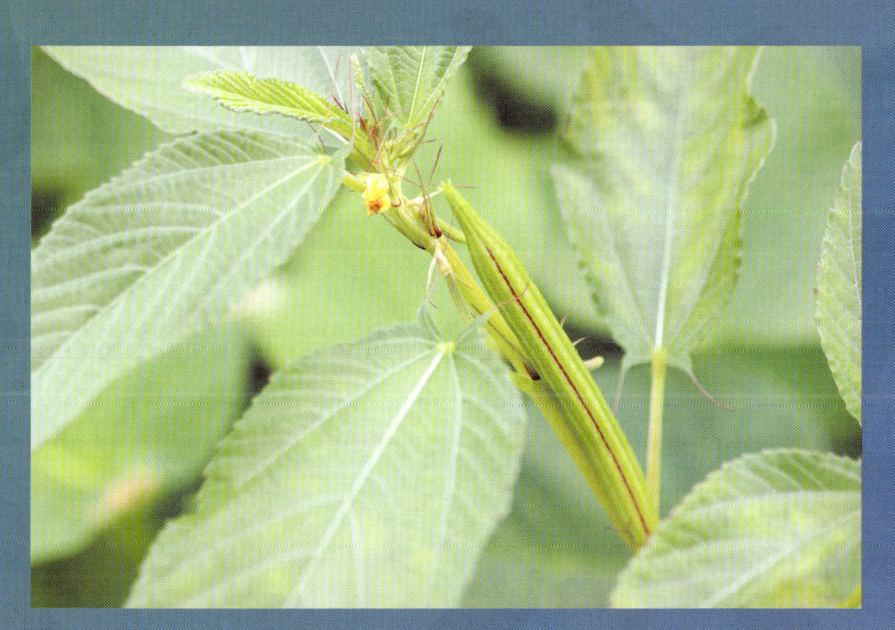

△ 长蒴黄麻的果实。

第 4 章　蔬菜毒素篇 | 93

第 4 章　蔬菜毒素篇　档案 06
银杏果

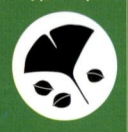

● 危险程度：★★☆☆☆　　● 致命程度：★★☆☆☆

　　味道独特、口感韧糯的银杏果是秋天餐桌上不可或缺的一角。银杏果是银杏的种子，秋天银杏树上会挂满黄色的银杏果。但是，银杏果有毒，只是接触皮肤就可能会导致皮肤红肿。

　　吃银杏果中毒严重时会痉挛，甚至失去意识。超过 80% 的中毒者是孩子，3 岁以下的占 60%，还存在死亡病例。相关报告显示，成年人食用 1 千克银杏果会发生痉挛。一般一颗带壳的银杏果重 3 克，可食用部分重 2 克左右，几百颗银杏果加起来才有 1 千克重。实际上，有人只吃了 40 颗银杏果就出现了痉挛症状。所以食用银杏果一定要有节制，否则会有危险。

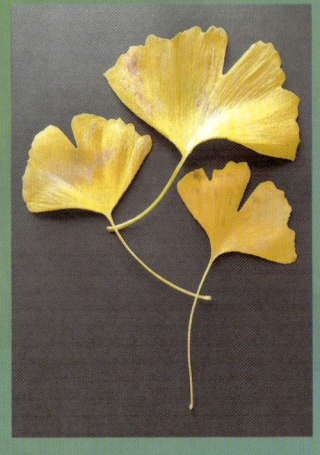

△ 秋天一到，银杏的叶子会变成美丽的黄叶。（森昭彦摄）

　　银杏果含有银杏毒素，这种毒素的结构与维生素 B_6 极为相似。除了银杏果外，只有豆科植物含有微量银杏毒素。银杏毒素的热稳定性较好，煎、炒、烹、炸都无法削弱它的毒性。这种毒素会阻碍维生素 B_6 发挥作用，引发缺乏维生素 B_6 时会产生的症状。缺乏维生素 B_6 最直接的表现之一就是中枢神经异常兴奋从而引起痉挛，那些因食用银杏果而中毒的人正是如此。如果因食用银杏果而中毒，补充维生素 B_6 能起到缓解作用。

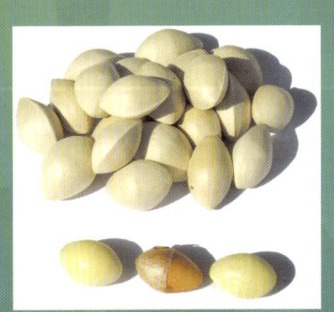

◁ 食用银杏果不能过量。（森昭彦摄）

第 5 章

蘑菇毒素篇

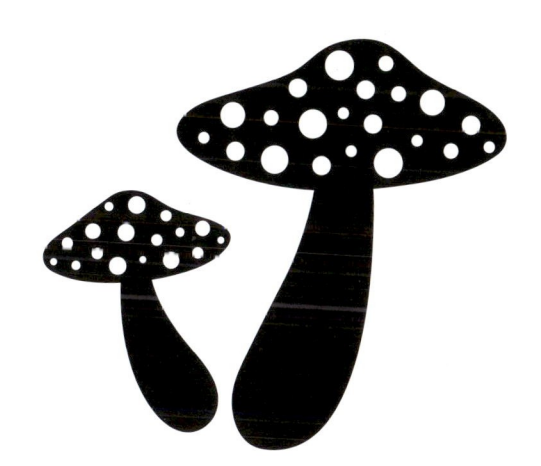

第5章 蘑菇毒素篇 档案01
鳞柄白鹅膏

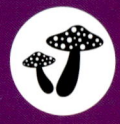

● 危险程度：★★★☆☆ ● 致命程度：★★★★☆

在常见的蘑菇中，鳞柄白鹅膏是一种危险的毒蘑菇，有些人叫它"白色孤独"。

鳞柄白鹅膏分布在北半球，夏秋之际在阔叶林及针叶林的地面上生长。鳞柄白鹅膏属于中大型蘑菇，上端有白色的膜状菌环，基部有白色的袋状菌托。湿润的鳞柄白鹅膏略带黏性。

在欧美地区，鳞柄白鹅膏又名"毁灭天使"。这是因为鳞柄白鹅膏的致死率极高，日本有些地方的人称它为"乱灭菌""铁炮菌"。鳞柄白鹅膏与同样剧毒的毒鹅膏菌及白毒鹅膏菌合称"剧毒菌三剑客"。

鳞柄白鹅膏的有毒成分是由多个氨基酸首尾相连而成的环肽，包括 α-鹅膏蕈碱、鬼笔环肽、二羟基谷氨酸等。

鳞柄白鹅膏毒性极强，一朵足以夺去一个人的生命。食用6~24小时后会出现类似霍乱的症状，包括腹痛、呕吐、腹泻等，一天左右症状消失。然而，约一周后，肝脏和肾脏组织就会受损，出现急性肝炎症状。如果没能在中毒初期妥善处理，及时洗胃或进行血液透析，就会导致肝性脑病乃至死亡。

目前没有药物能根治鳞柄白鹅膏中毒，现有的手段都只能对症治疗，主要是为了促进有毒成分排出体外以及减轻脱水症状。中毒后需要持续多日进行肝功能检查、肾功能检查以及（每隔4小时）口服活性炭，还要促排尿。

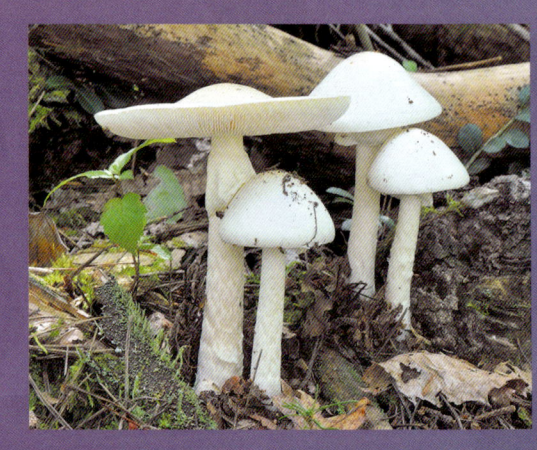

△ 鳞柄白鹅膏高洁的外表下藏着剧毒。

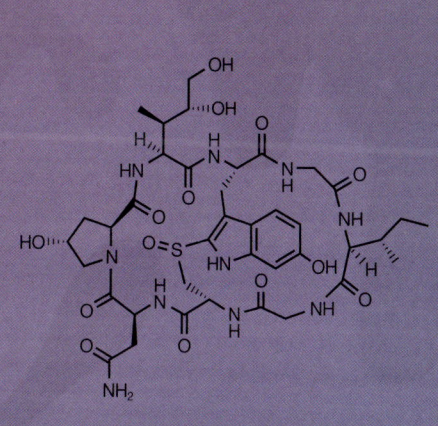

△ α-鹅膏蕈碱的结构式。

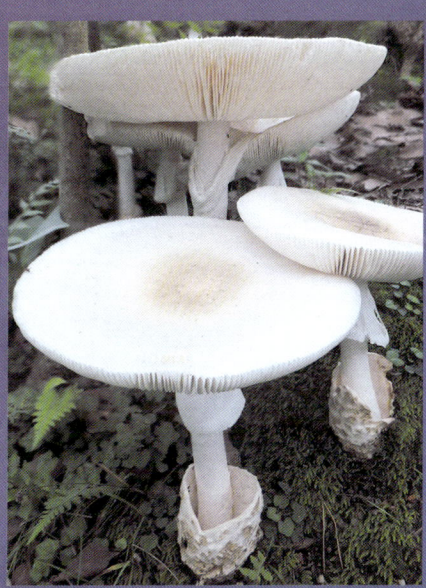

△ 图中的白毒鹅膏菌,以及灰花纹鹅膏菌、橙黄鹅膏菌等都属于鹅膏菌科鹅膏菌属,大多含有剧毒。

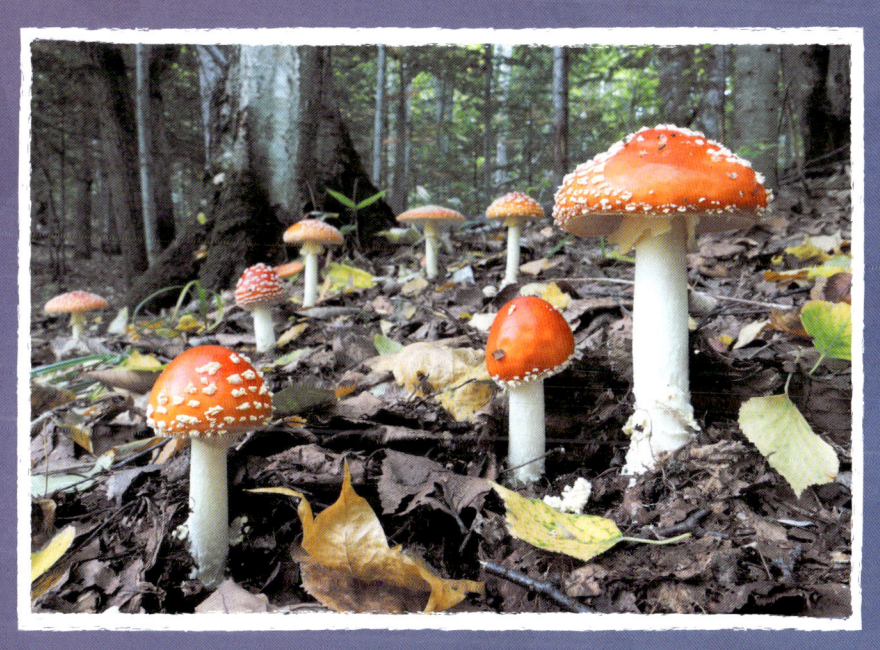

△ 鹅膏菌科的毒蝇伞色彩艳丽,别具一格,但它的毒性比豹斑毒鹅膏菌低。而且,因为它外表艳丽,很少有人敢吃,在日本没有致人死亡的先例。图为在日本札幌市拍摄的毒蝇伞群落。

第 5 章　蘑菇毒素篇 | 97

第5章 蘑菇毒素篇 档案02
亚稀褶黑菇

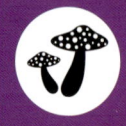

● 危险程度：★★★☆☆　● 致命程度：★★★★☆

　　亚稀褶黑菇主要分布在中国、日本、韩国等东亚地区，夏天生长。它的菌盖是灰褐色的，质感接近小山羊皮，成熟后菌盖中央凹陷，呈浅漏斗状。奶油色的菌褶在受伤或完全成熟后会变薄，变成淡红色。菌柄的颜色几乎与菌盖相同。

　　亚稀褶黑菇有剧毒，亚稀褶黑菇的有毒成分能溶解骨骼肌组织，溶解物会对脏器造成损害，据说2~3朵就能杀死一个成年人。中毒的潜伏期从几分钟到24小时不等。中毒者先是出现呕吐、腹泻等症状，之后出现瞳孔缩小、呼吸困难、言语障碍，以及横纹肌溶解综合征引发的肌肉疼痛、多脏器衰竭、血尿等症状，严重者会面临肾衰竭，最终死亡。治疗方法只有洗胃、口服利尿药或血液透析等。

　　最近几十年，人们才确认亚稀褶黑菇有毒。第一起亚稀褶黑菇中毒事件于1954年发生在日本京都市。1958年至2007年又发生了6起，一共15人中毒，其中7人死亡，死亡率几乎达50%。

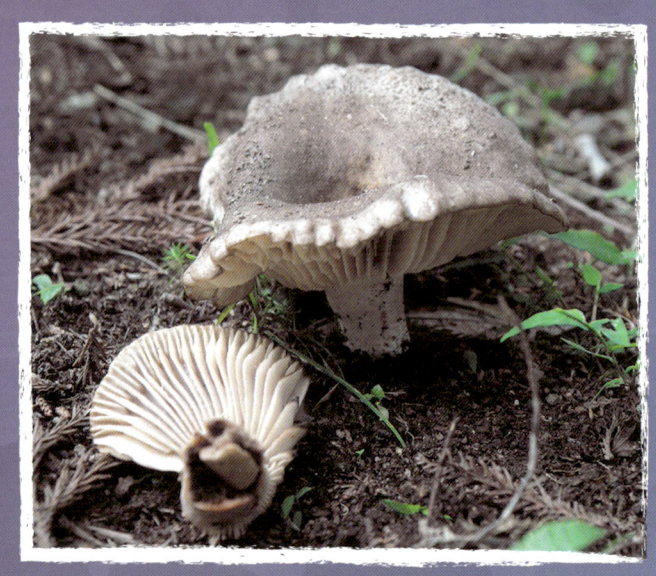

◁ 发育成熟的亚稀褶黑菇会形成中央凹陷的漏斗状结构。

第 5 章　蘑菇毒素篇　档案 03
火焰茸

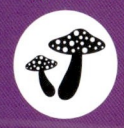

● 危险程度：★★★★☆　　● 致命程度：★★★★☆

火焰茸长着一副有毒的"面孔",通体呈橙红色,形状像火焰,也像人的手。这种蘑菇光是看着就瘆人,让人连碰都不想碰,更别说吃了。火焰茸确实有剧毒,不能食用,也不能触摸。

中国、印度尼西亚、日本等地都有火焰茸。夏秋之际,火焰茸会从枯萎的阔叶树根部或倒在地上的枯树干上冒头。

火焰茸是一种有剧毒的蘑菇,半数致死量低至3克/千克。接触过火焰茸的皮肤会发生溃烂,如果吃下火焰茸,10分钟内便会出现中毒症状。先是出现呕吐、腹泻等症状,接着会出现头晕、手脚麻木、呼吸困难、言语障碍、白细胞和血小板减少及造血功能障碍、全身皮肤糜烂、肝衰竭、肾衰竭、呼吸衰竭等多种症状。

即使运气好,能够康复,也很有可能出现小脑萎缩、言语障碍、运动障碍、脱发等后遗症。

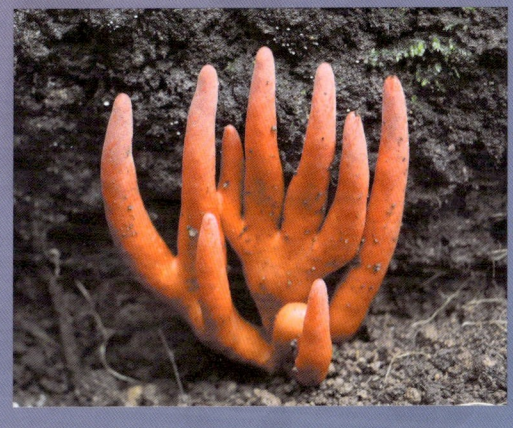

△ 火焰茸看上去就让人觉得毛骨悚然。可以看,但千万不能用手碰,舔一下碰过火焰茸的手指就有可能中毒。

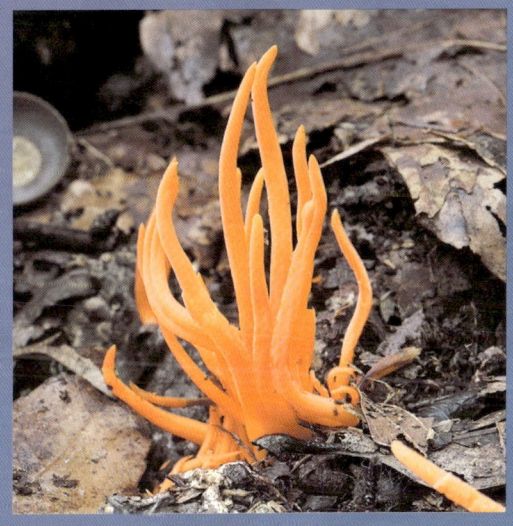

△ 图为可食用的红拟锁瑚菌,呈淡红色或粉色。它能给沙拉添色,增味倒是其次。

第5章 蘑菇毒素篇 档案04
大孢花褶伞

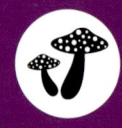

● 危险程度：★★☆☆☆　● 致命程度：★★☆☆☆

大孢花褶伞含有致幻毒素赛洛西宾，广泛分布于世界各地。菌盖直径为2~4厘米，菌柄长5~10厘米。

1920年前后，学术期刊《科学》刊登了美国缅因州的大孢花褶伞中毒事件：食用了大孢花褶伞的人乱弹钢琴，四处跑跳，行为怪异可笑，甚至产生了幻觉，认为房间里的花束在招惹他们。

大孢花褶伞中的赛洛西宾会对中枢神经产生影响，中毒者出现幻觉、幻听、麻木等症状的同时，还会无缘无故地大笑、哭喊，这样的反常行为会持续几小时。不

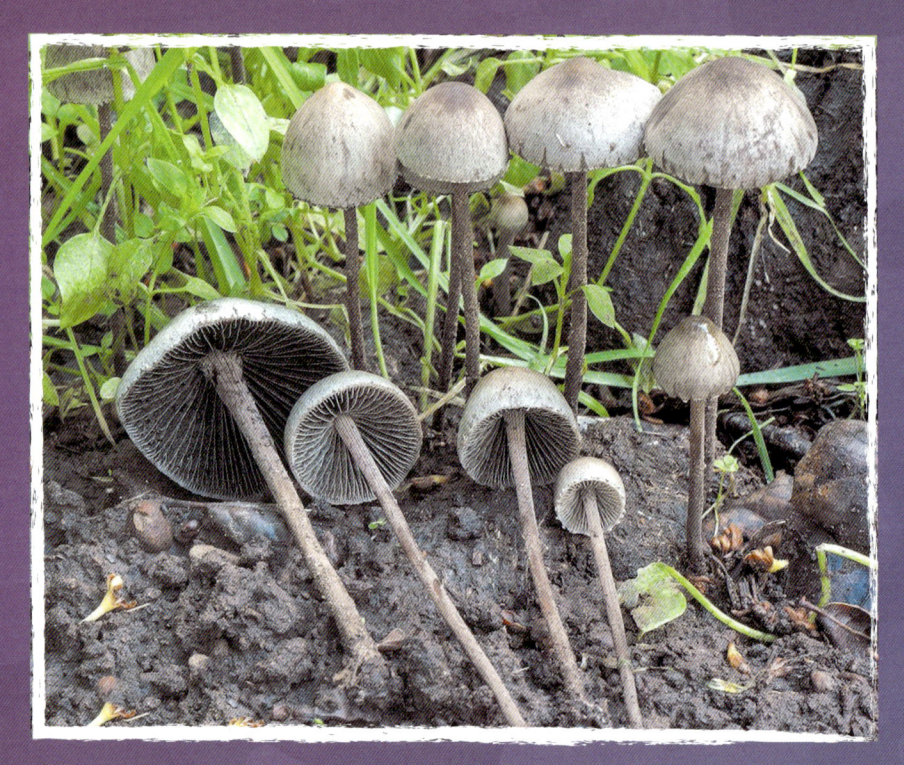

△ 野生的大孢花褶伞。

过，赛洛西宾是天然毒素，中毒症状并不固定，有时会出现恶寒、恶心、腹痛等肠胃不适症状，有时会出现失落、恐惧等心理症状。

目前还没有人单纯因大孢花褶伞中毒而死亡，但曾有中毒的人从高处跳下导致死亡。此外，大孢花褶伞中毒会导致植物性神经异常，可能会引发高烧，给幼儿、老年人的身体带来很大负担，非常危险。

含有致幻毒素赛洛西宾的光盖伞属和斑褶菇属的蘑菇被称为迷幻蘑菇。大孢花褶伞的有毒成分比这类蘑菇少，所以中毒症状不会太严重。

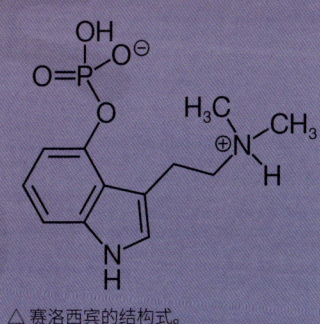

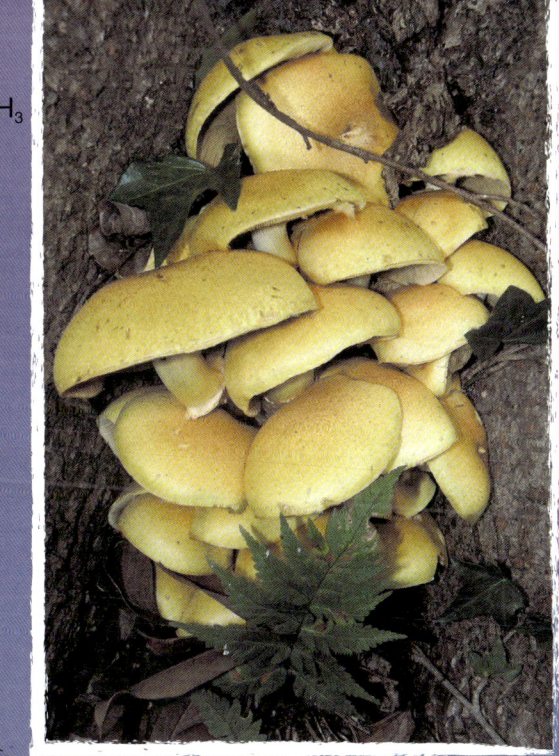

△ 赛洛西宾的结构式。

▷ 体形大而粗短的大孢花褶伞。

第5章 蘑菇毒素篇 | 101

第 5 章　蘑菇毒素篇　档案 05
红褐斑褶菇

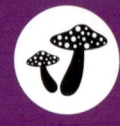

● 危险程度：★★☆☆☆　　● 致命程度：★★☆☆☆

因为红褐斑褶菇的形状有点像平安时代的云游僧人西行法师所撑的破伞，而且往往一长就是一丛，所以日本人叫它"千本西行伞"。这种蘑菇有毒，含有大量致幻毒素赛洛西宾，是一种迷幻蘑菇，日本法律严禁非法持有或使用红褐斑褶菇。别说吃了，就连栽培或采集都不行。

红褐斑褶菇的菌盖直径为 1.5~6 厘米，表面光滑，具有吸水性。湿润的红褐斑褶菇呈红褐色，干燥的红褐斑褶菇呈淡淡的土褐色。成熟的红褐斑褶菇菌盖边缘可以看到暗色条纹。

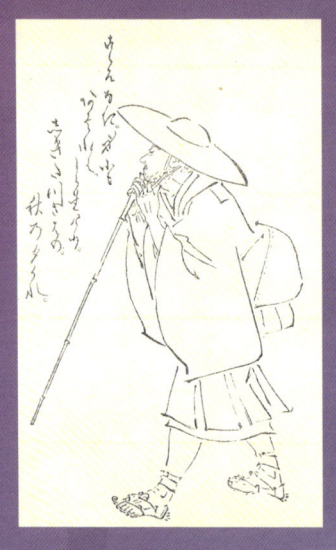

▽ 红褐斑褶菇是一种群生蘑菇，据说群生数量至多能有几千朵。

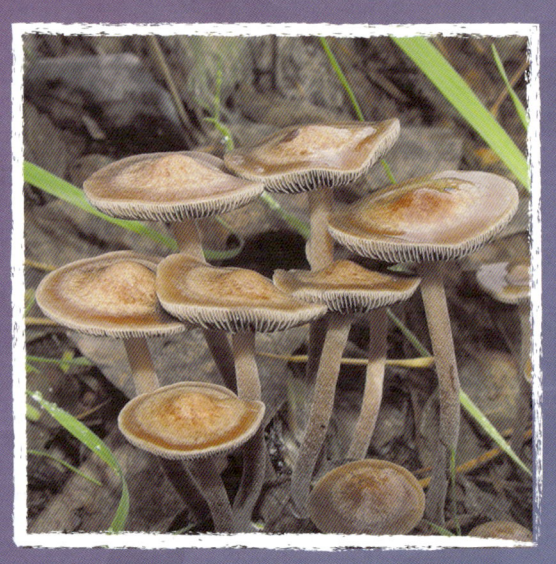

△ 云游四方的西行法师。

102

红褐斑褶菇喜粪便，在粪便堆积的肥沃土地或草地上长势良好。另外，培植金针菇的混有糠和稻谷壳的木屑上也会长出红褐斑褶菇，很容易被人误食。

红褐斑褶菇广泛分布在世界各地。在日本本州和北海道，红褐斑褶菇多出现在6~10月，有的地方因为堆肥[1]，几乎全年都能见到红褐斑褶菇。在美国，暴雨过后的初春、初秋时节，红褐斑褶菇成群萌发。

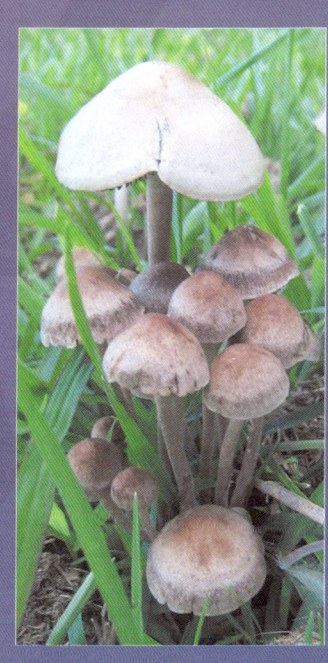

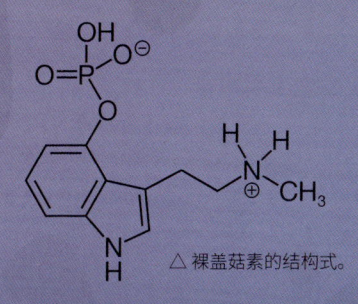

△ 裸盖菇素的结构式。

▽ 湿润的红褐斑褶菇呈红褐色。

△ 干燥的红褐斑褶菇呈淡淡的土褐色，仔细观察可以发现菌盖边缘有暗色条纹。

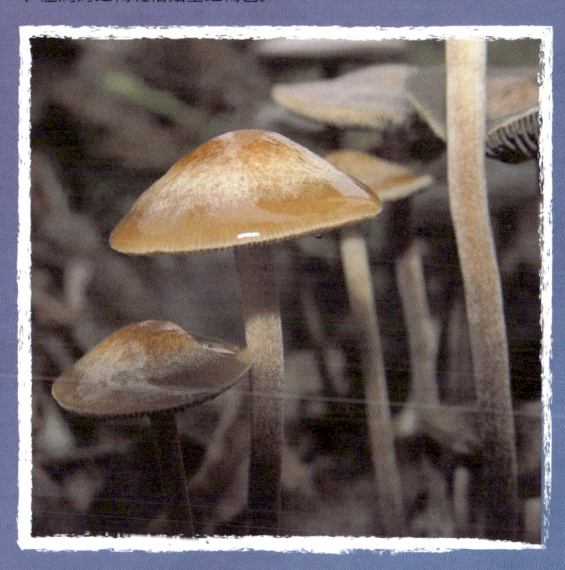

1　将粪便、杂草等有机物堆在一起，发酵成有营养的肥料。——译者注

第 5 章　蘑菇毒素篇 | 103

第5章 蘑菇毒素篇　档案06
古巴光盖伞

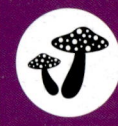

● 危险程度：★★☆☆☆　　● 致命程度：★★★☆☆

古巴光盖伞的菌盖长得像馒头，菌柄长 4~15 厘米，随着发育成熟，颜色会从白色逐渐变为黄褐色。所有含赛洛西宾的蘑菇都有一个特征，那就是破损处的颜色会变成暗蓝色。

人们最早在古巴发现了这种蘑菇，后来在日本八重山群岛也发现了这种蘑菇。1997 年，它被命名为古巴光盖伞。

古巴光盖伞含有致幻毒素赛洛西宾，是迷幻蘑菇中最著名的一种。古巴光盖伞含有的脱磷酸裸盖菇素和赛洛西宾的浓度占总体的 0.14%~0.42%，干燥之后，其重量占总重量的 0.37%~1.3%。

虽然具体剂量因人而异，但至少口服 1 克干燥的古巴光盖伞才会产生幻觉。在日本，古巴光盖伞以及在石川县和冲绳县发现的暗蓝斑褶菇都属于迷幻蘑菇，危害

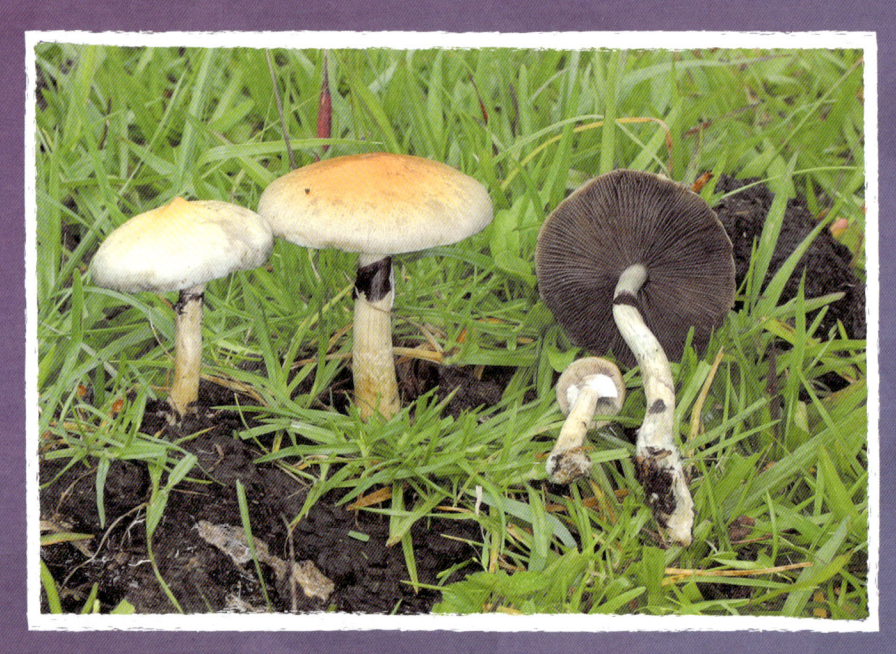

△ 图为在墨西哥拍摄的古巴光盖伞。

较大。

食用古巴光盖伞会对中枢神经系统产生影响，15~60分钟后中枢神经变得兴奋、麻痹，产生幻觉。

食用古巴光盖伞2周至4个月后，可能会因饮酒、压力、睡眠不足、服用其他药物等原因，再次出现幻觉。

下面是报纸报道过的因食用迷幻蘑菇而引发的不幸事件：

· 吃了蘑菇后觉得自己能飞上天，从二楼的窗户跳下去，身受重伤。

· 从九楼坠楼身亡。

· 将蘑菇和安眠药一起服用，昏迷不醒。

· 开车的时候追尾其他车辆，导致对方司机受伤。

如此可怕的毒蘑菇，千万别碰。

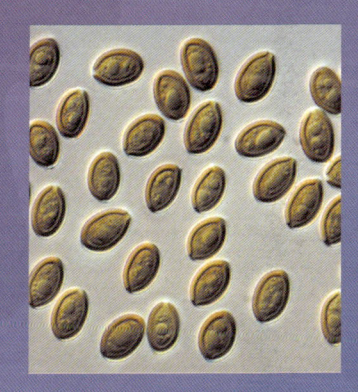

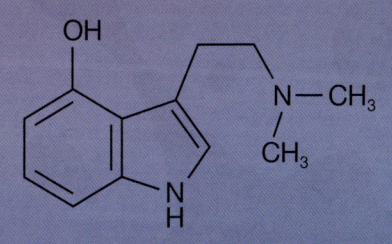

△ 脱磷酸裸盖菇素的结构式。

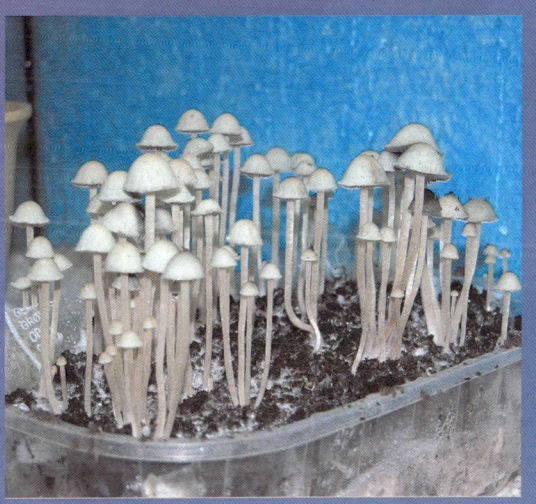

△ 古巴光盖伞的孢子。

▷ 人工培植的暗蓝斑褶菇。

第5章 蘑菇毒素篇 档案07
日本类脐菇

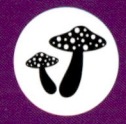

● 危险程度：★★☆☆☆　● 致命程度：★☆☆☆☆

日本类脐菇的菌盖呈半圆形，直径为5~30厘米，表面微黏。刚长出来的日本类脐菇呈橙褐色至黄褐色，随着发育成熟，变成紫褐色或深黄褐色，产生柔和的光泽。菌褶部分含发光成分，因此又称"月夜菌"。

日本类脐菇主要分布在日本，俄罗斯远东地区和中国东北地区也有分布，夏秋之际在枯橡胶树上丛生。日本类脐菇很容易被当成香菇、亚侧耳、平菇等误食，这

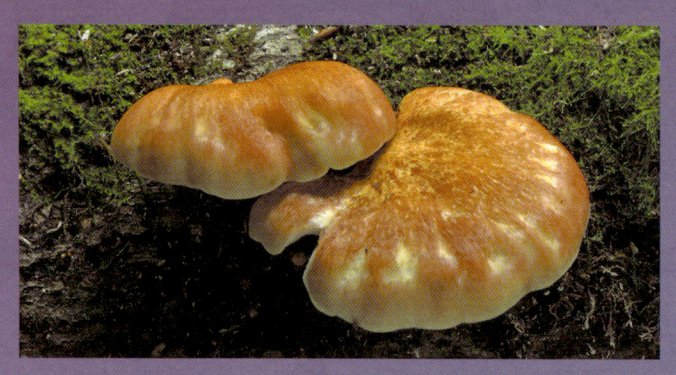

◁ 日本福岛县只见町一株倒下的橡胶树上长出的日本类脐菇，看起来非常新鲜。

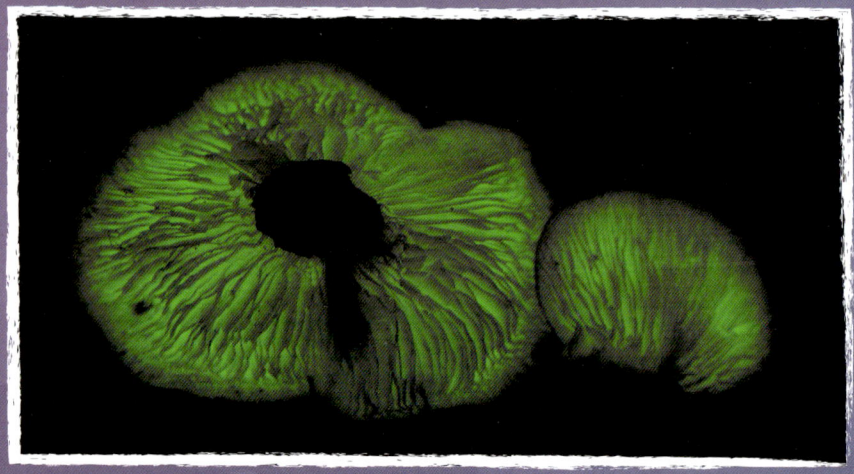

△ 日本类脐菇的菌褶部分含发光成分，晚上会发出奇异的绿色光芒。

种毒蘑菇会导致腹泻、呕吐，极少数情况下会致人死亡。

食用日本类脐菇后 30 分钟至 3 小时内会出现中毒症状，主要有腹泻、呕吐、腹痛等，有时会伴随幻觉，例如目之所及的东西都是白色的。严重者会出现痉挛、脱水、酸中毒、休克等症状。也有少数死亡病例，但都不是直接由蘑菇毒素引起的，而是中毒后剧烈腹泻引发脱水症状的连锁反应。

人们习惯将秋天收获的某些蘑菇用盐腌制，储存一整个冬天，第二年春天洗掉盐分再吃。这样一来，可能碰巧去除了原本无法食用的毒蘑菇的毒素。如果不清楚这一点，以为某些毒蘑菇直接吃也很安全，那可就糟了。

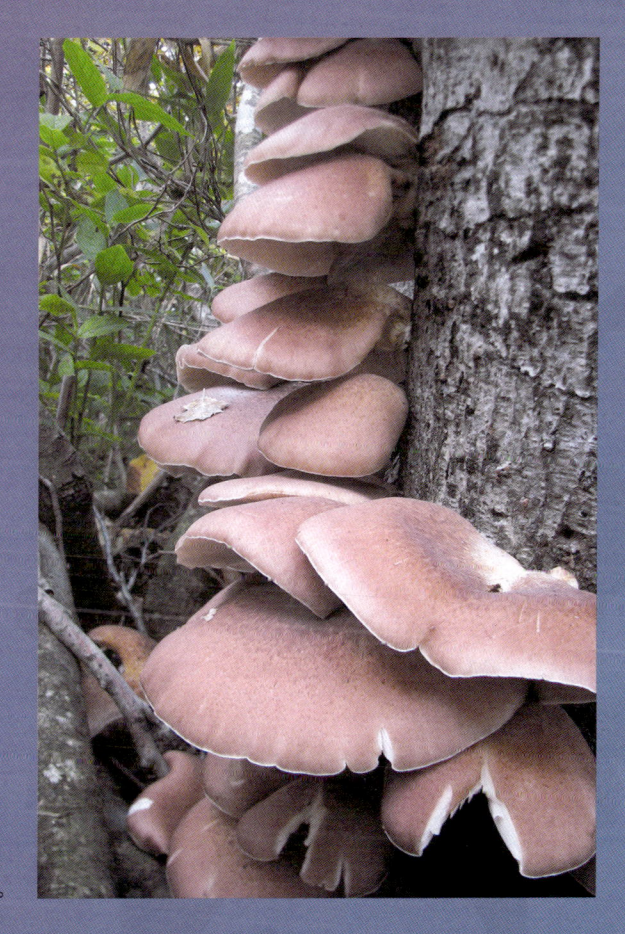

▷ 橡胶树上长了大量日本类脐菇。

第 5 章　蘑菇毒素篇 | 107

第5章 蘑菇毒素篇 档案08
褐盖粉褶菌

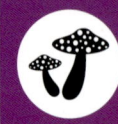

- 危险程度：★★☆☆☆
- 致命程度：★☆☆☆☆

　　褐盖粉褶菌的菌盖直径为 3~10 厘米，有吸水性。湿润的褐盖粉褶菌呈灰褐色，有黏性，干燥后变成灰白色，泛着绢丝般的光泽。未成熟的褐盖粉褶菌菌褶是白色的，成熟后会变成淡红色。

　　褐盖粉褶菌与可食用的粗柄粉褶菌、西口孢离褶伞、晶盖粉褶菌、玉蕈离褶伞非常相似，迷惑了很多人。有些人误食的蘑菇甚至不是自己采的，而是买来的，结果却不幸中毒。

　　褐盖粉褶菌的有毒成分包括溶血性蛋白质、胆碱、毒蕈碱等。进食后 10 分钟到数小时内出现中毒症状。褐盖粉褶菌也可能致人死亡，但不是由于自身的毒性，而是中毒后剧烈腹泻导致脱水带来的连锁反应。

　　世界上已知的粉褶菌有 600 多种，它们共同的特征是菌褶最初是白色的，成熟后变成淡红色。

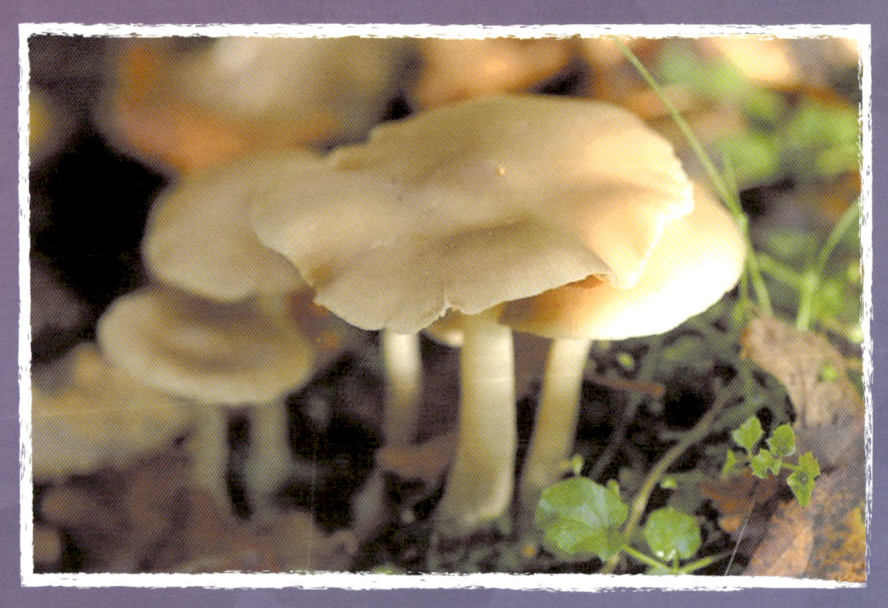

△ 湿润的褐盖粉褶菌呈灰褐色，与可食用的蘑菇非常相似，极具迷惑性。

第5章 蘑菇毒素篇　档案09
褐黑口蘑

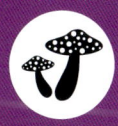

- 危险程度：★★★☆☆
- 致命程度：★☆☆☆☆

　　褐黑口蘑与褐盖粉褶菌、日本类脐菇齐名，是毒倒人数最多的毒蘑菇之一。如果盲目奉行"外表美丽的蘑菇一定有毒，其貌不扬的蘑菇无毒、可食用"这一原则，就会误以为褐黑口蘑可以食用。

　　褐黑口蘑有毒，食用后 30 分钟至 3 小时内会出现头痛、腹痛、呕吐、腹泻等症状。吐干净胃里的东西，再辅以输液治疗，多数中毒者能在 1~3 天内康复。目前，还没有过褐黑口蘑毒死人的案例。

　　用盐长时间腌制褐黑口蘑，再洗去盐分，有可能去除毒素，有些人会这样处理褐黑口蘑后再食用。但如果只记得"可以食用"，不记得"长时间腌制、洗去盐分"，直接食用褐黑口蘑可就大事不妙了。

　　另外，褐黑口蘑会产生剧毒氰化物，但是量比较少，不会导致中毒。

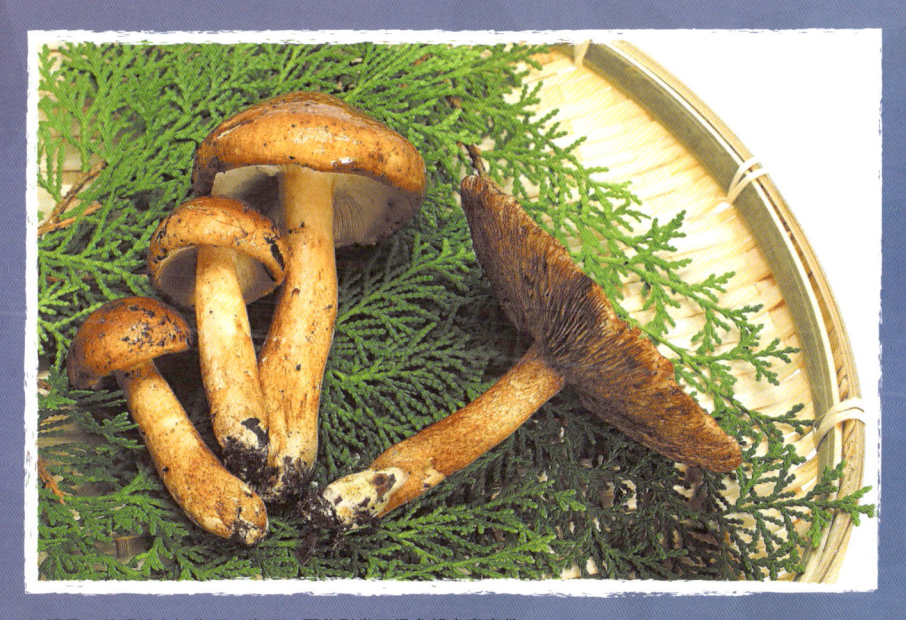

△ 褐黑口蘑看起来好像可以食用，因此引发了很多起中毒事件。

第5章 蘑菇毒素篇 档案10
粘盖拟近香蘑

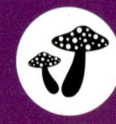

- 危险程度：★★★☆☆
- 致命程度：★★★★☆

粘盖拟近香蘑菌盖直径为5~10厘米，中央凹陷，呈漏斗状。菌盖表面平滑，缺乏黏性，呈红褐色。菌柄基部略膨大，外层几乎与菌盖同色，中空。

粘盖拟近香蘑是一种非常危险的毒蘑菇，中毒症状与其他毒蘑菇的中毒症状不同。中毒初期完全不会出现腹泻、呕吐等症状，体温、脉搏等也几乎不会发生变化，血压和血液中的白细胞数也始终保持正常。主要症状是眼睛有异物感、轻微恶心、皮肤过敏等，指尖、鼻尖、阴茎等身体末梢部位红肿似烫伤，且十分疼痛。有时患处会出现水泡，严重者末梢部位会坏死。这种疼痛不分昼夜地折磨中毒者，会持续一个月以上。很少有成年人因食用粘盖拟近香蘑中毒死亡，但有老人和幼儿因此不幸丧命。不过，现有的死亡案例都不是粘盖拟近香蘑中毒直接导致的，而是因为中毒者将患处持续泡在水里试图缓解剧痛，结果导致皮肤起水泡，引发二次感染。此外，粘盖拟近香蘑的中毒症状会持续很久，由此带来的精神上的痛苦也不容忽视，有人为了摆脱剧痛而选择自杀，有人则因入睡困难、体力不支而亡。

粘盖拟近香蘑中毒潜伏期为1~7天，出现症状的速度比较慢。这导致即使出现症状也很难确定病因，曾被不少医生误判为水土不服。

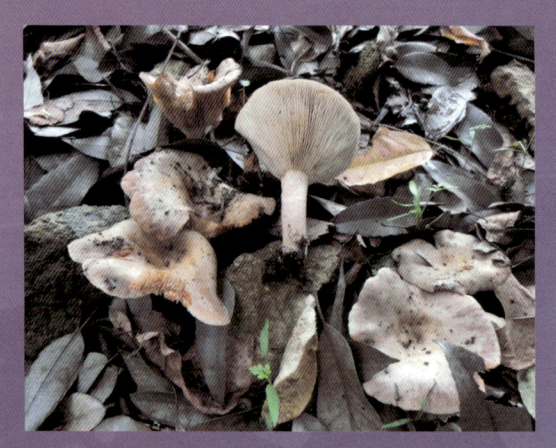

◁ 粘盖拟近香蘑是红褐色的，形似漏斗。

▽ 身体末梢部位红肿不堪。

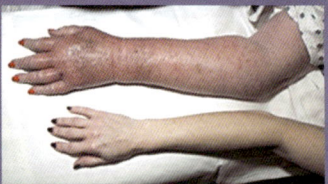

第 5 章 蘑菇毒素篇　档案 11
簇生盔孢伞

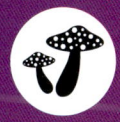

● 危险程度：★★☆☆☆　　● 致命程度：★★★★☆

　　簇生盔孢伞的菌盖直径为 2~5 厘米，菌盖表面与菌褶的颜色几乎相同，湿润时呈暗棕黄色，干燥后从中央开始转变为明亮的淡黄色。菌柄细长中空，菌盖下方有不完整的菌环。

　　晚秋时节会冒出单生或群生的簇生盔孢伞。食用簇生盔孢伞大约 10 小时后，会像得霍乱时一样剧烈腹泻，所以人们也叫它"霍乱茸"。该症状 1 天左右就会暂时好转。但 2~7 天后，肝脏、肾脏等器官的功能明显衰弱，引发急性肝炎或肾衰竭，最糟糕的情况是致人死亡。目前的治疗手段只有对症治疗、彻底洗胃后进行血液透析等。

　　簇生盔孢伞中毒的症状与世界公认的剧毒蘑菇毒鹅膏菌、鳞柄白鹅膏中毒的症状相同，罪魁祸首是鹅膏毒素。这类毒素不是细菌毒素，烹饪的温度不足以灭毒。

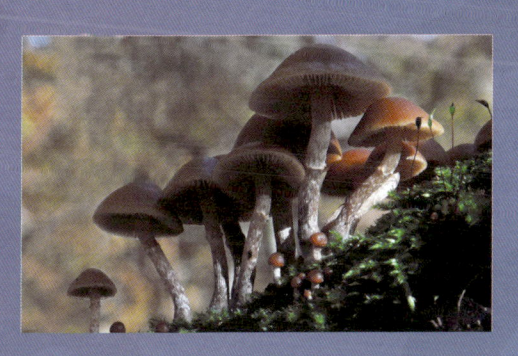

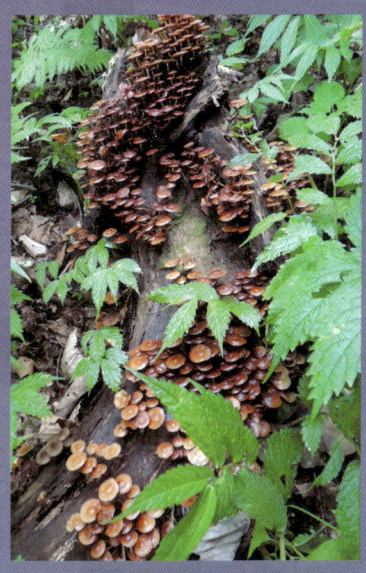

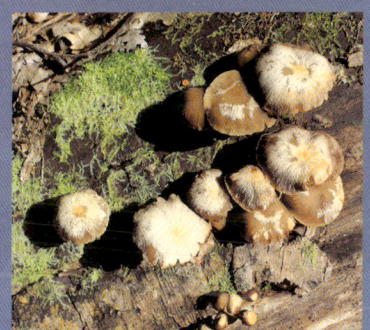

△簇生盔孢伞会引发像得霍乱一样的严重腹泻，有时还会夺走人的性命。不过它很容易和可食用的蘑菇区分开，没有造成太多中毒事故。

◁纹缘盔孢伞也含有鹅膏毒素，曾致人死亡。

第 5 章　蘑菇毒素篇 | 111

第5章 蘑菇毒素篇 档案12
簇生黄韧伞

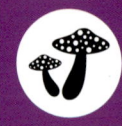

● 危险程度：★★★☆☆　● 致命程度：★★☆☆☆

　　簇生黄韧伞菌盖直径为 2~5 厘米，属于小型蘑菇。菌盖的颜色为鲜黄色至淡褐色。几乎一年到头都能见到簇生黄韧伞。簇生黄韧伞毒倒过很多人，毒性强，非常危险。最麻烦的是它长得很像可食用的美味的砖红垂幕菇，很容易误食。

　　簇生黄韧伞的日语名是"苦栗茸"，顾名思义，生吃味道苦涩。它的苦味加热后会消失，有人就把它就当砖红垂幕菇吃。但是，有毒成分不会因加热而发生变化，毒性依然存在。

　　食用簇生黄韧伞后 3 小时左右会出现强烈腹痛、剧烈呕吐、腹泻、恶寒等症状。严重者会出现脱水、酸中毒、痉挛、休克、手脚麻痹等症状，最后引发神经麻痹、

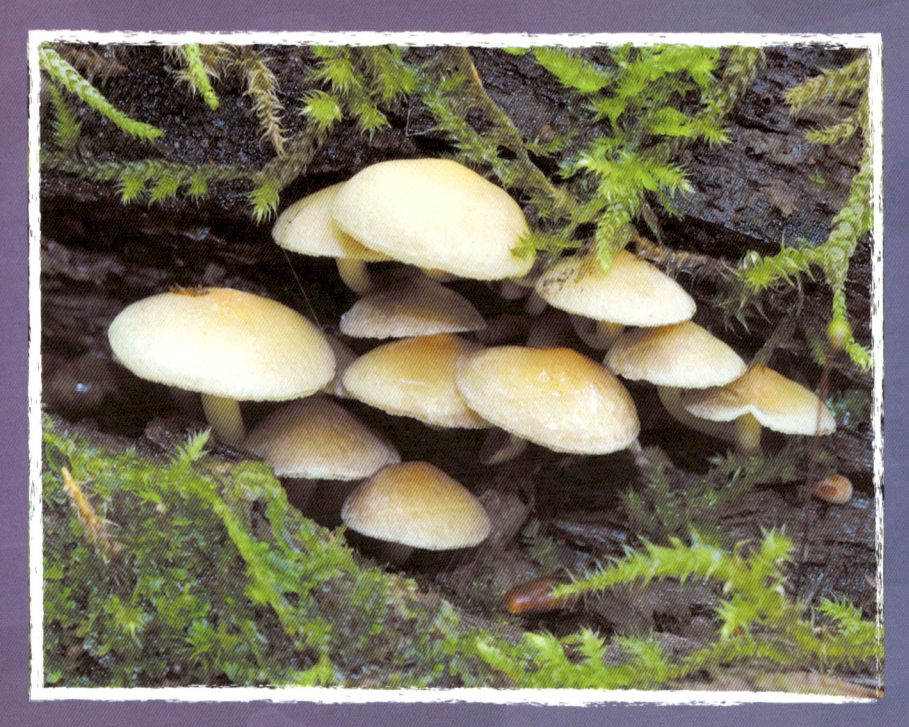

△ 簇生黄韧伞与可食用的砖红垂幕菇非常相似。

肝损伤等，最糟糕的结果是死亡。

　　日本青森县发生过一起典型的簇生黄韧伞中毒事件。1956年5月3日，住在青森县五所川原市的一家人食用海味烹，其中混入了簇生黄韧伞。6~8小时后，孩子们舌头发麻，剧烈呕吐，之后失去意识，腹部到脖子布满紫斑。3个年纪较小的孩子（分别为5岁、7岁、10岁）2天后死亡，13岁的长女4天后死亡。38岁的母亲一度陷入昏迷，4天后苏醒。46岁的父亲也出现了同样的症状，但20小时后康复了。父母舍不得享用美味，自己只吃了一点，剩下的都让孩子吃了，却导致孩子不幸丧生。

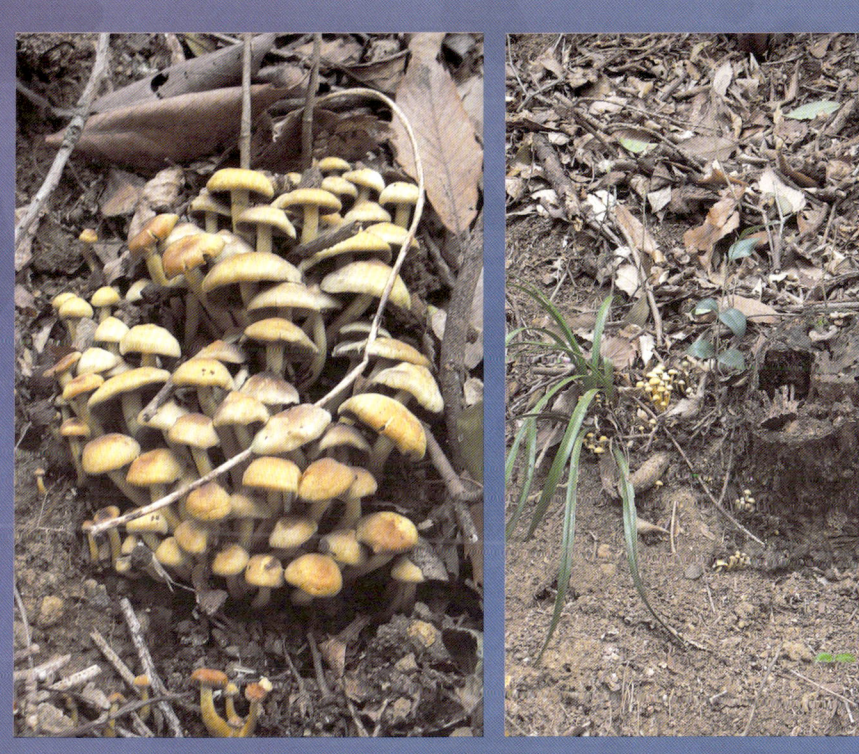

△ 簇生黄韧伞和砖红垂幕菇都容易丛生，而且有时二者的生长地距离很近，曾有人因将簇生黄韧伞和砖红垂幕菇混在一起食用而死亡。（森昭彦摄）

第5章 蘑菇毒素篇 档案13
贝形圆孢侧耳

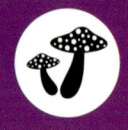

● 危险程度：★★★★☆　● 致命程度：★★★☆☆

　　贝形圆孢侧耳是白色的，菌盖直径为 2~7 厘米，边缘卷曲。贝形圆孢侧耳没有菌柄，形状为耳形、扇形等。广泛分布在北半球温带以北的地区。

　　在日本，贝形圆孢侧耳原本是很常见的食材。2004 年，人们突然发现贝形圆孢侧耳会引发急性脑炎。不清楚为什么突然有这一重大发现，有人指出或许与 2003 年发布的《传染病法》（修订版）有关。为了应对当时流行的传染病，日本政府规定一旦发现急性脑炎患者，需要向行政机关报告。据说受此影响，从第二年秋季开始，相关人员详细调查了贝形圆孢侧耳与急性脑炎的关联性。

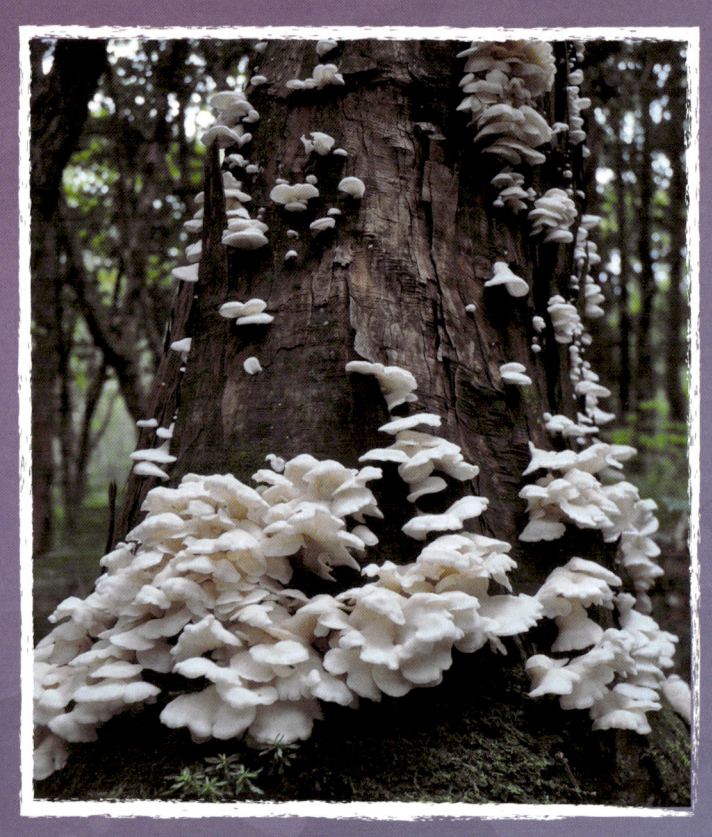

◁ 在杉树、松树等针叶树上群生的贝形圆孢侧耳。

114

也就是说，贝形圆孢侧耳本就是毒蘑菇，之前也出现过中毒者，但是谁也没有意识到急性脑炎是贝形圆孢侧耳造成的。

2022年秋天，媒体相继报道有肾功能障碍的人食用贝形圆孢侧耳后引发脑部急性疾病的事件。同年，日本的东北地方和北陆地方共计9个县59人因食用贝形圆孢侧耳而中毒，其中17人死亡。有的中毒者从未患过肾病，政府呼吁在中毒原因查明之前尽量不要食用贝形圆孢侧耳。

贝形圆孢侧耳中毒不会出现腹泻、腹痛等症状，食用后2天至1个月为无症状的潜伏期。

初期症状是发音障碍（不能正确发音）、下肢麻痹等。之后会出现意识模糊、昏迷等症状，一两个月后才能恢复。

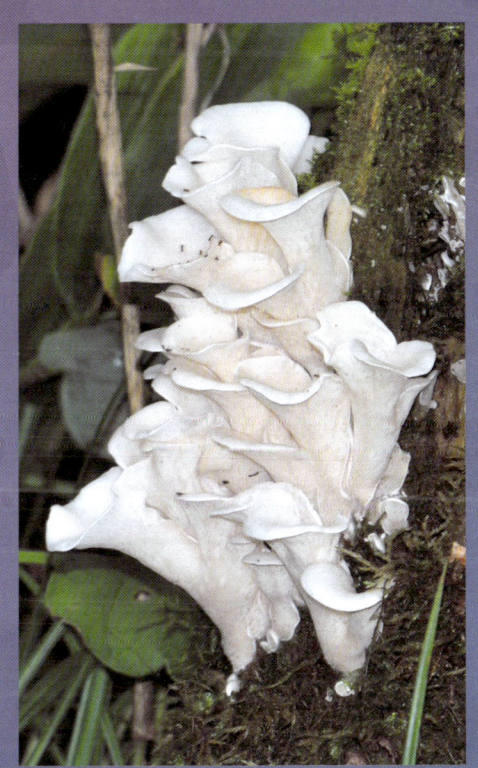

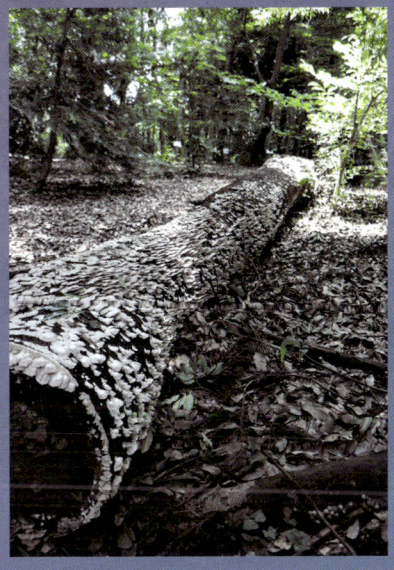

△ 长满了贝形圆孢侧耳的朽木。

◁ 贝形圆孢侧耳的形状为耳形、扇形，非常美丽，很适合作为拍摄对象。

第5章 蘑菇毒素篇 | 115

第5章 蘑菇毒素篇 档案14
墨汁鬼伞

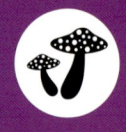

● 危险程度：★★☆☆☆　● 致命程度：★★☆☆☆

　　墨汁鬼伞是阔叶树的枯木和阴沉木上的腐生菌，在春季到秋季生长。菌盖呈灰色，有细小的鳞片。刚长出来的菌盖呈卵形，菌柄洁白、中空，保留着不清晰的菌环痕迹，有些墨汁鬼伞的菌环完全看不到。

　　成熟的墨汁鬼伞菌盖会自我溶解，从边缘向中心逐渐液化，最后只剩下菌柄，一夜之间变成一滩含黑色孢子的黑墨水状液体，故而得名。在英语中，这种蘑菇被称为"墨水伞"。

　　一些漫画中出现过以墨汁鬼伞为原型的蘑菇，主人公非常喜欢吃那种蘑菇。据说把墨汁鬼伞焯熟，加点醋味噌或三杯鸡酱汁调味就很好吃。墨汁鬼伞很适合用黄油烹制，再加入一些肉一起炒，十分美味。

　　然而，如果把墨汁鬼伞当作下酒菜吃就糟了。乙醇会在人体内氧化成有毒的乙醛，这是使人醉酒的元凶。乙醛脱氢酶会将乙醛转化为无害的乙酸，乙酸最后代谢成水和二氧化碳排出体外。但墨汁鬼伞会抑制乙醛脱氢酶的作用，让人久醉难醒。

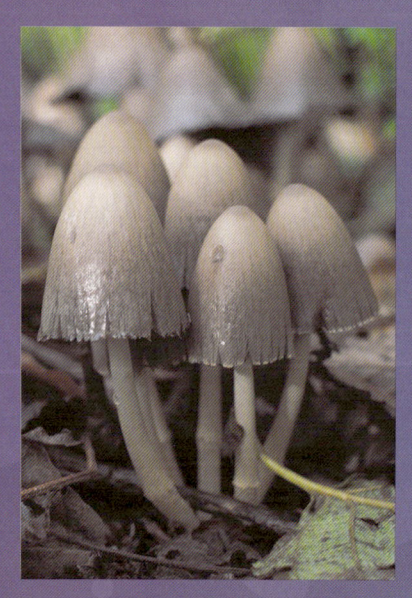

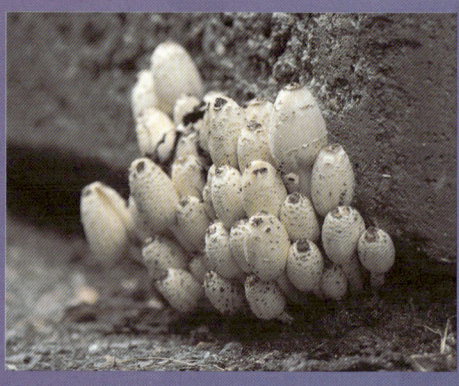

△ 鸡腿菇与墨汁鬼伞类似。

◁ 长在阔叶树的枯木和阴沉木上的墨汁鬼伞。

第 6 章

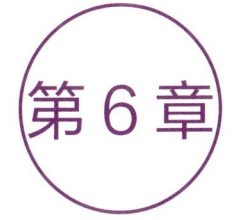

水中生物毒素篇

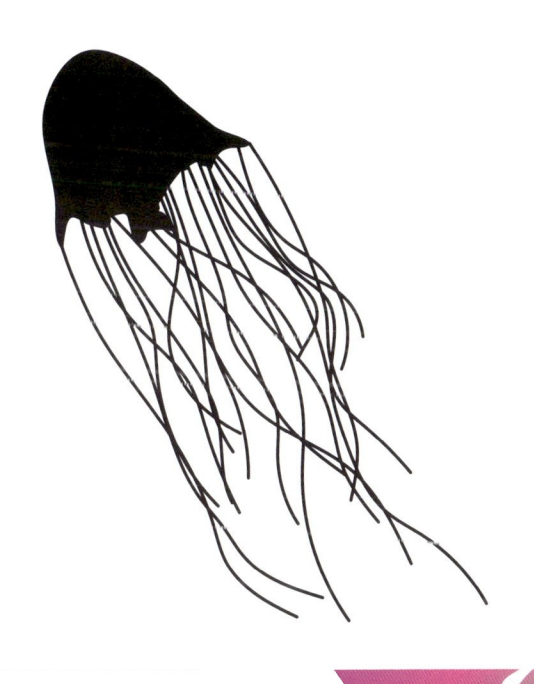

第6章 水中生物毒素篇 档案01
红鳍东方鲀

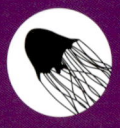

● 危险程度：★★★★☆　● 致命程度：★★★☆☆

　　红鳍东方鲀是体长约 70 厘米的大型河鲀，以小鱼、甲壳类为食，分布于北太平洋西部。红鳍东方鲀多栖息在海湾内，性成熟前也生活在河口等半咸水区域。红鳍东方鲀的下颚非常有力，把手指伸进红鳍东方鲀嘴里是非常危险的。

　　红鳍东方鲀俗称"铁炮"，意思是如果被命中（中毒）就会丧命。河鲀毒素最初由细菌产生，河鲀捕食海星和贝类后，毒素在体内聚集，其含量随季节更替而变化。河鲀的种类不同，有毒部位也不同。河鲀的有毒成分多集中在肝脏和卵巢中。从事河鲀烹饪工作必须持有执照，外行人还是不要擅自烹饪为好。

　　人工养殖河鲀或改变河鲀的饵料，就能实现减毒或去毒。反之，如果在无毒的养殖河鲀群体中放入有毒的天然品种，那么无毒的河鲀也会变得有毒。

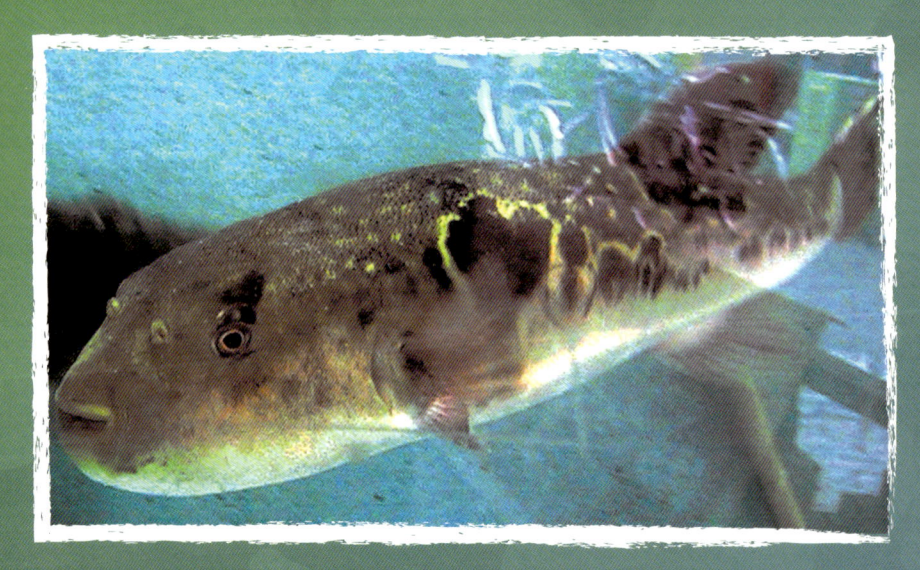

△ 红鳍东方鲀与日本的饮食文化有很深的渊源。

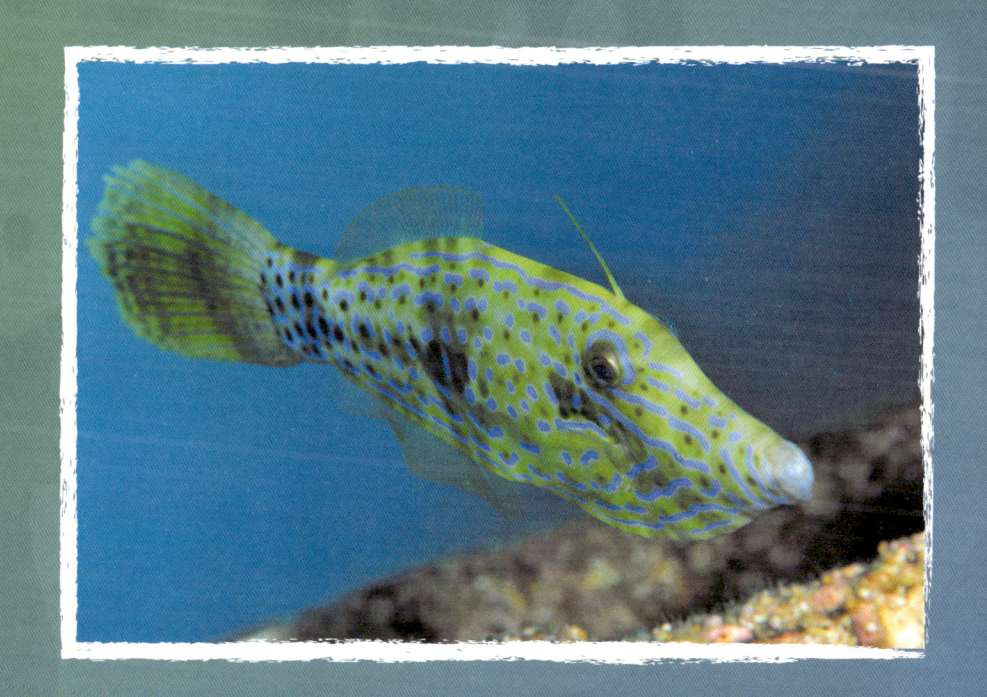

△ 内脏含有剧毒——岩沙海葵毒素的拟态革鲀。

▷ 马面鲀的身体圆润一些，很容易和拟态革鲀区分开。

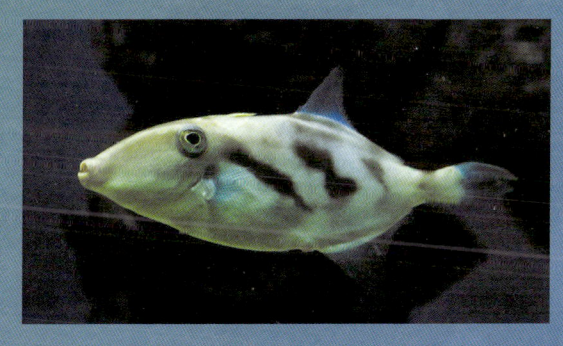

第6章 水中生物毒素篇 | 119

第6章 水中生物毒素篇　档案02
云斑裸颊虾虎鱼

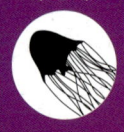

● 危险程度：★★★☆☆　　● 致命程度：★★☆☆☆

　　云斑裸颊虾虎鱼是虾虎鱼大家族的一员，体长约15厘米，身体呈黄褐色。它的脑袋和眼睛都很大，体形接近黄鳍刺虾虎鱼。它的特点是身体侧面有3块大黑斑，因此而得名。

　　云斑裸颊虾虎鱼体内含有河鲀毒素，不可食用。鱼皮含有的毒素格外多。从季节来看，冬季毒素量增多，人们更容易因误食而引发食物中毒。

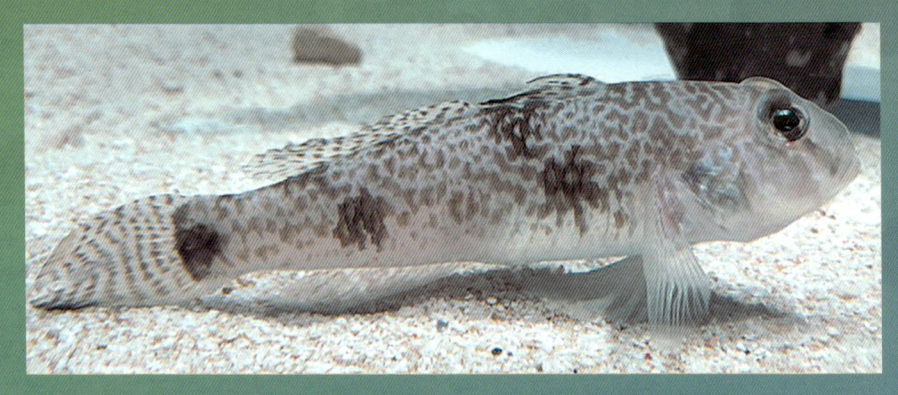

△ 云斑裸颊虾虎鱼长得很像黄鳍刺虾虎鱼，但它含有可怕的河鲀毒素。只要记住云斑裸颊虾虎鱼身体侧面有3块大黑斑，就不会认错。

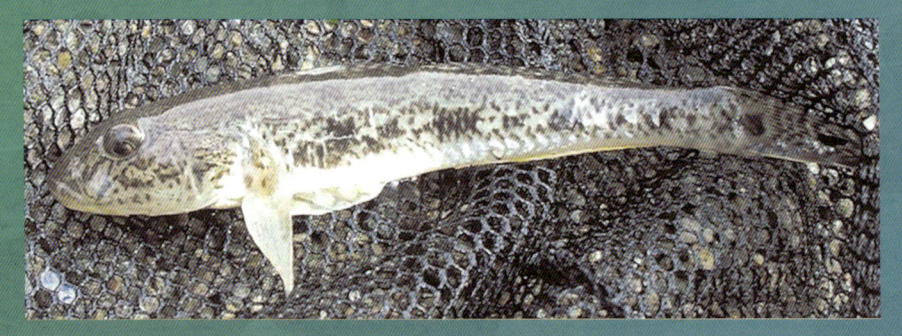

△ 黄鳍刺虾虎鱼的身上没有大黑斑。

2013年3月，中国广东省雷州市曾有人将云斑裸颊虾虎鱼误当成广东弹涂鱼出售，导致22人食用后集体中毒。此外，越南也有人因误食云斑裸颊虾虎鱼而中毒。

黄体叶虾虎鱼也有毒。它们平时躲在珊瑚里，等待猎物靠近。这些明黄色的美丽小鱼也有不容小觑的一面——为了保护自己不被捕食，它们体表会分泌有毒的肽类黏液，但是这种黏液不至于对人体造成伤害。

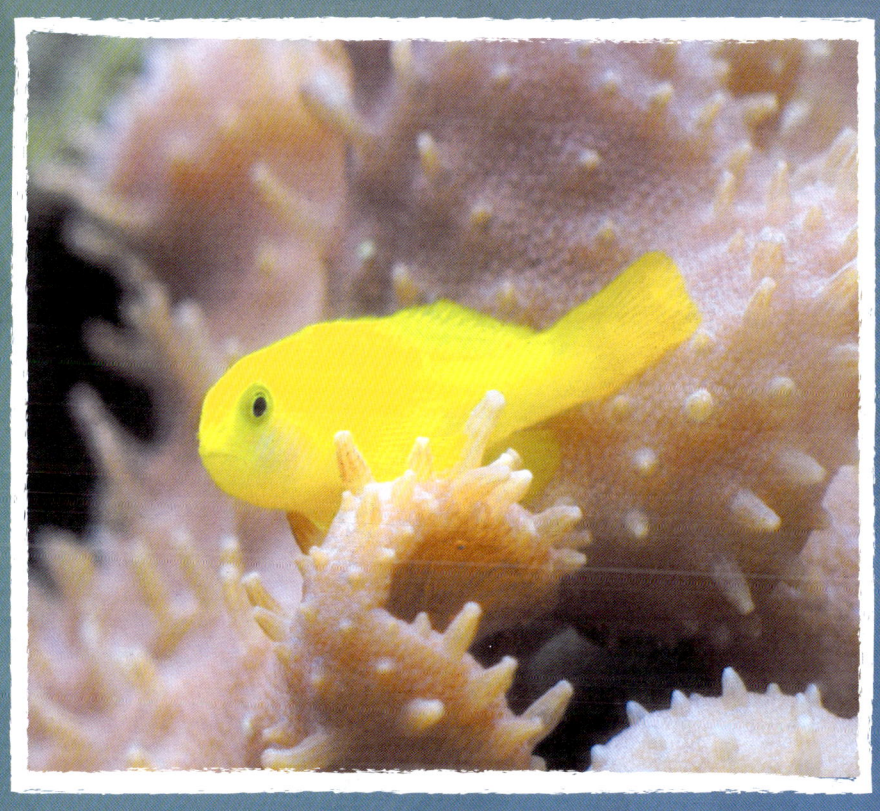

△ 躲在轴孔珊瑚里等待食物自投罗网的黄体叶虾虎鱼。

第6章　水中生物毒素篇　档案03
红鳍赤鲉

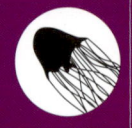

● 危险程度：★★☆☆☆　● 致命程度：★☆☆☆☆

　　红色的红鳍赤鲉体形较小，浑身都是刺，单看外表就觉得它扎人会很痛。成年红鳍赤鲉体长为10~12厘米，从侧面看头大身子小，嘴短，整体比较胖。

　　红鳍赤鲉的背鳍前部有三四根没被鱼皮包裹的骨质白色尖刺，向头部伸出。这些刺与毒囊相连，构成毒腺，扎破敌人的皮肤时能从伤口处注入毒液。

　　红鳍赤鲉背鳍前部的刺带有毒腺，人被刺后会感觉到轻微疼痛，持续数小时。随着时间推移，疼痛的位置逐渐接近心脏，不适感更加严重。

　　钓鱼的时候，有时会钓到混在虾虎鱼和大眼鲷中的红鳍赤鲉。如果钓到了红鳍赤鲉，不要用手触摸，也不要试图取下鱼钩，直接把钓线割断扔掉是最保险的。

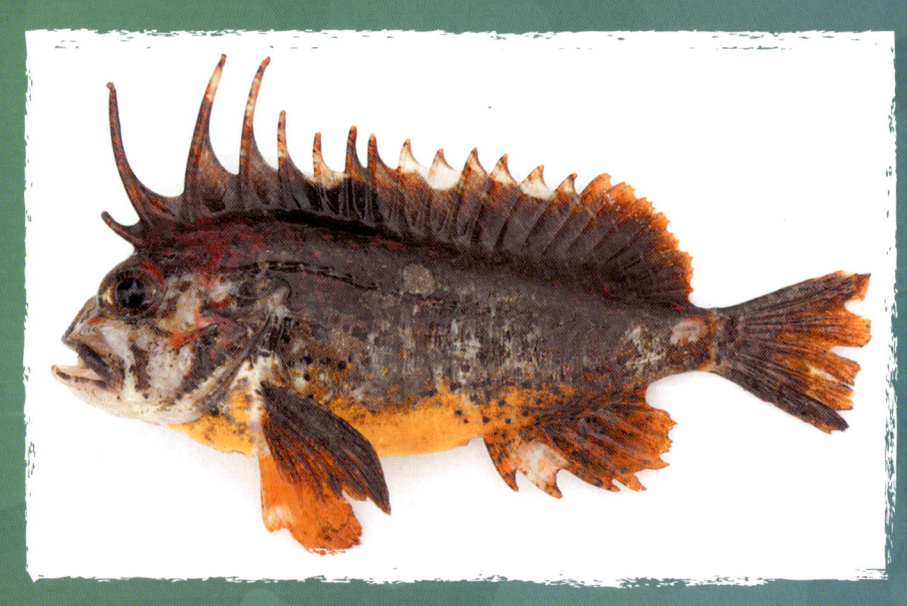

△ 红鳍赤鲉个头小，钓鱼时经常能钓到。

如果不慎被刺伤，首先应该把伤口处的毒液挤掉。症状较轻的话，几小时内疼痛就会减轻，但如果迟迟不见好转，最好及时就医。

绒皮鲉科还包含一些有毒的鱼类，比如潜水时经常遇到的帆鳍鲉和髭真裸皮鲉。据说因为髭真裸皮鲉会轻巧地跳来跳去，所以有人称它为"跳舌鱼"。这两种鱼背鳍上都有毒棘，潜水时要注意别接近它们。

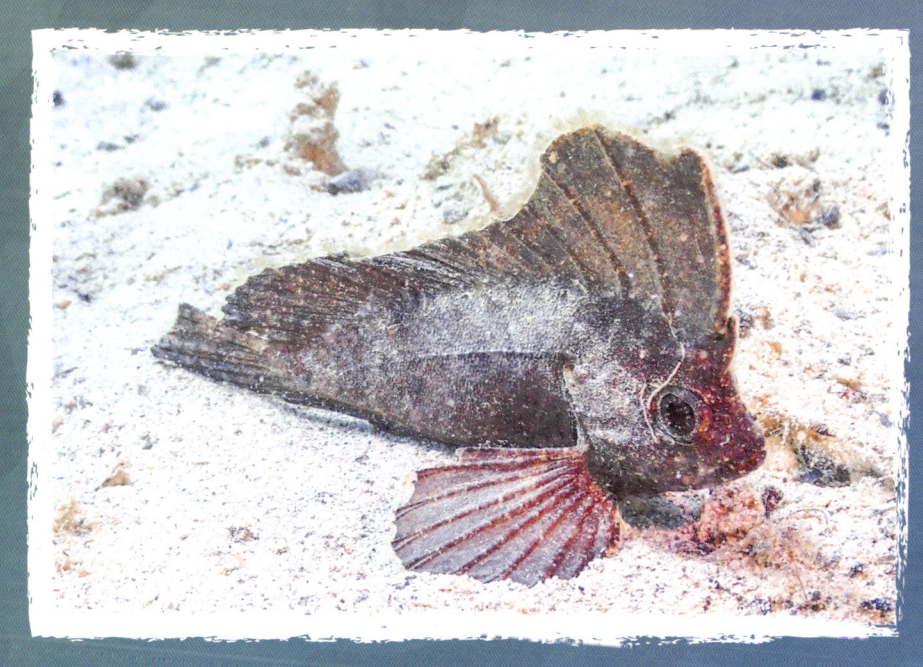

△ 帆鳍鲉的眼睛又大又可爱，但是背鳍上长着毒棘，属于危险鱼类。

▷ 髭真裸皮鲉背鳍上同样长着毒棘，下颚前端有一对髭须，因此而得名。（大泽吉雄摄）

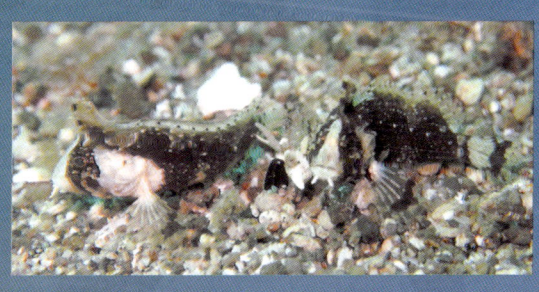

第 6 章 水中生物毒素篇 | 123

第6章 水中生物毒素篇　档案04
龙须狮子鱼

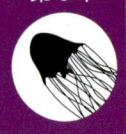

● 危险程度：★★☆☆☆　　● 致命程度：★☆☆☆☆

　　龙须狮子鱼体表呈透着粉色的浅肉色，长着华丽的条纹和又长又薄又飘逸的鱼鳍，看起来十分优雅。龙须狮子鱼的背鳍上有 13 根毒棘，臀鳍上有 3 根毒棘，腹鳍上有 2 根毒棘。

　　也许龙须狮子鱼对自己身上的毒棘自信满满，根本不怕人类，有潜水的人类接近它们也不会逃跑。当人举着摄像机靠近时，它们会竖起背鳍上的毒棘威吓人类。这种时候，不再靠近才是明智之举。如果把它逼到无处可逃，它会竖起毒棘冲过来决斗。

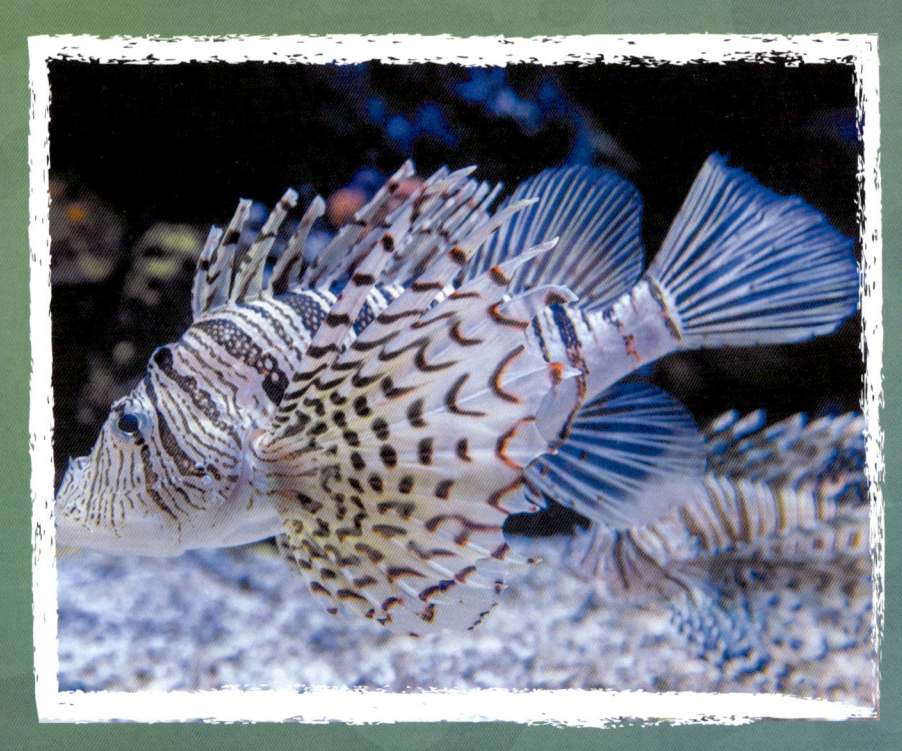

△ 龙须狮子鱼还有"跑七天"（被扎到会疼得跑来跑去，持续 7 天）、"碰不得"等别称。

被龙须狮子鱼刺伤,会感觉到剧烈疼痛。它所含的毒素是蛋白质类毒素,把伤口泡在 40~60℃的热水里,就能使毒素失活,稍微缓解疼痛。龙须狮子鱼的毒棘很长,可能会造成意想不到的严重伤口,最好去医院治疗。在某些情况下,不仅会感觉伤口剧烈疼痛,还会出现冒汗、起水泡等症状。

如果症状恶化,可能会出现头痛、呕吐、腹痛、手脚麻痹、呼吸困难等症状,有时还会出现心力衰竭、肺水肿、手脚颤抖等症状。一旦出现这种情况,请不要犹豫,立刻去医院。

水族馆里展出的大多是艳丽的翱翔蓑鱼,龙须狮子鱼下颚下方没有花纹,尾鳍、背鳍、臀鳍的斑纹也很少,相对来说显得比较朴素。但这两种鱼都是剧毒的鱼,潜水时一定要注意。

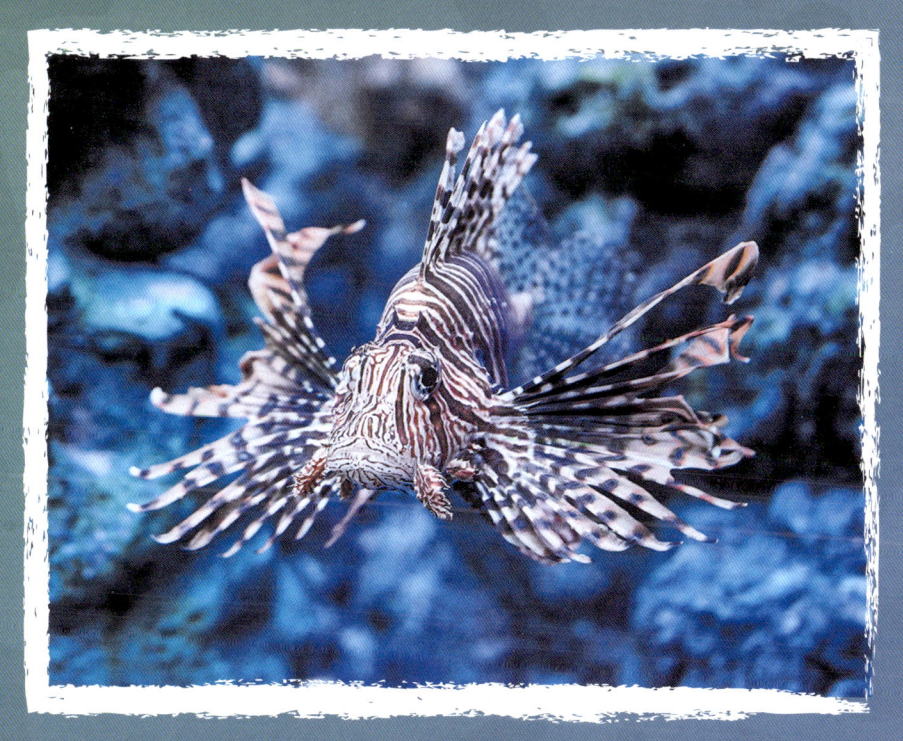

△ 翱翔蓑鱼拥有华丽的纵条纹和配色,还有优雅飘逸的鱼鳍,在水族馆里很受欢迎。它们纤长的背鳍随时能刺向敌人,留下很深的伤口。

第 6 章　水中生物毒素篇 | 125

第6章 水中生物毒素篇　档案05
赤魟

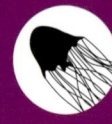

● 危险程度：★★☆☆☆　　● 致命程度：★★★☆☆

　　赤魟是水族馆中大受欢迎的软骨鱼类之一。赤魟的繁殖形态是卵胎生，雌性交配后在体内孵化鱼卵，春夏之际在浅海中生育 5~10 只小鱼。小鱼长 10 厘米左右，体形和它们的父母一样。

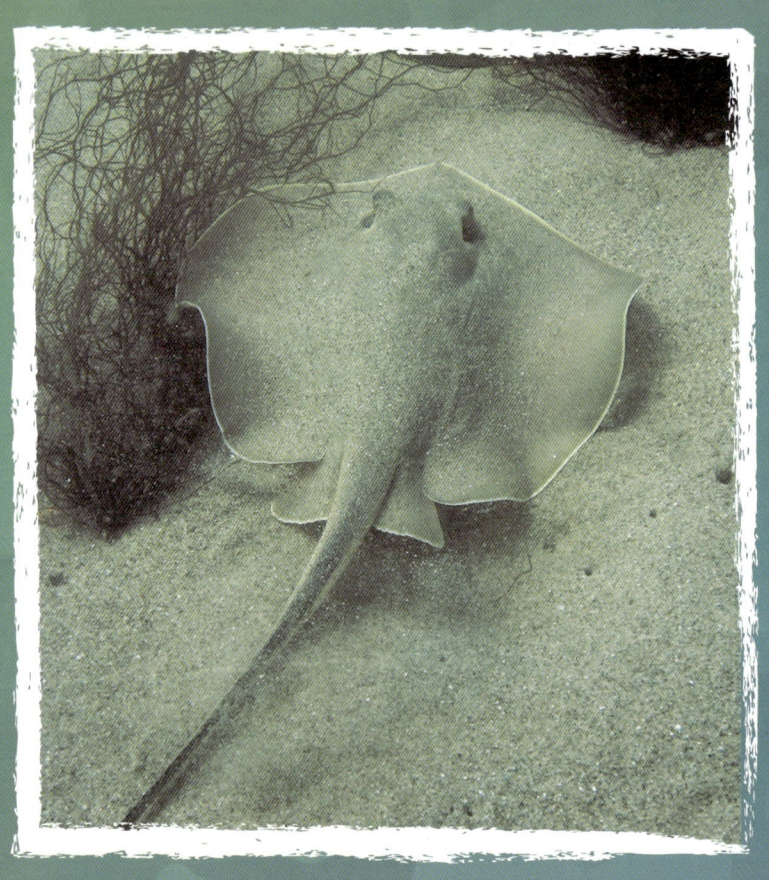

△ 赤魟舒展着鱼鳍，优雅地游动。

赤虹背部中线附近排布着小刺，一直延伸到尾部。要特别注意尾部附近的尾棘，那里连着毒腺，被刺到会感觉剧烈疼痛。伤口的疼痛感会不断加剧，在 90 分钟内达到顶峰。大多数情况下，疼痛会在 6~48 小时后逐渐消失，但有时也会持续几天甚至几周。昏厥、肌肉无力、恶心、呕吐也是常见的症状，这些都是末梢血管扩张导致的。偶尔会引发过敏性休克，但原因尚不清楚。

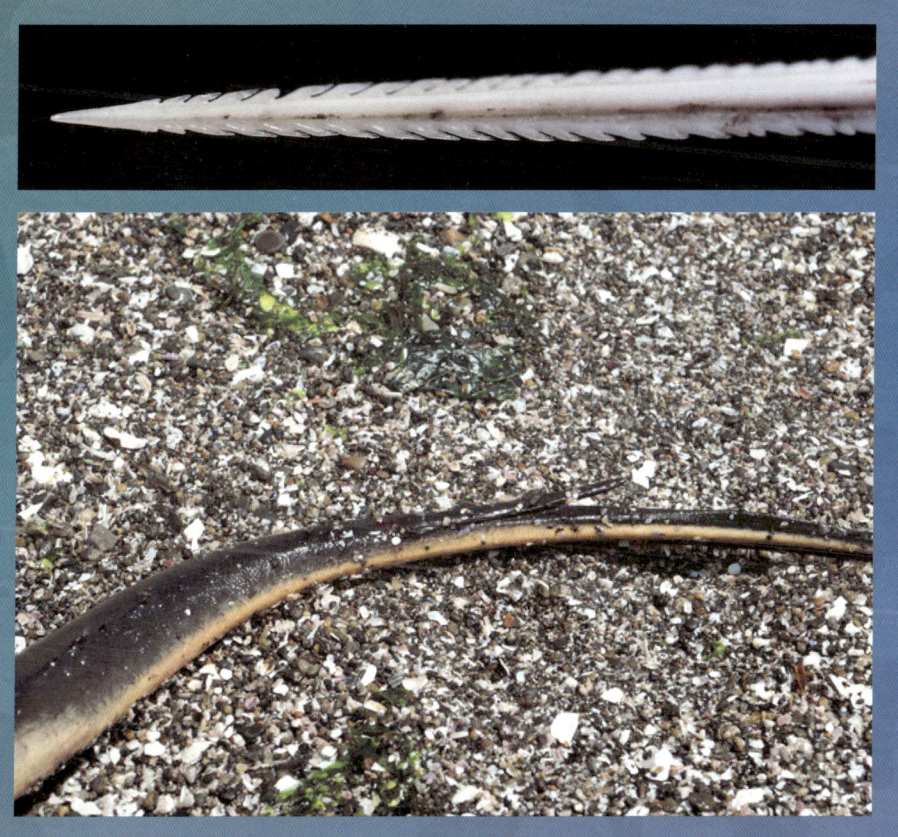

△ 被赤虹的尾棘刺到会感觉剧烈疼痛，一定要万分小心。

第6章　水中生物毒素篇　档案06
鲤鱼

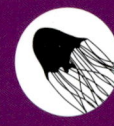

● 危险程度：★★☆☆☆　● 致命程度：★☆☆☆☆

鲤鱼是很常见的淡水鱼，成年鲤鱼最长可达1米。除了常见的黑鲤鱼与红鲤鱼，还有一些观赏用的改良品种，有白色、黄色、橙色等单色的品种，还有兼具几种颜色的锦鲤，品相好的鲤鱼价格极为昂贵。

黑鲤鱼可以食用，做成鲤鱼汤或者红烧鲤鱼都很不错。但是如果生食或者食用加热不充分的鲤鱼，有可能感染肝吸虫和棘颚口线虫。

鲤鱼的主要有毒部位是胆囊，也有人因吃鲤鱼肉而中毒。据统计，中国1970~1975年间发生了82起鲤鱼胆囊引起的中毒事件，造成21人死亡。中毒人数和死亡率都仅次于河鲀中毒。

鲤鱼中毒的症状除了呕吐、腹泻、腹痛等肠胃不适症状外，还有黄疸、嘴唇及舌头麻木、手脚麻痹、痉挛、意识不清等，严重时会致人死亡。

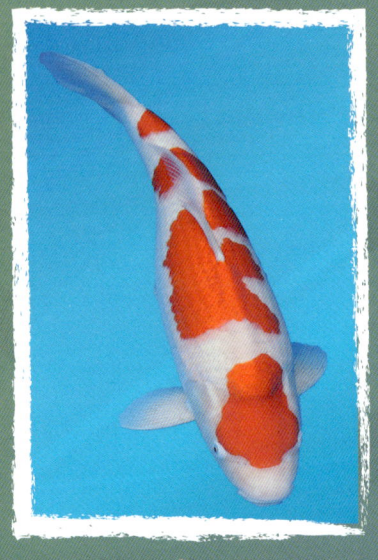

△ 人工培育的锦鲤具有很高的观赏价值。

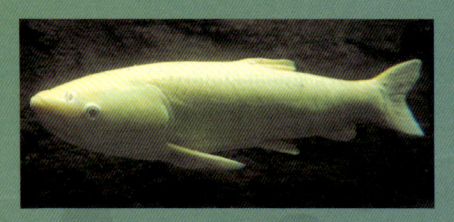

△ 草鱼也属于鲤科，胆囊也有毒。

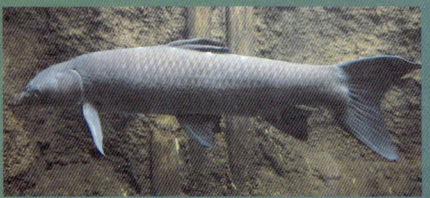

△ 淡水鱼中体形较大的种类大部分属于鲤科，有的体长最长能达到2米。它们的胆囊也有毒。

第6章 水中生物毒素篇　档案07

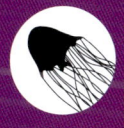

地纹芋螺

● 危险程度：★★★☆☆　　● 致命程度：★★★☆☆

像牡蛎、蛤蜊、蛤仔等受大众喜爱的贝类食材，也时常会引起食物中毒。如果它们吃了含毒素的浮游植物，毒素就会在体内聚集，人类吃了它们就会食物中毒。这些贝类躲在海里或沙子里的时候完全不用担心，但是有一种可怕的贝类——地纹芋螺会用"毒针"蜇人。

地纹芋螺栖息在珊瑚礁里，贝壳上长有网眼状的花纹，呈鲜艳的红褐色，长度为10~13厘米，是芋螺科芋螺属中最大的贝类。这种大型贝类体内暗藏长1厘米、粗0.2~0.3毫米的鱼叉状齿舌，不仅可以用来捕食小鱼，还能蜇人，非常可怕。地纹芋螺的齿舌厉害到足以贯穿潜水服，被蜇后即使想拔出来，也会因为齿舌前端的倒钩而难以拔出，非常棘手。

地纹芋螺含有一种叫作芋螺毒素的神经毒素，毒性极强，据说是印度眼镜蛇毒性的37~40倍。曾经有人被地纹芋螺蜇后数小时就死亡了。在太平洋沿岸的很多国家，地纹芋螺中毒事件层出不穷。

被地纹芋螺蜇了几乎不会感觉到疼痛，但是身体会立刻发麻，可能会溺水。因此，看到地纹芋螺最好不要靠近。万一被蜇，需要马上去医院治疗。

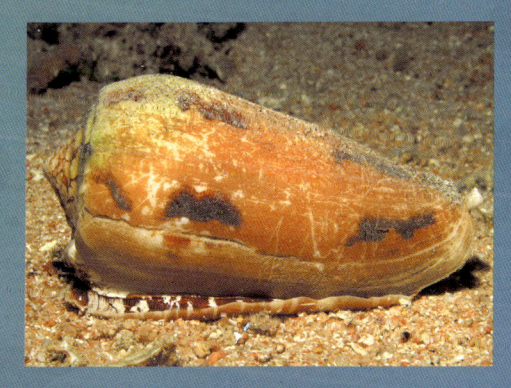

△ 地纹芋螺是一种剧毒的贝类，毒死过很多人，十分可怕。

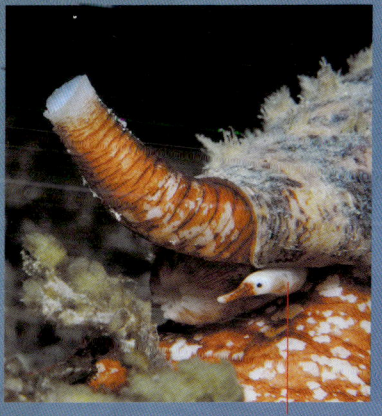

△ 地纹芋螺用鱼叉状齿舌刺入猎物体内，使猎物动弹不得。

第6章　水中生物毒素篇 | 129

第6章　水中生物毒素篇　档案08
蓝环章鱼

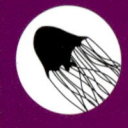

● 危险程度：★★★☆☆　● 致命程度：★★★★★

由于全球变暖，海水温度上升，一些过去很少见到的生物也逐渐进入人们的视野，剧毒的蓝环章鱼就是其中之一。

蓝环章鱼是体长不足 10 厘米的小章鱼，身体呈褐色，并不显眼。它们的吸盘很小，储墨的墨囊也退化了。蓝环章鱼平时在海底以缓慢爬行的方式游动，性情比较温顺，不会主动攻击人类。但是如果给予某种刺激，蓝环章鱼就会迅速改变体色，变成明亮的黄色，出现蓝色的环状斑纹。这种状态下的蓝环章鱼极具攻击性，会以毒制敌。虽然蓝环章鱼体形十分小巧，但是一只蓝环章鱼所含的毒素足以在数分钟内杀死 20 多个成年人。

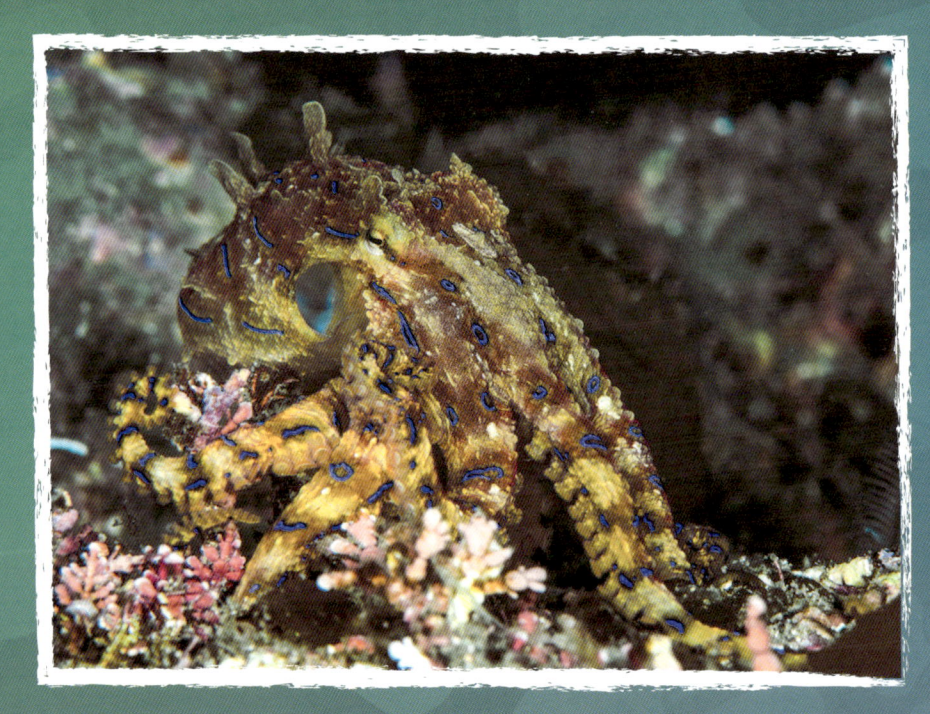

△ 由于蓝环章鱼的花纹很像豹纹，所以日本人也叫它豹纹章鱼。

蓝环章鱼所含的毒素由以河鲀毒素为首的十余种毒素复合而成，会导致神经麻痹、肌肉痉挛，甚至心跳停止。目前还未研发出针对蓝环章鱼毒素的解毒剂，治疗方法以呼吸治疗及对症治疗为主。

过去，人们认为毒素只存在于蓝环章鱼的唾液腺中。2018年，某项报告指出蓝环章鱼的肉和体表也含有毒素，所以即使蓝环章鱼没有变色，也绝对不要触摸。

除此之外，同属于蓝环章鱼属的大蓝环章鱼也有剧毒，千万不要碰。

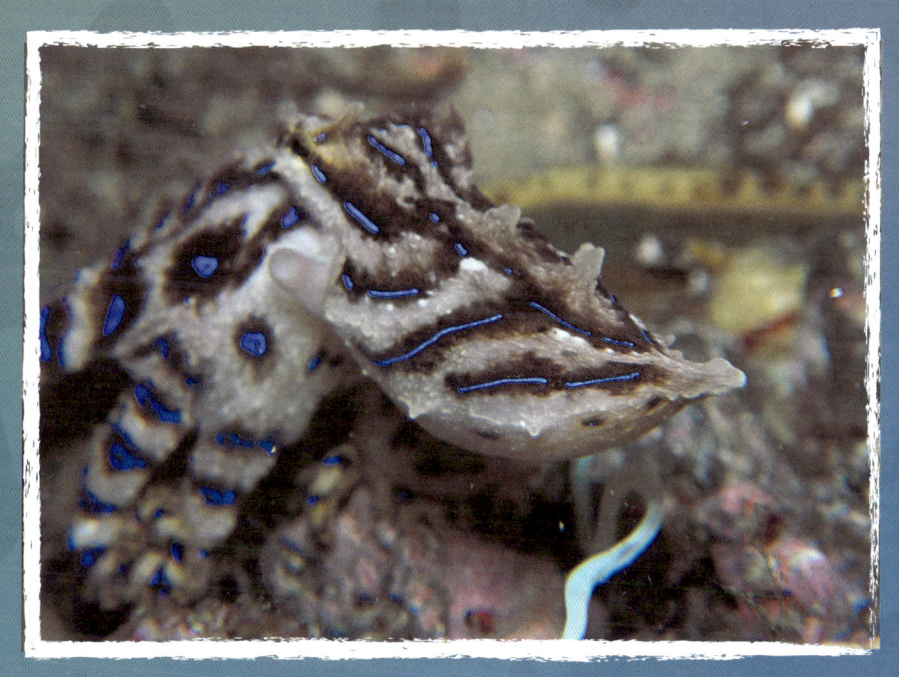

△ 发光的蓝色花纹是蓝环章鱼的警戒色，它用这种颜色来威吓靠近自己的敌人。

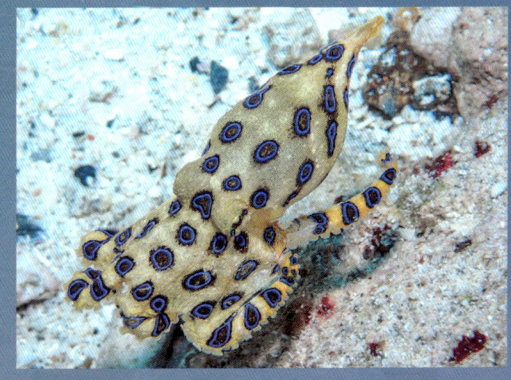

▷ 同属于蓝环章鱼属的大蓝环章鱼体表的蓝色花纹都是环状的。

第 6 章　水中生物毒素篇 | 131

第6章 水中生物毒素篇 档案09
花纹爱洁蟹

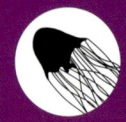

● 危险程度：★★☆☆☆　● 致命程度：★★☆☆☆

花纹爱洁蟹是壳长5厘米、宽3.5厘米左右的小型蟹，在岩礁海岸水深100米的地方能见到它的身影。花纹爱洁蟹的身体呈红褐色或紫褐色，带灰白色的斑纹。这是一种有毒的螃蟹，不能食用。

迄今为止，从花纹爱洁蟹身上检测出的有毒成分包括麻痹性贝类毒素——石房蛤毒素和河鲀毒素。据推测，花纹爱洁蟹的毒素基本上来源于它们的食物。花纹爱洁蟹栖息的环境不同，捕食的生物也不同，这就导致它们体内的有毒成分和含量不同。

花纹爱洁蟹的毒素主要存在于体表部分（即外骨骼，也就是俗称的蟹壳）以及步足、螯足的肉中。

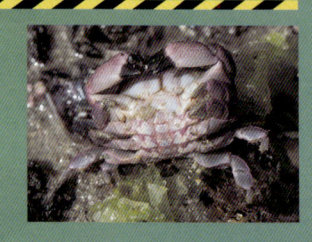

△ 把花纹爱洁蟹翻过来，可以看到它全身都有斑纹。

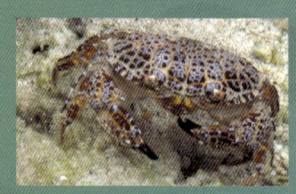

△ 铜铸熟若蟹被称为"世界最强的剧毒蟹"。

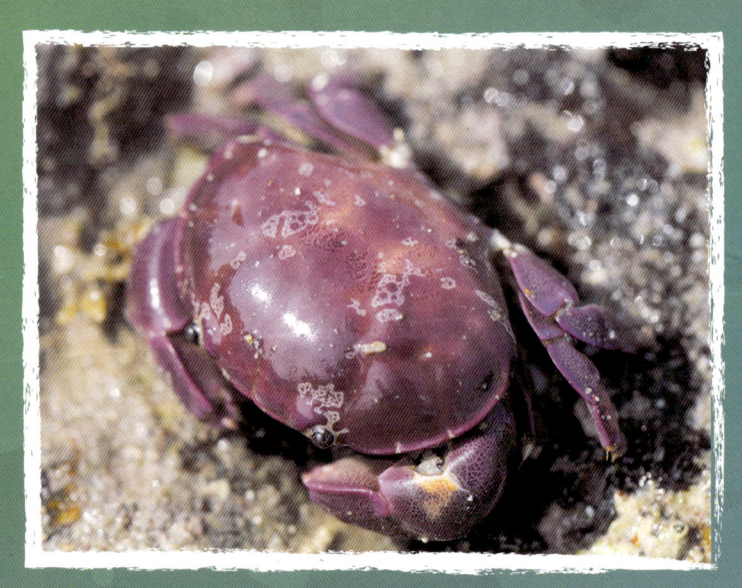

◁ 虽然花纹爱洁蟹颜色美艳，但体内含有可怕的毒素。

第 6 章　水中生物毒素篇　档案 10

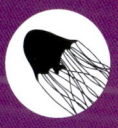

喇叭毒棘海胆

● 危险程度：★★☆☆☆　● 致命程度：★★☆☆☆

喇叭毒棘海胆是热带地区常见的海胆，多分布于珊瑚礁中。喇叭毒棘海胆的壳径为 7~10 厘米，乍一看不像海胆，更像附着珊瑚的岩石。

顾名思义，喇叭毒棘海胆的刺的末端像喇叭一样张开，较为罕见。这种喇叭形的刺叫作叉棘，如果触碰它，这些刺受到刺激，会像花苞一样闭合，咬住敌人并注入毒液。与其说喇叭毒棘海胆是用叉棘刺敌人，不如说是用壳上密布的无数张"小嘴"咬敌人。

有人曾在潜水时不小心把手放在喇叭毒棘海胆上，当时就感觉到一阵刺痛。只见他裸露的手腕上布满了无数叉棘——喇叭毒棘海胆的叉棘咬中敌人后，会从本体上脱落。

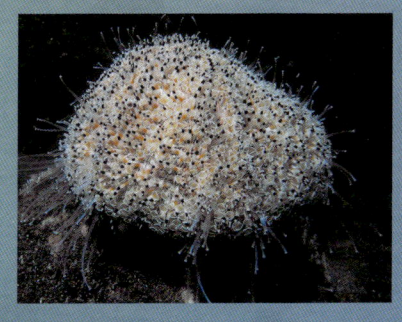

△ 喇叭毒棘海胆靠棘皮动物常见的管足贴在岩石上，这种管足可用于行走和呼吸。

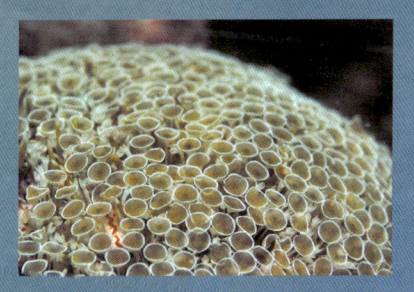

△ 放大看喇叭毒棘海胆的表面，可以清楚地看到喇叭状的叉棘，这便是它名字的由来。

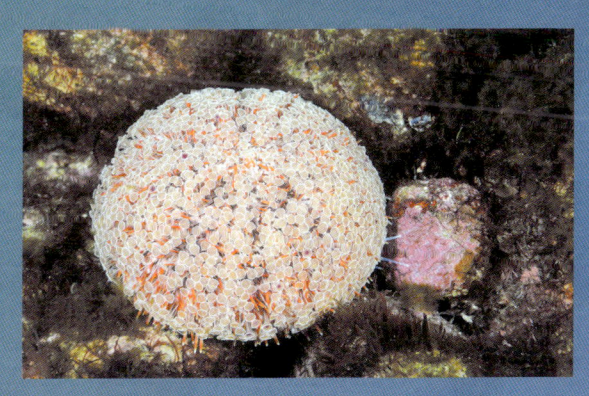

▷ 喇叭毒棘海胆是一种大型海胆，如果被它的多个叉棘刺中，极有可能出现重度中毒症状，最严重时会因过敏性休克而死亡。

第 6 章　水中生物毒素篇 | 133

第6章　水中生物毒素篇　档案11
刺冠海胆

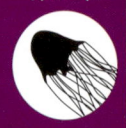

● 危险程度：★★☆☆☆　● 致命程度：★☆☆☆☆

刺冠海胆像其他海胆一样呈放射状，具有石灰质骨片或壳，属于棘皮动物的一种，骨板上的刺形状各异。刺冠海胆外皮呈暗紫黑色，直径为5~9厘米，大致呈圆形，底部为平缓的半球形，刺最长可达30厘米。和其他海胆一样，刺冠海胆的卵巢和精巢都可以食用，与紫海胆相比，刺冠海胆的味道虽然比较清淡，但也很好吃。

刺冠海胆是有"礁石王者"之称的条石鲷最喜欢的食物之一。条石鲷会叼起刺冠海胆，甩掉长刺，然后连壳一起吃掉。有些人想钓条石鲷的时候，就会用刺冠海胆当专用鱼饵。但是，刺冠海胆细而锋利的长刺前端有毒腺，这种刺不仅能刺穿人的皮肤，还能轻易刺穿潜水服。而且长刺表面还有倒刺，容易折断，很难拔出来，经常出现折断的刺残留在皮肤里的情况，不好处理。不过刺冠海胆的毒性并不是很强，没有毒死过人。人被刺后疼痛难忍，甚至会手脚麻痹、呼吸困难。麻痹的感觉会持续半天左右，炎症可能会持续很长时间，一定要尽快去医院治疗。

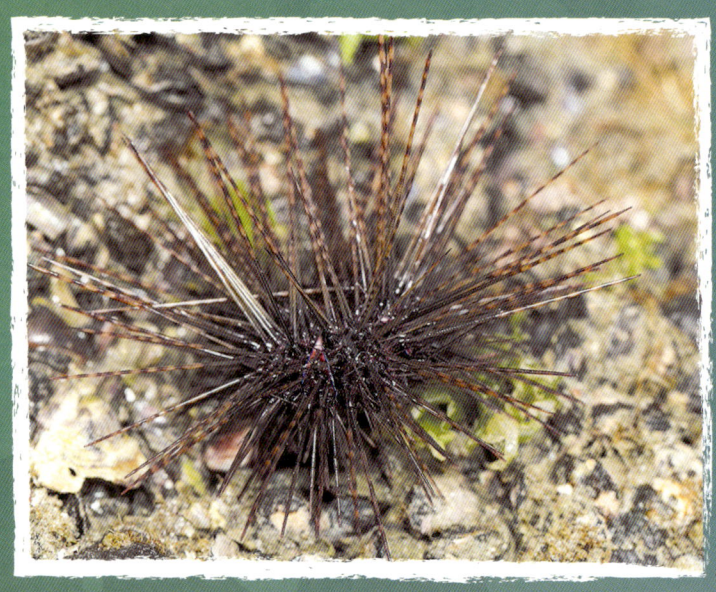

◁ 刺冠海胆的毒刺很长。

刺冠海胆栖息在岩礁或珊瑚礁的潮间带下部至水深 15 米左右的潮下带区域。多数情况下，刺冠海胆会将身体隐藏在岩石后面，只在阴影下悄悄伸出长刺。仔细观察会发现刺冠海胆身体中央有个眼睛似的部位，好像闪烁着奇异的光芒，周围的 5 个蓝点更凸显出它的怪异。其实，那是刺冠海胆的肛门。

据报道，很多渔民和浮潜爱好者都被刺冠海胆刺伤过。不过，刺冠海胆的长刺也是小鱼小虾绝佳的藏身之处，它们互为共生关系。

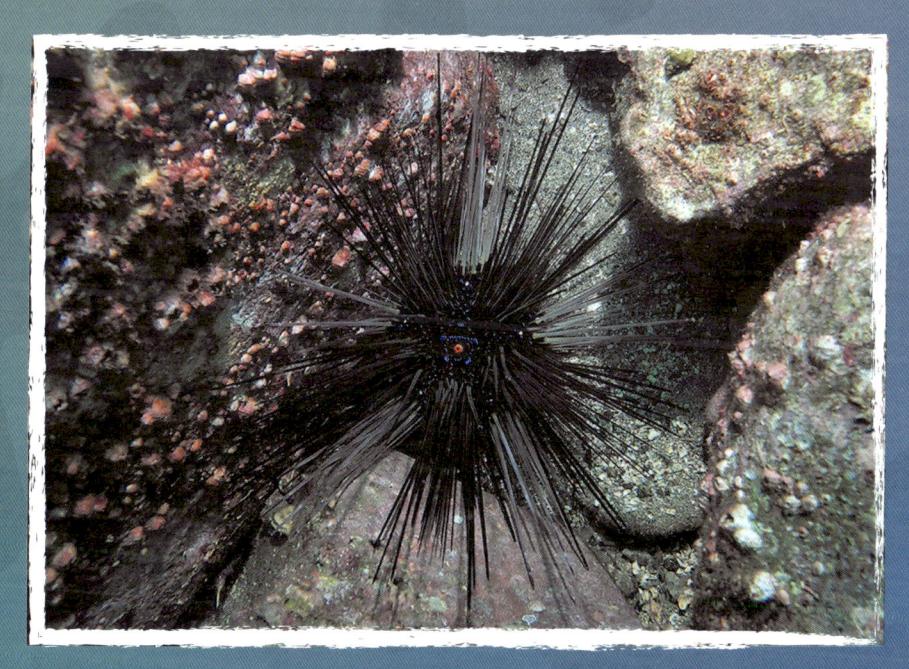

△ 藏在岩石阴影下的刺冠海胆。正中间是它的肛门，看起来是金色或橙色的，好像闪烁着奇异的光芒。

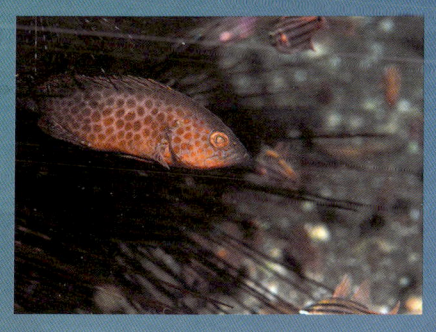

△ 躲在刺冠海胆刺里的宝石石斑鱼鱼苗。　　△ 生活在刺冠海胆刺里的一对线纹环盘鱼。

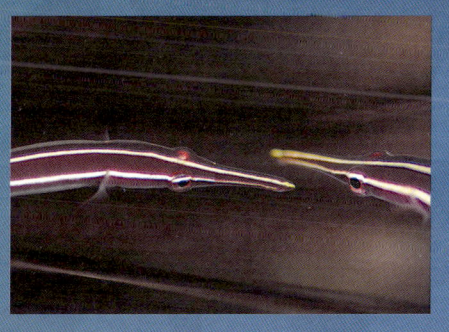

第 6 章　水中生物毒素篇 | 135

第6章 水中生物毒素篇　档案12
夜海葵

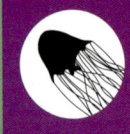

● 危险程度：★★☆☆☆　● 致命程度：★★☆☆☆

　　夜海葵是一种极其危险的海葵。夜海葵的日文名直译为"海蜂海葵"，意思是像蜜蜂一样会蜇人。这种海葵白天收起触手，身上的成片凸起看起来很壮观，就像是附着在岩石上的大片海藻。

　　如果触碰了夜海葵，会感觉到剧烈疼痛，伤口疼得像火烧一样。曾有人因夜海葵中毒引发肾衰竭，最终死亡。

　　武装杜氏海葵一般栖息在沙地上，虽然外表美丽，但触手有毒，必须注意。

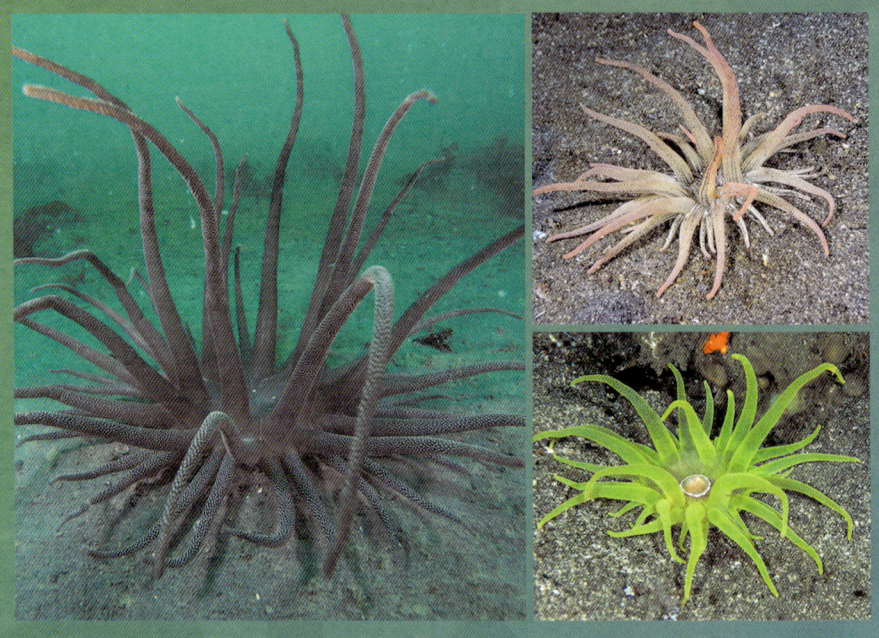

△ 武装杜氏海葵颜色各异，有的颜色比较朴素，有的呈明艳的粉红色，甚至有荧光色的，看上去就让人觉得很危险。不管是什么颜色的，都别碰它的触手。

海葵的毒素和水母一样属于刺细胞毒素，会射出毒针。如果被海葵蜇了，请进行以下操作：

①不要摩擦伤口，用水冲洗伤口。

②用冰块或凉水冷敷。

③及时去医院就诊。

此外，还要记住以下几点注意事项：

①绝对不要用醋清理伤口。夜海葵的刺细胞遇到醋会把残留的毒针全部射出去，后果更严重。

②夜海葵的毒素会对内脏造成影响，一定要去医院治疗。如果因为中毒损害肾功能，可能会导致更严重的后果。

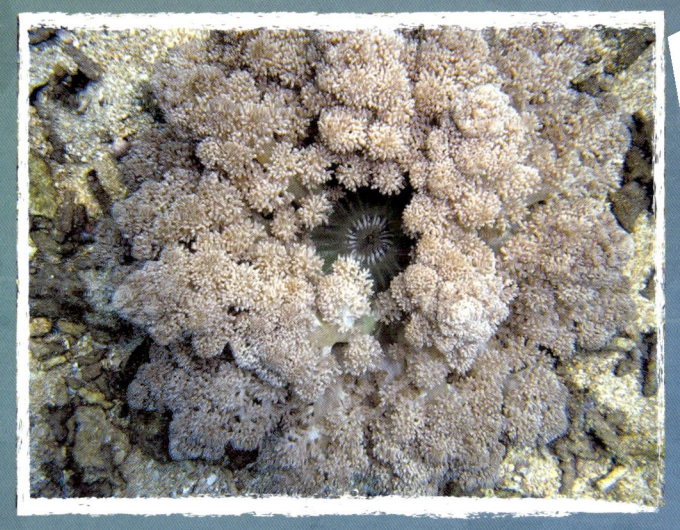

◁ 夜
厘米，
胞射出
感觉到
可能会
去医院治

第 6 章　水中生物毒素篇 | 137

第6章 水中生物毒素篇　档案13

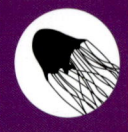

僧帽水母

● 危险程度：★★★☆☆　● 致命程度：★★☆☆☆

僧帽水母虽然是水母，但属于水螅虫纲，广泛分布于太平洋、大西洋和印度洋，也叫作电水母。僧帽水母的直径约为 10 厘米，头部为透明的浮囊体。浮囊体充满了气体（主要是二氧化碳），让僧帽水母得以浮在海面上。

从浮囊体延伸出的触手平均长 10 米左右，最长可达惊人的 50 米。受到刺激时，触手表面的刺细胞就会射出毒针，猎杀小鱼或甲壳类并吃掉。

在海里进行休闲活动时，一定要注意僧帽水母。不光在海里要注意，在陆地上也要防范。僧帽水母被冲上岸后脱水干瘪，看上去就像美丽的塑料制品。这种状态的僧帽水母也有毒，会蜇人，因为刺细胞会对物理刺激做出反应，不论僧帽水母本身是死是活，刺细胞里的毒针都能发射。有时没受到什么刺激，只是受潮，毒针也会射出去。僧帽水母真是一种可怕的生物。

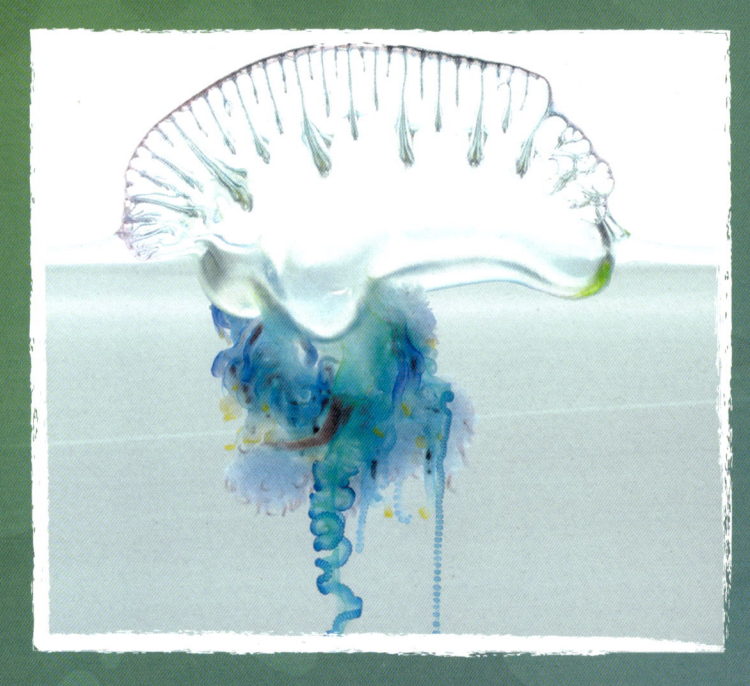

◁ 僧帽水母看上去像一件漂亮的首饰。因为它的浮囊体状如僧帽，所以得名僧帽水母。

被僧帽水母蜇了，会感觉到电击般的剧痛，而且会痛好几天。除了打喷嚏和咳嗽外，还会心跳加速、呼吸困难。如果被蜇第二次，可能会因过敏性休克而死亡。

帆水母和僧帽水母一样，属于水螅虫纲，被它的毒针蜇伤会感觉疼痛、伤口红肿。与僧帽水母相比，帆水母的毒性较弱，危险性较小，但有时海水会把大量帆水母冲上岸，小孩子乱摸会造成严重的后果，更何况其中还可能混有剧毒的银币水母。所以，平时最好离水母远一点。

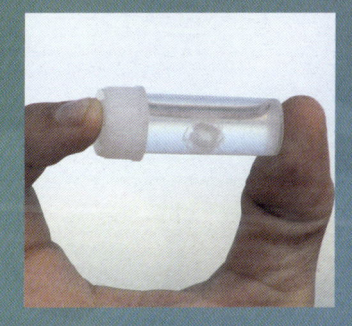

△ 伊鲁坎吉水母仅有 12~25 毫米长，但触手长达 0.5~1 米，攻击范围很广。据说它的毒性是眼镜蛇的 100 倍、塔兰托毒蛛的 1000 倍左右。

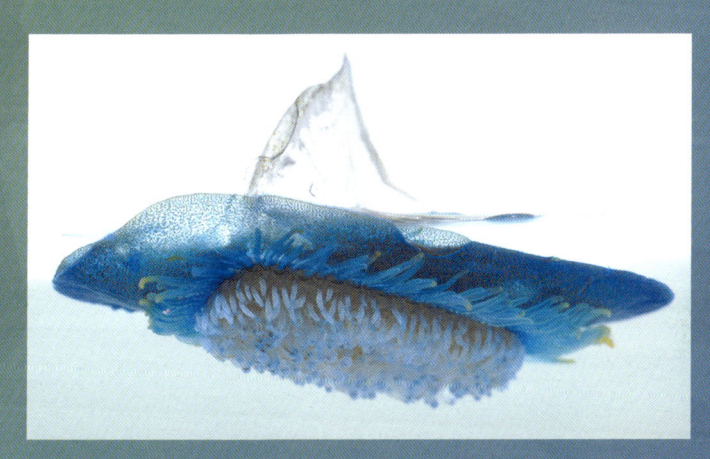

◁ 帆水母浮囊体边缘的一圈蓝色异常鲜艳。

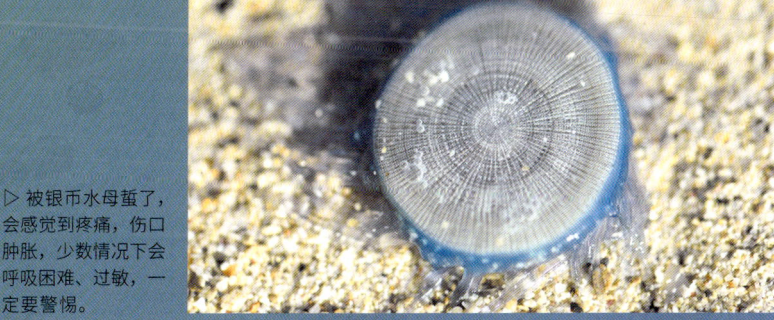

▷ 被银币水母蜇了，会感觉到疼痛，伤口肿胀，少数情况下会呼吸困难、过敏，一定要警惕。

第 6 章　水中生物毒素篇 | 139

第6章 水中生物毒素篇　档案14

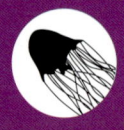

灯水母

● 危险程度：★★★☆☆　● 致命程度：★☆☆☆☆

"灯水母"这个名字让人联想到古人提在手里照明用的灯。灯水母的浮囊体像一只正方形的箱子，长3~35厘米，身体下方有4根长约20厘米的鞭状触手。

灯水母和僧帽水母都是不受欢迎的水母。人被蜇了会感觉到剧烈疼痛，伤口肿得像一条条蚯蚓。大多数情况下，灯水母蜇人不会造成严重的后果，但因为实在过于疼痛，被蜇一次就终生难忘。人们常说盂兰盆节后要尽量避免海水浴，就是因为那时候海里会出现大量灯水母。

灯水母的毒素存在于4根长长的触手和浮囊体表面的刺细胞里。刺细胞里有一种起传感器作用的刺针。刺针受到刺激后，刺丝和用于攻击猎物的剑状棘就会射出，刺向猎物。毒液会顺着刺丝注入猎物体内。

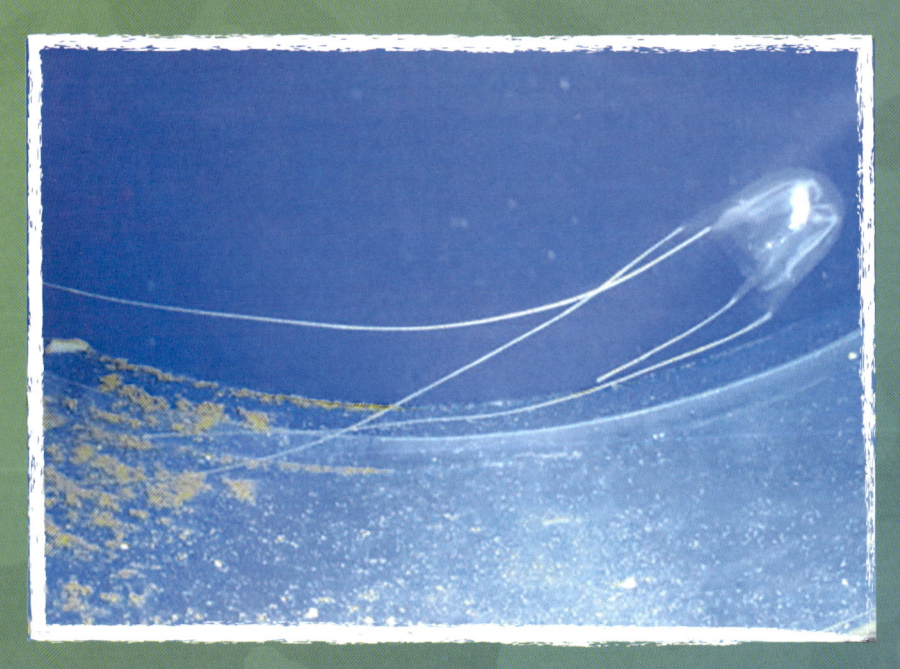

△ 灯水母的显著特点是独特的形状和4条长约20厘米的鞭状触手，其形状让人联想到灯。

灯水母蜇人虽然不致死，但是会伴随强烈的疼痛和伤口肿胀。更可怕的是，灯水母的触手即使被扯断，也能在一段时间内射出毒针。就算不直接接触灯水母，只是在海里碰到漂浮的水母毒针，也有可能被蜇。

如果被灯水母蜇了，一定要赶紧上岸，用水冲洗伤口并冰敷。如果你能确定自己没有被僧帽水母蜇，可以用醋清洗伤口，因为醋能抑制灯水母刺细胞射出的毒针。

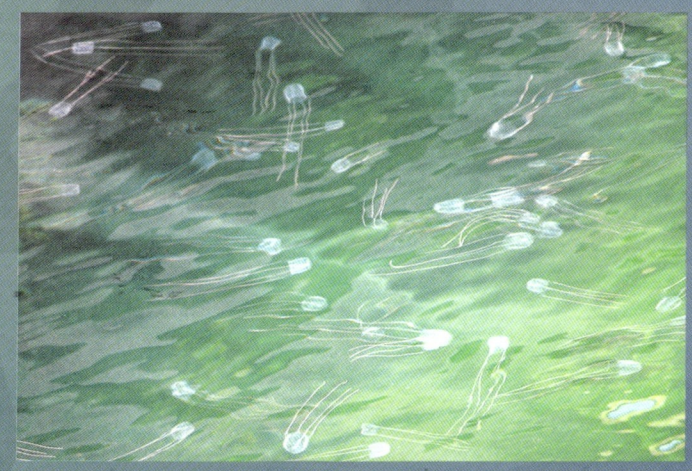

◁ 灯水母会在盂兰盆节后大量出现，如果碰上灯水母群，被蜇多次，可能会出现过敏症状。

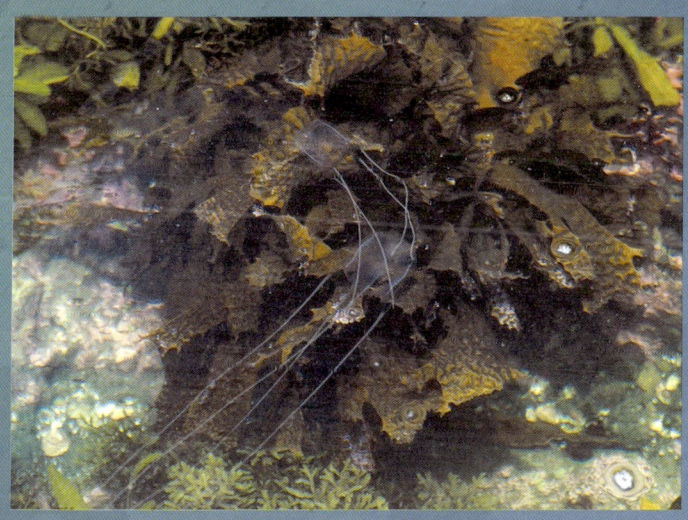

◁ 漂浮在海藻上方的灯水母。

第 6 章　水中生物毒素篇 | 141

第6章　水中生物毒素篇　档案 15

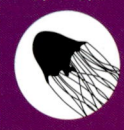

箱水母

● 危险程度：★★★★★　　● 致命程度：★★★★★

　　箱水母是最可怕的毒物之一。成年箱水母有足球那么大，就像一个透明的箱子，身后拖着 60 多条带状触须，能伸展至 3 米长。每根触须上都有无数根毒针。箱水母休息时，触须卷在一起；攻击的时候，触须就会伸开，将毒针刺入敌人体内，释放毒液。

　　如果在潜水的时候被箱水母蜇了，皮肤上会立即出现多条鲜红的伤痕，毒素很快就会扩散到心脏，危及生命。一只箱水母所含的毒素能杀死 60 个成年人，目前尚未查出这种毒素的成分和致死原理，没有任何解药。

　　美国《世界野生生物》杂志曾综合各国学者的意见，列出世界上毒性最强的 10 种生物，箱水母位居榜首。

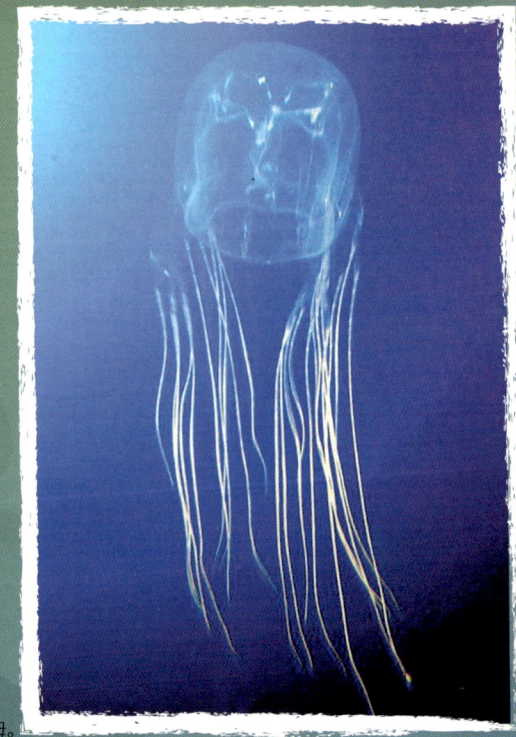

▷ 美丽却致命的箱水母。

第6章 水中生物毒素篇　档案16
棘冠海星

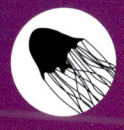

● 危险程度：★★☆☆☆　　● 致命程度：★★☆☆☆

　　棘冠海星是直径为30~60厘米的大型海星，和海胆、海参一样属于棘皮动物。它有多条触手，全身长满尖刺，日文名直译为"魔鬼海星"，是一种外形十分骇人的有毒生物。

　　大型棘冠海星一年能产一千万颗卵，小海星只需要2年左右，直径就能超过20厘米，可以开始产卵。因此，棘冠海星数量众多。

　　棘冠海星身上长着很多刺，被棘冠海星刺到的瞬间会感觉到剧烈疼痛，这种疼痛能持续几小时。症状比较严重的话，受伤1小时后还会呕吐。不过，棘冠海星的刺出乎意料地脆弱，很容易折断。一旦被刺，它的刺可能会在人体内折断而无法取出，所以要格外注意。伤口可能当时就会变肿，也可能几天后才变肿。如果人的手指被棘冠海星刺伤，手可能会肿得像棒球手套。有人会因为过敏性休克而导致伤情恶化，严重时会死亡。

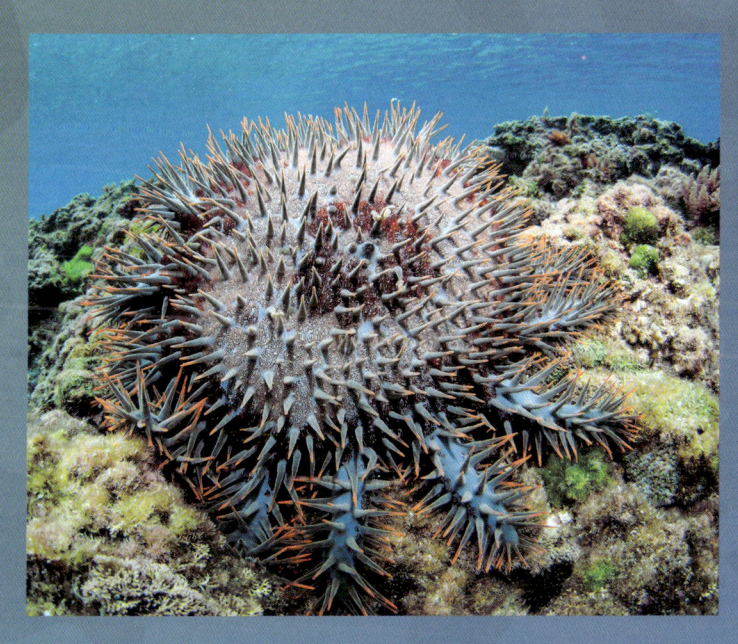

◁ 棘冠海星是一种全身长满尖刺的大型海星。它的刺有毒，被刺了会感觉到剧烈疼痛。

第6章　水中生物毒素篇 | 143

第6章　水中生物毒素篇　档案17
海蛇

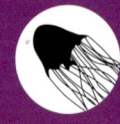

● 危险程度：★★☆☆☆　● 致命程度：★★★★☆

　　海蛇分为两栖海蛇和水栖海蛇两大类。两栖海蛇由陆生蛇进化而来，没有鳃，不能在水中呼吸。水栖海蛇可以在水里呼吸。

　　两栖海蛇没有鳍，尾巴呈桨状，适合游泳。水栖海蛇的鳞片已经退化到几乎看不见的程度，而两栖海蛇的鳞片很明显。两栖海蛇是剧毒的眼镜蛇的同类，多数两栖海蛇都有毒。水栖海蛇虽然没有毒，但是有尖牙。

　　半环扁尾海蛇属于两栖海蛇，所含的毒素是一种神经毒素，据说毒性是黄绿原矛头蝮的70~80倍。不过，半环扁尾海蛇的性情非常温顺，嘴巴也小，一般不会主动咬人。

　　龟头海蛇主要以鱼卵为食，不捕食活的动物，因此毒牙和毒腺都退化了，唾液也基本没有毒。但是，很多海蛇长相酷似龟头海蛇，如果不熟悉，很难确定是不是

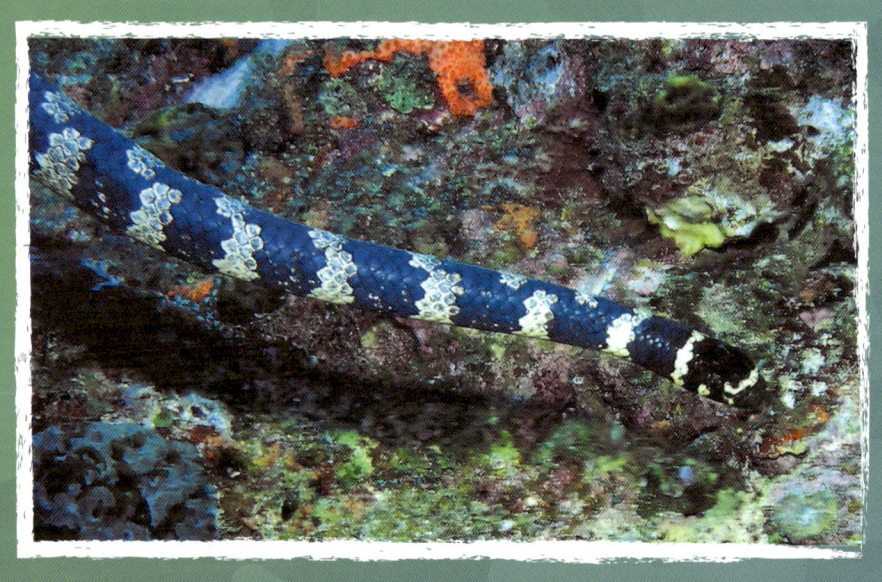

△ 半环扁尾海蛇性情温顺，但毒性极强。

其他有剧毒的海蛇，最好不要贸然接触。

　　长吻海蛇是唯一生活在远海、完全水栖的海蛇。长吻海蛇可以屏住呼吸，潜水中长达 3 个半小时。有时它们会随着暖流出现在日本近海，有时还会北上到日本北海道附近。长吻海蛇的毒牙含有神经毒素，由于毒牙很小，咬一口注入的液量也很少。但是，长吻海蛇的毒液足以置人于死地，还是非常危险的。长吻海蛇的肉也有毒，不能食用。

　　一般海蛇没有什么攻击性，但是黑头海蛇的攻击性很强，看到潜水员的身影就会冲过去。黑头海蛇的毒素属于神经毒素，中毒症状是肌肉疼痛、运动障碍、呼吸困难、手脚麻痹，严重时会导致死亡。

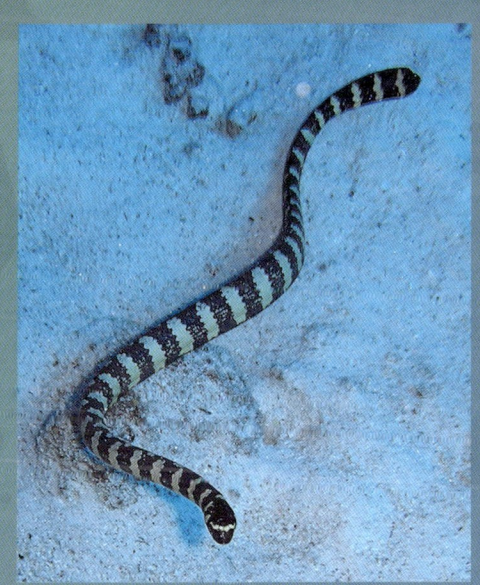

△ 与半环扁尾海蛇非常相似的龟头海蛇毒性很弱，几乎不会致人死亡。

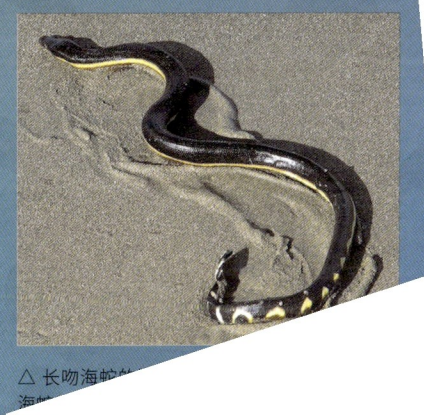

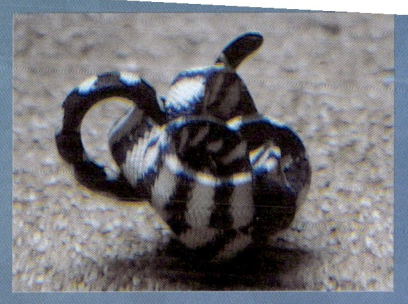

△ 长吻海蛇

△ 黑头海蛇也含有剧毒的神经毒素，攻击性很强。

第 6 章　水中生物毒素篇 | 145

第6章　水中生物毒素篇　档案18

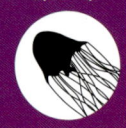

海毛虫

● 危险程度：★★★☆☆　● 致命程度：★★★★☆

　　海毛虫的身体表面覆盖着许多刚毛。海毛虫处于警戒状态时，刚毛竖立。刚毛含有海毛虫毒素，被海毛虫蜇了会出现疼痛、瘙痒、肿胀等症状。就算把刺入身体的刚毛拔出，毒液也已经注入体内，随之而来的是剧烈的疼痛、火烧般的肿胀、瘙痒。海毛虫毒素虽然不致命，但带来的瘙痒感可能会持续数周。

　　钓鱼可能会钓到海毛虫，从鱼钩上取下海毛虫时要小心。海毛虫喜欢温暖的海域，可能是受海水温度上升的影响，海毛虫的栖息区域比以前更广。除了普通的海毛虫，还有体形比较细长的扁犹帝虫，也是有毒的危险生物。

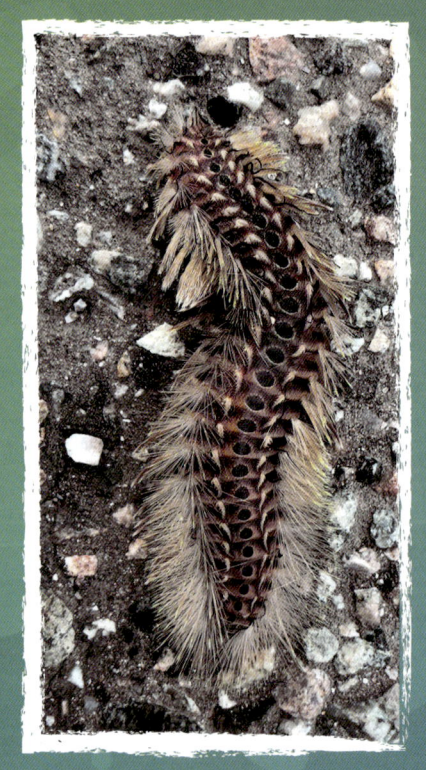

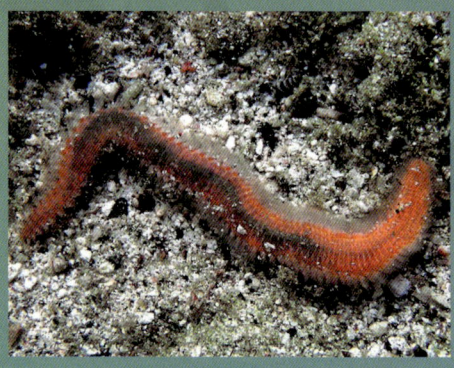

△ 扁犹帝虫也是一种海毛虫。徒手触摸会被它的刚毛蜇到，瘙痒会持续很久。

◁ 据说钓鱼时钓钩离水底沙土较近就容易钓到海毛虫，徒手取下海毛虫会被蜇，最好用工具辅助取下。

第 7 章

矿物毒素篇

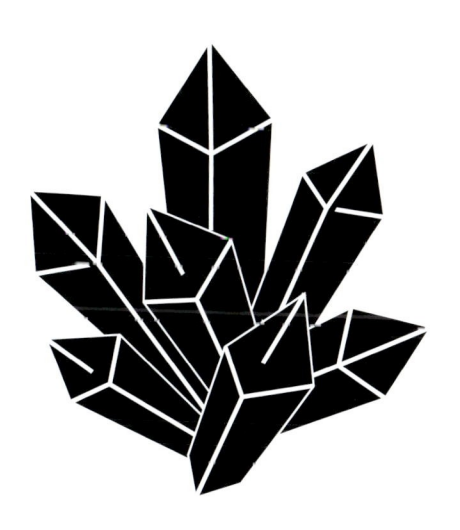

第 7 章　矿物毒素篇　档案 01
辰砂

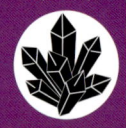

● 危险程度：★★★★☆　● 致命程度：★★★★☆

　　辰砂是毒性最强的矿物之一。将辰砂在空气中加热到 400℃~600℃，会产生水银蒸汽和亚硫酸气体，将水银蒸汽冷凝就可以得到水银。人们长时间处于会产生水银蒸汽的场所，会出现手脚颤抖、感官失灵等症状。辰砂被广泛用于制作朱漆，曾有工匠因辰砂中毒而丧命。据说在中世纪的欧洲，判处犯人去西班牙的辰砂矿服刑等同于判死刑。

　　辰砂的成分是水银和硫化汞，通常呈不透明的红褐色块状或半透明的深红色菱面体晶体。将辰砂加热到 344℃会产生黑辰砂，温度降低就会变回辰砂。

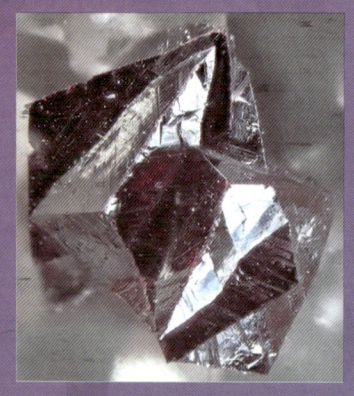

△ 只要不加热辰砂，使之产生水银蒸汽，辰砂就不会有毒。

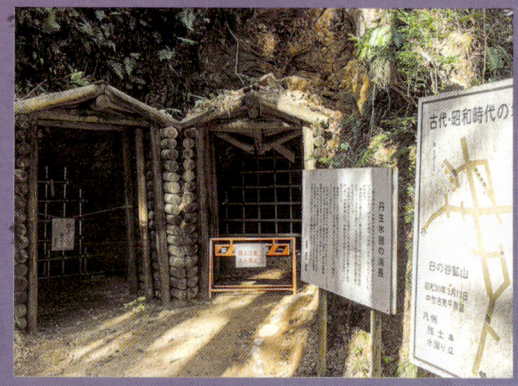

△ 长期进行辰砂开采的日本丹生矿山（现已关闭）。

第7章 矿物毒素篇 档案02

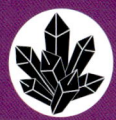

雌黄

- 危险程度：★☆☆☆☆
- 致命程度：★★☆☆☆

雌黄是砷和硫化合而成的砷硫化物，又称石黄。火山升华物和温泉沉淀物中常能见到雌黄，外观与自然硫黄相似，可以通过劈理和相对密度的差异对二者进行区别。

雌黄的毒性来自砷，但比单质砷更易溶于水。如果用手触碰雌黄后舔手，后果不堪设想。因此，接触雌黄必须做好万全的准备——戴好护目镜和手套，戴上口罩以防吸入粉尘。保存雌黄必须使用专用容器，不能将其带入吃饭的场所，尽量避免雌黄粉末飞散。

说起雌黄的用途，很久以前人们会用雌黄制作黄色的颜料，文艺复兴时期的著名画作《酒神巴库斯与阿里阿德涅》就用了这种颜料。但因为该颜料有毒，现在已经不再使用。

鸡冠石同样可以用于制作黄色颜料。鸡冠石虽然不是水溶性的，但也是由砷和硫组成的矿物，是有毒的。它在光照和水汽的影响下会变成蔷薇鸡冠石，不如雌黄适合做颜料。

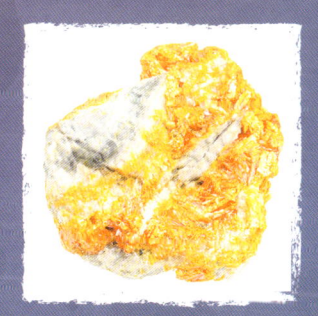

◁ 雌黄极易溶于水，操作时要格外小心。

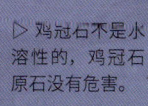

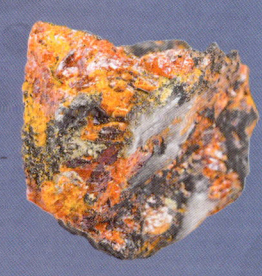

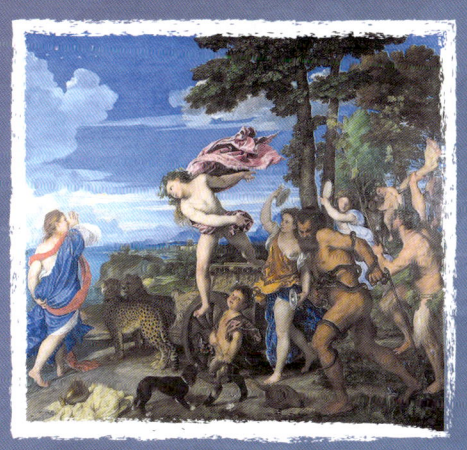

▷ 鸡冠石不是水溶性的，鸡冠石原石没有危害。

△ 文艺复兴时期的画家提香·韦切利奥的画作《酒神巴库斯与阿里阿德涅》。

第7章 矿物毒素篇 档案03
砷黄铁矿

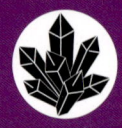

● 危险程度：★★☆☆☆ ● 致命程度：★☆☆☆☆

　　砷黄铁矿是砷、铁和硫组成的化合物，是用于制备亚砷酸的重要矿物。砷黄铁矿有毒，古代被称为"毒砂"。加热砷黄铁矿，使其中的砷分离出来，能产生剧毒的亚砷酸（该过程称为烧制亚砷酸）。砷黄铁矿原石本身没有毒性，但是表面可能会因风化而生成或附着砷华等有害的砷化合物，如果徒手触碰，最好赶快洗手。

　　用锤子敲击砷黄铁矿，会闻到硫特有的类似大蒜的恶臭。加入硝酸能使砷黄铁矿分解，析出海绵质的硫，与空气中的水分反应会生成硫酸，最终分解。因此，砷黄铁矿需要妥善保存。

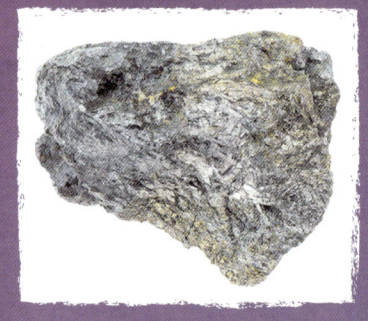

◁ 用于制备亚砷酸的砷黄铁矿。

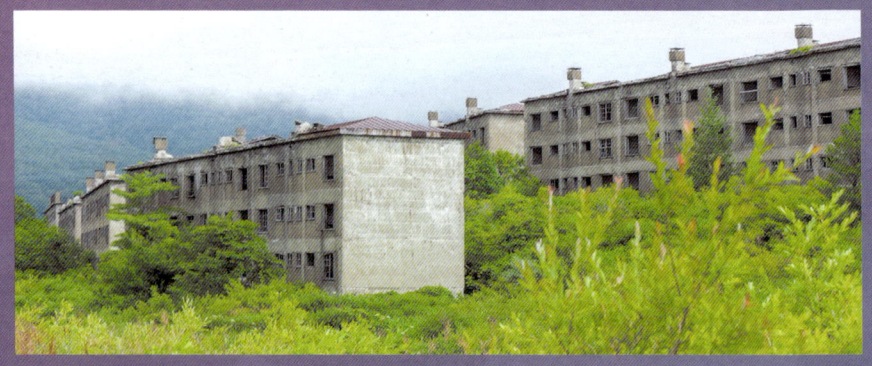

△ 出产砷黄铁矿的日本松尾矿山（现已关闭）。

第7章 矿物毒素篇 档案04

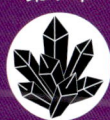

石棉

● 危险程度：★★★★☆ ● 致命程度：★★★★☆

石棉不单指一种矿物，它由镁、硅、氧、氢等元素复合而成，已知的石棉包括蛇纹石类的温石棉（白石棉）和角闪石类的黑石棉（青石棉）、褐石棉、直闪石棉、透角闪石棉、阳起石棉。

很多矿石有毒是由于其化学性质，但石棉会破坏人的肺细胞。石棉纤维非常细，仅为头发的五千分之一，吸入肺部无法完全排出，会残留在肺部，破坏生物组织，引发石棉肺、肺癌、间皮瘤等疾病。

石棉具有良好的耐热性、隔热性、隔音性、耐腐蚀性、绝缘性等，延展性强，比较柔软，可加工成丝或布。由于其性能优异、价格低廉，被广泛应用于建筑材料、汽车、家庭用品等各个领域。

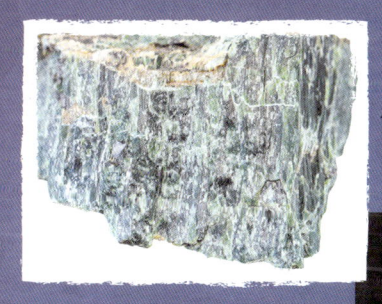

◁ 最具代表性的温石棉。温石棉原石没有危害。

▷ 石棉纤维的危险之处在于，长期使用会在不知不觉中大量吸入这种纤维，最终引发肺癌或间皮瘤等疾病。

第7章　矿物毒素篇　档案05
方铅矿

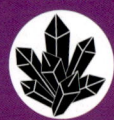

● 危险程度：★★☆☆☆　● 致命程度：★★☆☆☆

　　方铅矿是用于提炼铅的重要矿物，通常形态为规整的立方形晶体，有银色光泽。如果用锤子敲击，会碎成更小的立方形晶体。铅是柔软的金属，而方铅矿由于含有硫，非常脆，化学性质较活泼。

　　铅在古代是常用的金属之一，但也是一种神经毒素，会对神经造成损害。过去，日本的艺伎和歌舞伎演员使用以铅白为原料制作的化妆用白粉，导致铅中毒，身患重病，有些人甚至因此丧命。直到1934年，才开始禁止制造含铅的白粉。

　　据说，罗马时代人们会用铅来处理酸味过重的葡萄酒。葡萄酒的酸味是酒石酸造成的，酒石酸和铅形成的化合物酒石酸铅有甜味。因此，人们习惯用铅锅加热葡萄酒饮用。罗马帝国的第五代皇帝尼禄非常喜欢喝热红酒，有一种说法认为，年轻时聪明绝顶的尼禄之所以会在晚年做出种种暴行，正是因为铅中毒。

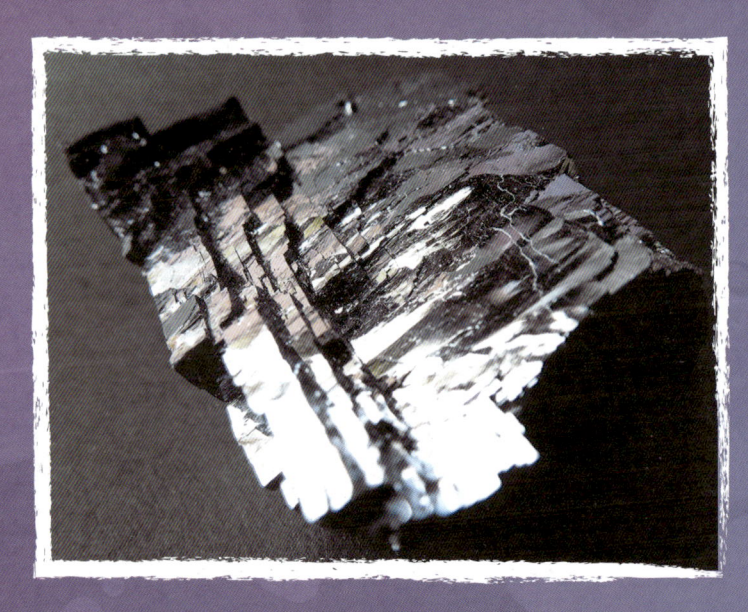

◁ 方铅矿是用来提炼铅的重要矿物。

此外，在贝多芬生活的18世纪，欧洲流行在葡萄酒里撒一种白色粉末再喝，那种白色粉末大概含铅，能形成酒石酸铅，让酒变甜。贝多芬很喜欢喝葡萄酒，有人说他失聪的原因和死因都是铅中毒。从贝多芬的毛发中检测出的铅含量接近普通人的100倍。

铅除了能用于制作焊锡、霰弹枪子弹外，还能用于制作晶体玻璃，晶体玻璃中氧化铅的比例为25%~35%。经常有野兽因为吃了被霰弹枪打倒的猎物而铅中毒，含铅的低温铅釉陶器也存在安全问题。低温铅釉陶器中比较有名的是乐烧抹茶碗，因为抹茶碗不是特别常用的器皿，似乎问题不大。除此之外，低温铅釉陶器还被用作装饰品。

近年来，无铅焊锡成为主流，电商出口的家电产品也禁止使用含铅焊锡。人们发出无铅的晶体玻璃，但价格昂贵。

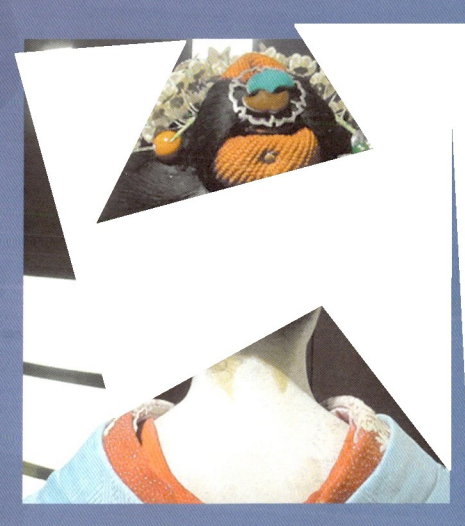

△ 歌舞伎脖子上涂的白粉。

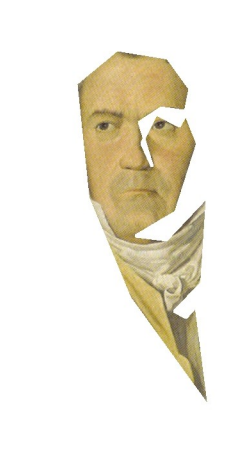

△ 奥地利画家费迪南德·格奥尔格·瓦尔德穆勒于1823年绘制的贝多芬画像。有人对贝多芬的遗体进行检查，发现他毛发中的铅含量接近普通人的100倍。

第7章　矿物毒素篇　档案06
辉锑矿

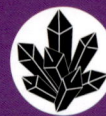

● 危险程度：★★☆☆☆　● 致命程度：★☆☆☆☆

辉锑矿是锑和硫的化合物，自古以来人们就知道锑有毒。辉锑矿是一种铅灰色结晶，表面有美丽的银色光泽，过去人们用它来装饰豪华的餐具。但是，辉锑矿放置久了会逐渐氧化变黑，而且硬度只有2，稍有不慎表面就会有划痕，使用时要小心。辉锑矿有毒，而且熔点很低，稍微用火烤一下就会熔化，需要妥善保存。

如上所述，辉锑矿的毒性来自锑。锑是两性元素，包括半金属状态的锑、有金属光泽的单质锑和黄色非金属状态的锑这三种同素异形体。锑在自然界中多以氧化物或硫化物的形式存在。单质锑和锑的化合物具有很强的毒性，会引发胃痛、腹泻、皮炎、支气管炎等，但其毒性远不及砷。

锑合金固化时会膨胀，曾用于制造铅字，现在多用于制作搪瓷、涂料、橡胶硬化剂。此外，高纯度的金属锑也是极其重要的半导体材料。

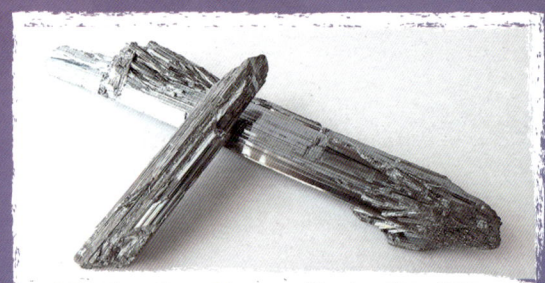

◁ 矿物爱好者热衷的辉锑矿结晶。

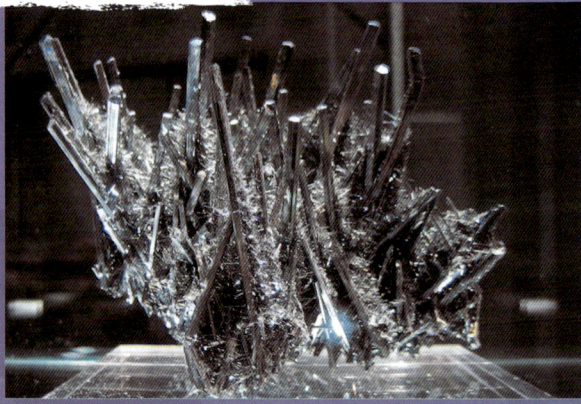

▷ 美国卡内基自然历史博物馆展出的辉锑矿结晶。

第7章 矿物毒素篇　档案07
钙铀云母

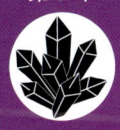

● 危险程度：★★★★☆　　● 致命程度：★★★★☆

　　铀作为核反应堆的燃料可谓无人不知。天然铀包含质量数为 235 的铀 -235 和质量数为 238 的铀 -238，其中铀 -235 能被用作核反应堆燃料。但是，天然铀中铀 -235 仅占 0.7%，剩下的 99.3% 都是不能当燃料的铀 -238。

　　铀是一种有毒的物质，毒性包含两方面。首先，它与一般的毒物相同，都具有化学毒性。铀的化学毒性强弱取决于其化学形态及摄入方式（吸入还是口服）。单质铀的毒性和砷的毒性差不多。不同的铀化合物在消化道中的吸收情况不同，大部分能通过尿液排出。在动物实验中，铀中毒主要对肾脏和肝脏产生影响，也会影响胎儿。

　　铀的毒性更离不开其放射性。铀连续进行原子核衰变反应，转变为钍、镭、氡等放射性元素。它在衰变过程中会发出各种有害的放射线，生成的放射性元素还会继续发生原子核衰变反应并发出放射线。放射线有很多种，都具有很高的能量，十分危险，会对人体造成致命伤害。但是，如果合理利用，放射线对于医治癌症、肿瘤也颇有疗效。

　　铜铀云母是磷酸离子、铜和铀的化合物。铜铀云母的外观是像棱镜一样的绿色结晶，能形成花岗质岩石的二次矿床。铜铀云母的毒性来自铀原子核衰变产生的放射线。除放射线外，铀原子核衰变生成的气体元素氡会侵入温泉和地下室，可能会诱发肺癌。

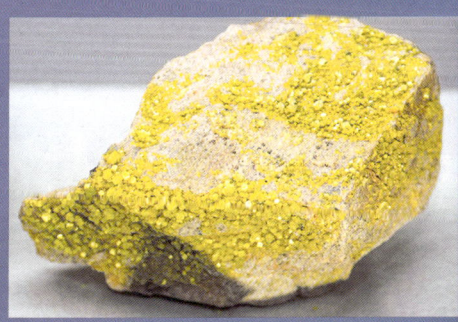

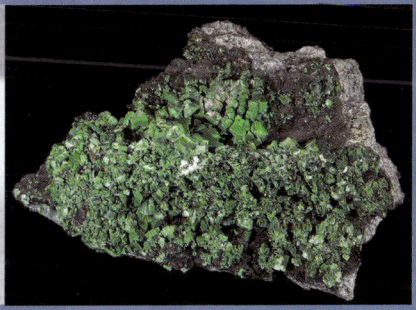

△ 左图为钙铀云母，右图为铜铀云母。

第7章 矿物毒素篇 档案08
晶质铀矿

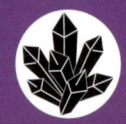

● 危险程度：★★★☆☆　● 致命程度：★★★☆☆

晶质铀矿常含镭。

1898年，皮埃尔·居里和玛丽·居里夫妇通过测量放射线和光谱发现了镭。后来，玛丽·居里从氯化镭中分离出金属镭。

镭的化学性质活泼，能与水剧烈反应，易溶于酸。镭在空气中易被氧化，发出蓝白色的光。镭自身衰变只会释放α射线，衰变产生的子核继续衰变还会释放β射线和γ射线等。镭-224、镭-226、镭-228会致癌，一定要小心。

20世纪60年代以前，镭被用作手表表盘的夜光涂料。当时，工厂女工手动在

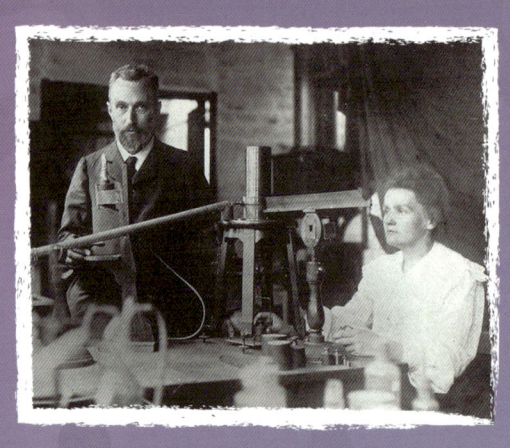

◁ 皮埃尔·居里（左）和玛丽·居里（右）凭借在放射性方面的发现获得诺贝尔物理学奖。他们面前摆放的是测量放射性的仪器。

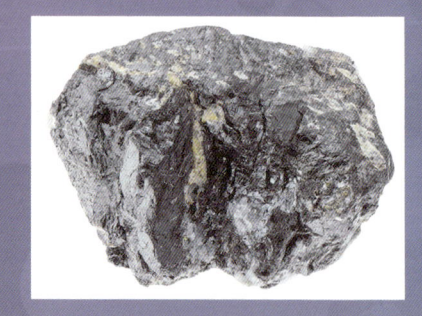

▷ 含少量镭的晶质铀矿。

手表上涂镭,她们润笔时直接用嘴唇抿蘸了镭的毛笔。后来,很多手表生产线上的女工患了怪病,最终死亡。其实,罪魁祸首就是镭。这是1910~1929年发生的事。美国新泽西州一家手表工厂的女工曾将工厂告上法庭。这些女工最终获得了赔偿,人们称她们为"镭姑娘"。这次诉讼成为法律保障员工拥有起诉公司权利的首个案例,也是劳动法历史上具有划时代意义的事件。

"镭姑娘"们的斗争拯救了众多劳动者。1987年,这起事件被拍成电影。

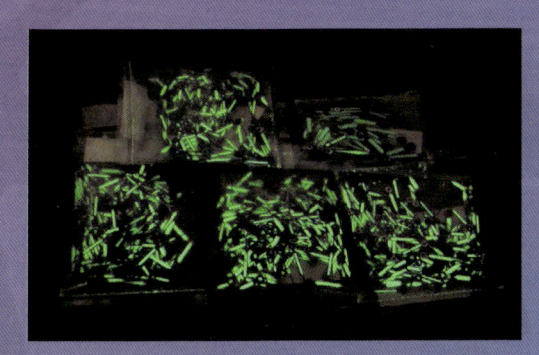

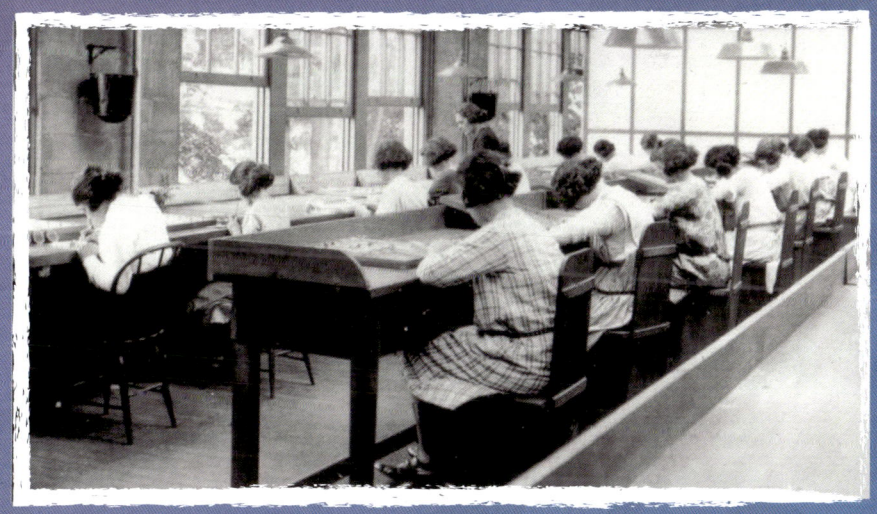

◁ 含镭物质在不可见光的照射下发出绿色的光芒。

△ 在美国手表工厂工作的女工们。她们用嘴抿蘸了镭的笔尖,很多人受到辐射,甚至不幸身亡。

第7章 矿物毒素篇 | 157

第 7 章　矿物毒素篇　档案 09

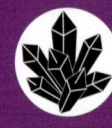

硫砷铊铅矿

● 危险程度：★★★☆☆　● 致命程度：★★★★★

　　由铊、铅、砷 3 种剧毒元素组成的可怕矿石就是硫砷铊铅矿，与这种矿石打交道需要特别小心。

　　铊是 1861 年才发现的新元素。铊这个名字来自希腊语"嫩枝"，因为铊的焰色反应呈嫩绿色。虽然它的名字很清新，但人们一开始就发现它有剧毒。当时，砒霜是用于暗杀的主流毒药，但自从有了能检测砒霜的简单可靠的方法，用砒霜下毒会很快暴露，砒霜因此沦为"愚者之毒"，取而代之的是铊。

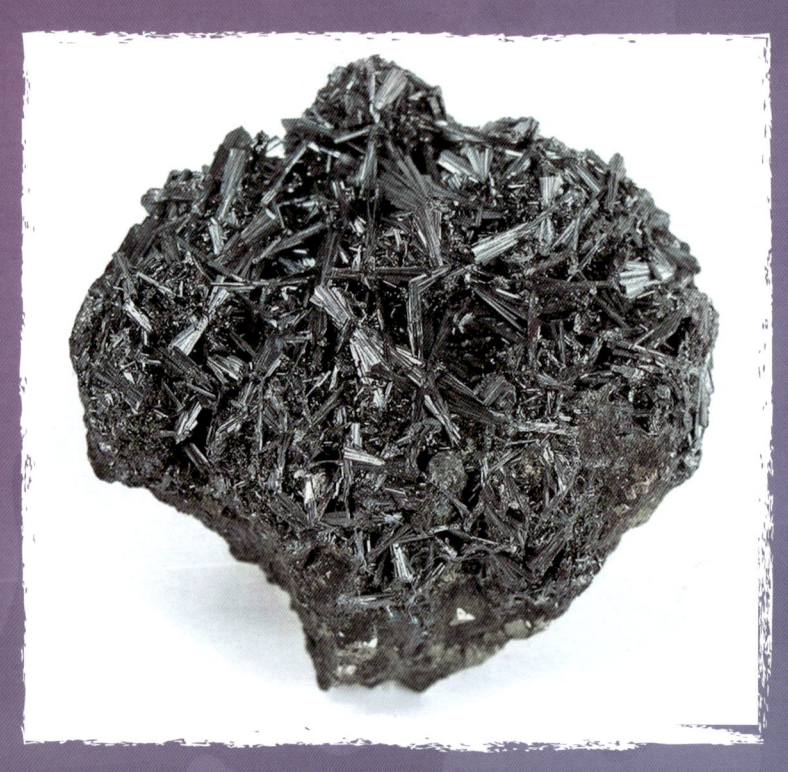

△ 含铊、铅、砷的硫砷铊铅矿。

著名推理小说家阿加莎·克里斯蒂曾当过随军护士，她对毒药颇有研究。据她说，当时很少有医生能诊断出铊中毒的症状，大多随意冠一个病名加以治疗。

　　实际上，铊不仅可以通过消化系统吸收，还可以通过皮肤和呼吸道吸收。单质铊对成年男性的最小致死量是 5.714 毫克 / 千克。

　　铊中毒的主要症状有心动过速、血压过高或过低、心律不齐、心动过缓等。中毒后几天内会出现脱发、手脚发麻等明显的症状，还可能会出现皮炎、失明、半身不遂、指甲产生米氏线等症状。中毒后 24~72 小时可能会出现呼吸衰竭、急性呼吸窘迫综合征、急性肺损伤，中毒症状简直像百货商店里商品的种类一样多。

　　2011 年，日本的田边三菱制药公司发生了铊投毒案，凶手使用的是硫酸铊。当时，田边三菱制药横滨事业所的研究员小玉信之仅仅出于"想让同事难受"这个理由，让 5 个同事喝下含硫酸铊的乌龙茶。5 名受害者的年龄介于 20~50 岁之间，他们在之后大约 5 个月的时间里出现了全身疼痛、脱发等中毒症状。

第7章　矿物毒素篇　档案 10

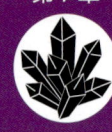

胆矾

● 危险程度：★★★☆☆　● 致命程度：★★★★☆

　　胆矾是硫酸铜的一种。硫酸铜容易形成大型结晶，有水时呈现晶莹剔透的美丽蓝色，脱水的结晶表面会慢慢变成白色的粉末，整体呈现沙沙的质感。

　　胆矾的毒性很强，仅 10~20 克就能致死。胆矾极易溶于水，铜矿坑道顶滴下的胆矾令矿工们十分害怕，因为强酸性的胆矾能使皮肤溃烂。

　　日本的足尾铜矿曾发生矿毒事件。在这起事件中，铜矿排出的矿毒流入渡良濑川，导致大量鱼类死亡、农作物枯萎。1892 年的调查表明，足尾铜矿排出的矿毒主要成分是铜的化合物、氧化亚铁和硫酸。1971 年，人们又从附近农田收获的大米中检测

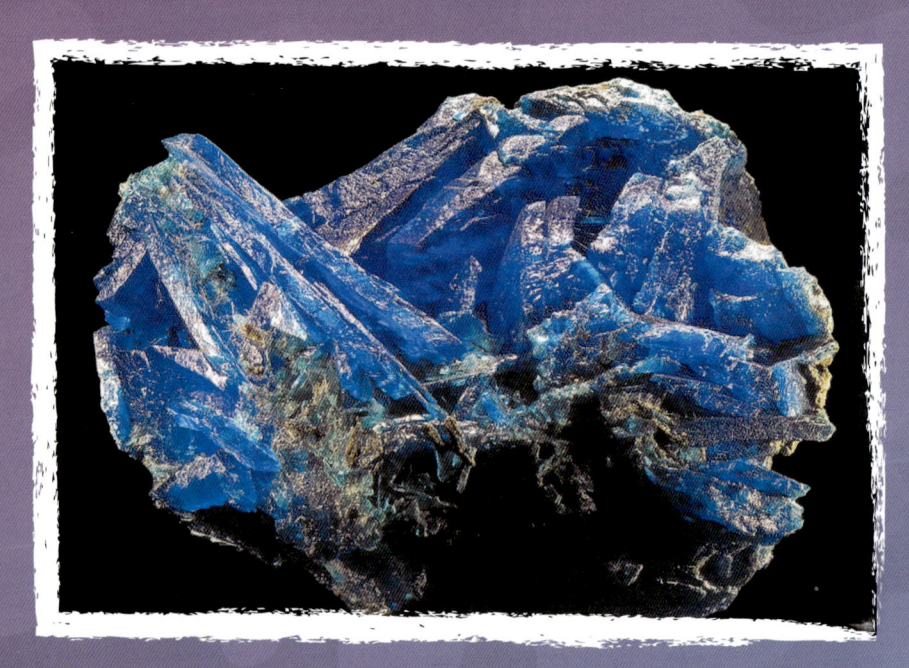

△ 日本多个矿山出产胆矾，足尾铜矿就是其中之一。

出镉，镉对人体有危害，这也是日本富山县神通川流域出现痛痛病的原因。

不同于镉，铜是人体必需的元素，但是过量摄取也会中毒。特别是动植物，如果吸收了过量的铜，可能会死亡。这就是人们在积水中放入铜线就可以消灭孑孓的原因。

铜的经口致死量为 200 毫克 / 千克，一旦大量摄入，铜会迅速转移到红细胞中，引起溶血，导致肾脏坏死，伴随肝脏坏死及水肿。

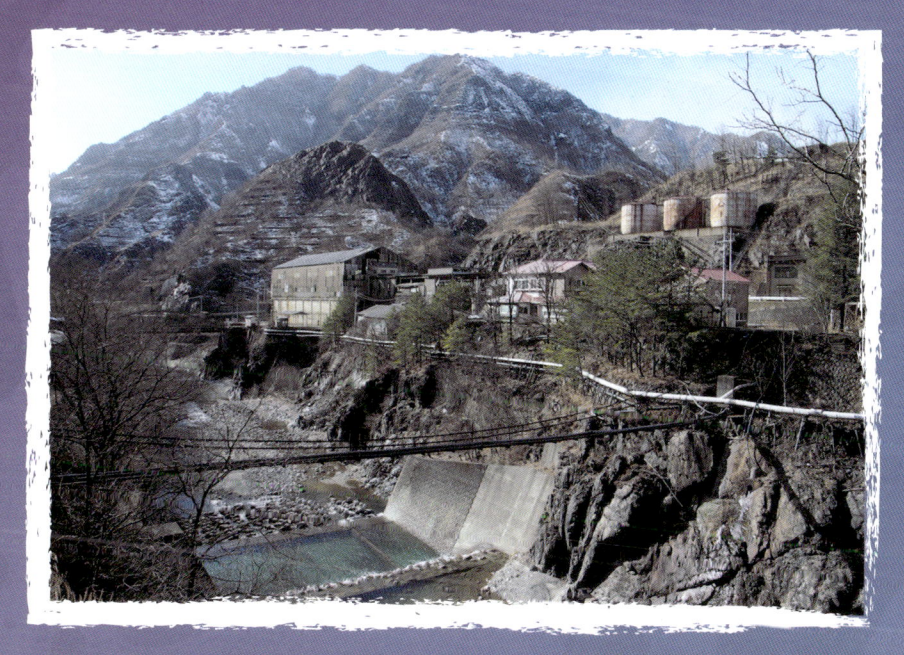

△ 足尾铜矿遗迹，下方是受矿毒污染的渡良濑川。

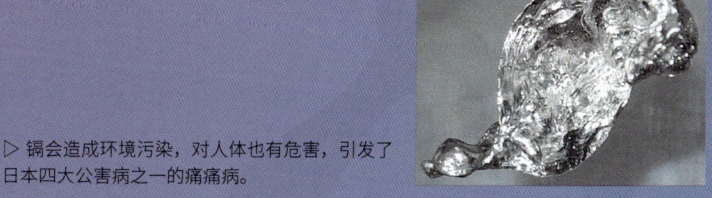

▷ 镉会造成环境污染，对人体也有危害，引发了日本四大公害病之一的痛痛病。

第 7 章　矿物毒素篇 | 161

第7章 矿物毒素篇 档案11
碳酸钡矿

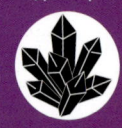

● 危险程度：★☆☆☆☆　● 致命程度：★☆☆☆☆

碳酸钡矿（毒重石）是含钡的碳酸盐矿物，是一种非常重的矿物。它的毒性很弱，不溶于水，不是很难处理。其特点是在紫外线的照射下会发出青白色的荧光。

钡在地壳中的含量为 0.05% 左右，作为稀有金属，被广泛应用于制作合金、研磨剂、陶瓷、润滑油等。

水溶性的钡化合物毒性很强，摄入人体会刺激肌肉组织，导致呼吸肌麻痹、肠胃炎、心律不齐等。钡在肠道中被人体吸收，通过尿液和粪便排出（90% 会随粪便排出）。

X射线造影剂用到的硫酸钡不溶于水和胃液，不会被人体吸收，能直接排出去，所以比较安全。

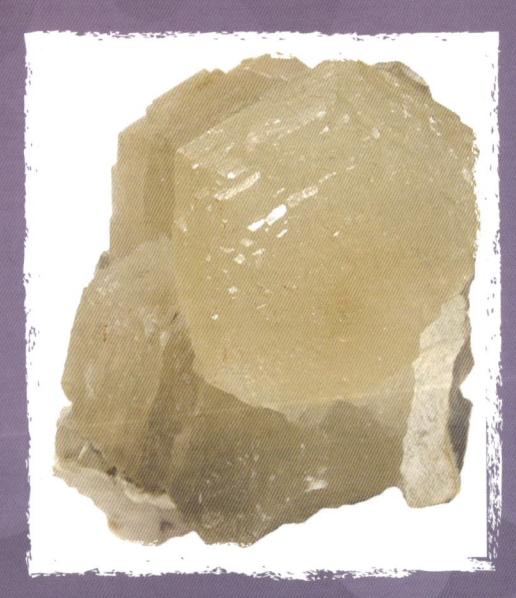

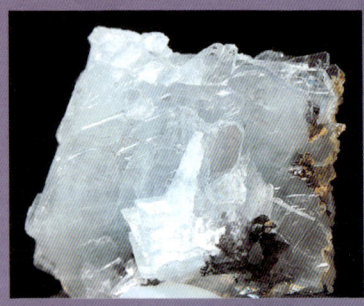

△ 重晶石是常用来提炼钡的原料。

◁ 碳酸钡矿多产于英国。

第 8 章

化学毒素篇

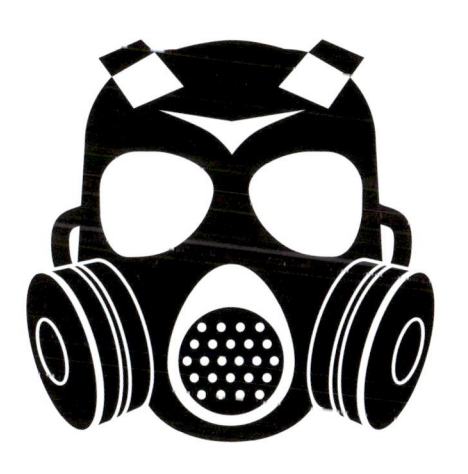

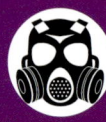

第8章 化学毒素篇　档案01
香烟

传说香烟起源于公元前5000~前3000年。当时，南美洲的安第斯山脉有人种植烟草。15世纪，烟草从美洲传到欧洲。香烟包括很多种类，有用干燥烟叶卷制成的雪茄，也有用纸片卷烟丝制成的卷烟。还可以在烟丝中加入香料，用烟斗吸。

△ 尼古丁的结构式。

吸烟的时候，烟叶被加热，一些挥发性成分会随着烟雾飘出来。香烟的烟雾中含有200多种有害物质，包括依赖性较强的尼古丁、焦油以及一氧化碳等。

如果用半数致死量来比较，尼古丁的毒性比以剧毒闻名的氰化钾还强。过去甚至有"3支纸卷烟可以杀死1个成年人"的说法。此外，香烟还含有50种以上的致癌物质，已被证实会引起肺癌等癌症。

世界卫生组织于2019年5月公布，全世界每年因吸烟和吸二手烟而死亡的至少有800万人，其中有100万人死于吸二手烟。报告还称，共有6万多个未满5岁的儿童死于呼吸道传染病。

某些电子烟的烟雾也和香烟一样，含有尼古丁等有害物质。

第8章　化学毒素篇　档案02
除草剂

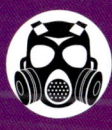

除草剂是能使杂草枯萎的农药。最早推广使用的除草剂是 2,4- 二氯苯氧乙酸（2,4-D），第二次世界大战后不久开始使用。这种除草剂很容易生产，可以使阔叶植物枯萎，但不会对禾本科植物产生影响，至今还在使用。

在越南战争中，美军通过大面积喷洒 2,4-D 使越南的丛林枯萎。2,4-D 含有杂质二噁英，导致当地多有畸形儿，2,4-D 的危害性成为不可忽视的问题。

1965 年，日本开始发售百草枯。百草枯的毒性很强，有人因此中毒。为了减弱毒性，1986 年，人们研发出百草枯和敌草快的混合制剂，上市后中毒人数大幅减少。但百草枯的毒性依然很强，中毒死亡人数至今仍占日本农药中毒死亡人数的 40%。2000 年，日本百草枯中毒死亡人数为 293 人，2001 年为 216 人。

20 世纪 70 年代，草脱净问世，但是欧洲人怀疑草脱净会污染地下水——草脱净需要几周时间才能分解，在此期间会随降雨渗入地下。

农达是 20 世纪 80 年代中期引进的一种非选择性除草剂，能使所有与之直接接触的植物枯萎。现在，人们通过基因改造培育出具有耐药性的作物，并把农达和抗性作物种子（转基因作物）搭配销售。这一销售策略十分奏效，如今农达已经成为杂草防治的主要除草剂。

△ 2,4- 二氯苯氧乙酸的结构式。

△ 百草枯的结构式。

△ 农达的结构式。

第8章 化学毒素篇 档案03
杀菌剂

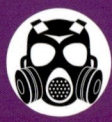

杀菌剂是用来杀死霉菌等有害微生物的药剂,可分为医用、食品用、农业用杀菌剂。医用杀菌剂有碘酒、红汞、乙醇、过氧化氢等;食品用杀菌剂有臭氧水等。

19世纪后半叶,在法国波尔多,人们偶然发现波尔多液(由硫酸铜和生石灰掺水配成)对葡萄的霜霉病有效,将其用作农药,这就是农业方面使用杀菌剂的开端。现在人们还在使用波尔多液。

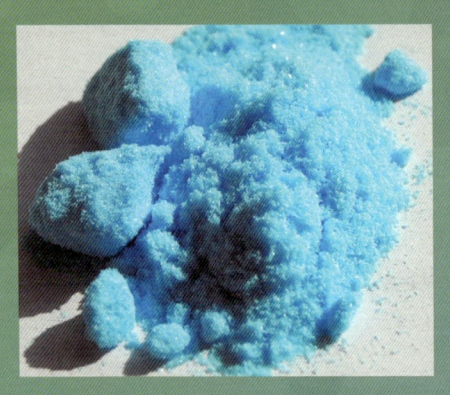

△ 用于配制波尔多液的硫酸铜。

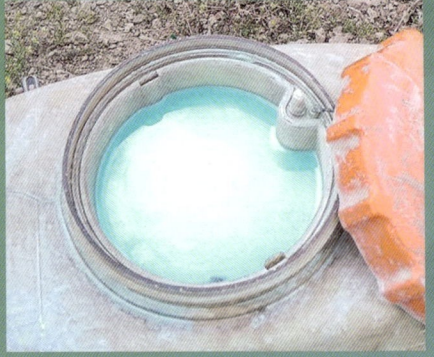

△ 波尔多液。

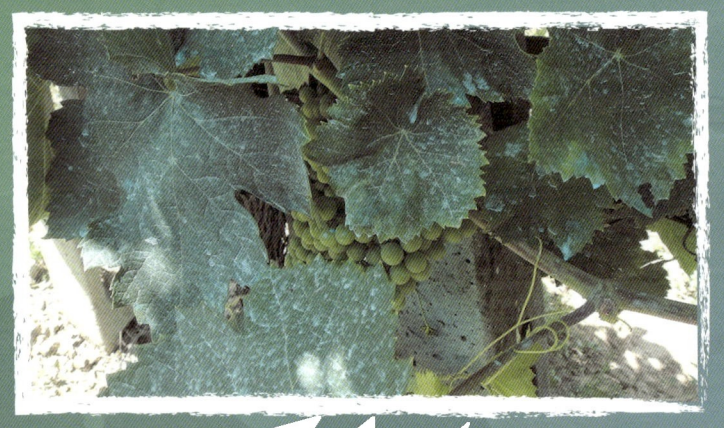

◁ 喷洒了波尔多液的葡萄叶。

1950年，日本人发现用熟石灰稀释乙酸苯汞，对治疗稻瘟病有显著效果，为水稻增产做出了巨大贡献。

　　为了治疗水稻的恶苗病，人们尝试用福尔马林对稻种进行消毒，后来发现乙酸苯汞和甲氧乙氯汞更有效，于是便推广使用。

　　然而，到了20世纪60年代，相关研究证实有机汞会诱发水俣病，开始禁用含水银的农药。后来，为了治疗稻瘟病，人们又研发出灭瘟素和春雷霉素等抗生素。

　　此外，氯化苦也能用来杀灭土壤里的细菌。氯化苦的毒性和挥发性非常强，曾引发过中毒事件。

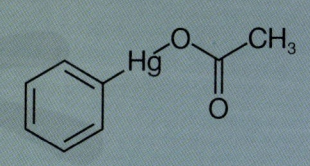

△ 乙酸苯汞的结构式。

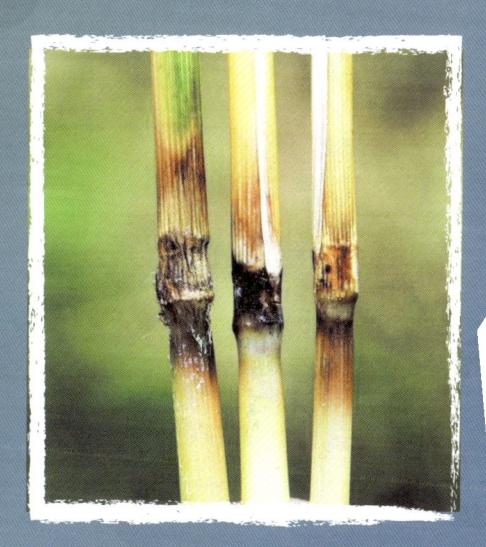

△ 感染稻瘟病的水稻。

△ 春雷霉素的结构式。

△ 氯化苦的结构式。

第8章　化学毒素篇 | 167

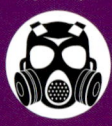

第8章 化学毒素篇 档案04
杀虫剂

杀虫剂是用来杀死对人类和农作物有害的害虫的药剂。

1732年，由于害虫鞘翅瓢蜡蝉啃食水稻，日本发生享保大饥荒。有人在田里洒鲸油，把水稻上的鞘翅瓢蜡蝉掸入水里，使其窒息而死。但是，鲸油价格昂贵，一般人用不起，只能向神佛祈祷消灭害虫。

20世纪30年代，有机氯类杀虫剂（DDT、BHC等）和有机磷类杀虫剂（对硫磷、杀螟硫磷等）相继问世，并在二战后正式投入使用。但是，有机氯类物质很难自然分解，会在人和动物体内聚积。自20世纪60年代开始，有机氯类物质的危害性受到重视，一度停止生产和销售有机氯类杀虫剂。很多有机磷类物质对人和动物也有很强的毒性，有机磷类杀虫剂也有一定的危害性。

后来，人们参考毒扁豆的有毒生物碱成分毒扁豆碱，研发出与有机磷类同样具有神经毒素的氨基甲酸酯类杀虫剂。此外，还有以除虫菊成分（拟除虫菊酯）为主、毒性较弱的除虫菊类杀虫剂，一般家庭经常使用的就是这种杀虫剂，杀虫效果好，并且经过改良，对人和动物的危害更小。

最近，人们又研发出以减毒尼古丁为主要成分的新烟碱类杀虫剂，杀虫效果好，对人的危害小。但是，专家质疑新烟碱类可能会影响蜜蜂的归巢本能。

△ 毒扁豆碱的结构式。

△ 拟除虫菊酯的结构式。

第8章 化学毒素篇 档案05
化学武器

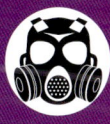

人类通过化学方法制备了很多有毒物质，如除草剂、杀虫剂、杀菌剂等。而进一步提高毒性，以杀人为目的开发的毒物就是化学武器，令人闻风丧胆。

第一次世界大战中，德军使用氯气作为化学武器。他们直接使用工业氯气，威力强大。

后来，德军还用了有芥末气味的芥子毒气。让人意想不到的是，被芥子毒气攻击的士兵的癌症有所缓解。人们受此启发，研发出与芥子毒气结构相似的烷化剂类抗肿瘤药物，这显得有些讽刺。

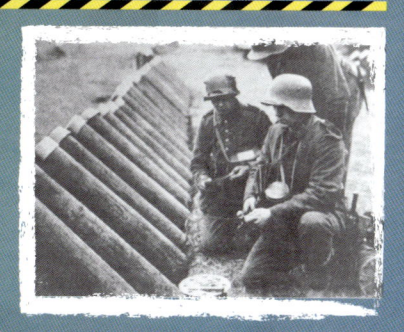

△ 1916年，第一次世界大战中德军士兵正在准备投射化学武器。

化学武器威力强大，且容易制造，只要有设备和材料就可以。最著名的化学武器是在研发有机磷类杀虫剂的过程中发现的沙林、梭曼和VX神经毒剂。日本奥姆真理教事件中，凶手在电车内释放沙林毒气，造成多人死亡。

△ 芥子毒气的结构式。

△ 沙林的结构式。

△ 梭曼的结构式。

△ VX神经毒剂的结构式。

第8章 化学毒素篇 | 169

第8章 化学毒素篇 档案06
微塑料

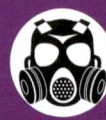

塑料是日常生活必需的材料，因为兼具美观、稳定、便宜这三大优势，被大量使用。然而，塑料是很多日益严重的污染问题的元凶。塑料的稳定性本来是优点，现在却成了弊端。过去人们就知道塑料制品长期置于自然环境中会有危害，而最近更加吸引人们关注的是微塑料。

微塑料具体有多小？一般来说，直径小于5毫米的塑料颗粒就是微塑料。现实中有很多直径不足1毫米的极其微小的微塑料。

微塑料是排放到自然环境中的塑料制品因紫外线的照射而老化、因机械刺激而被破坏、流入河海中经风浪切割而成的。微塑料能吸附海水中的有机物。鱼类会不知不觉将含有污染物的微塑料摄入体内。不仅仅是鱼，浮游生物也难以幸免。

我们很难从海水中回收微塑料。我们能做的是不把微塑料排放到自然环境中，非必要不使用塑料制品，对塑料垃圾进行分类回收，努力实现资源再利用。

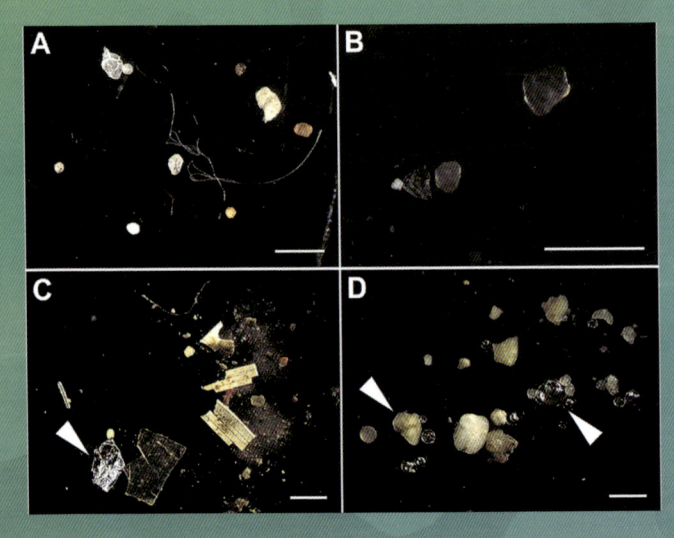

◁ 德国境内4条河流的沉积物中的微塑料。

第 9 章

中毒案件篇

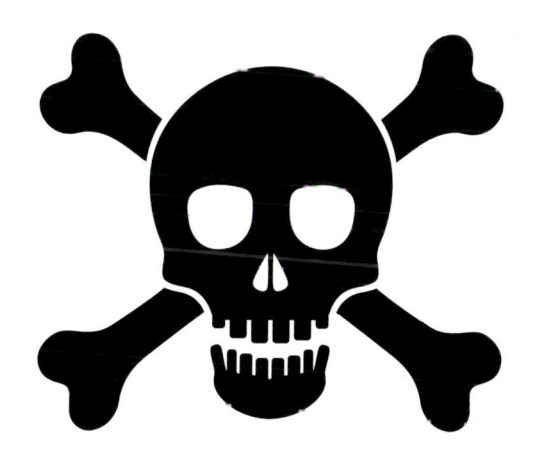

第9章 中毒案件篇 档案01
甲醇投毒杀人案

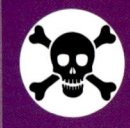

● 案发时间：2016 年 3 月 11 日、2022 年 9 月 16 日　● 毒物：甲醇

　　2016 年 3 月，日本兵库县西宫市发生了一起甲醇投毒杀人案。48 岁的女性大川房子让时年 59 岁的丈夫喝下混有乙醇燃料的酒，导致丈夫因多脏器衰竭而死亡。医院对她丈夫的血液和尿液进行检查，检测出甲醇才察觉端倪。嫌疑人大川房子虽然承认在酒里放了乙醇燃料，但她声称并没有杀人的企图，因此无法认定为谋杀，最终只能以故意伤害致人死亡罪起诉她。

　　2022 年 9 月 16 日，家住东京市大田区的 40 岁男子 Y 因使用有毒的甲醇杀害妻子被逮捕。嫌疑人在家中让时年 40 岁的妻子服下甲醇，将其杀害。警方经调查得知，几年前这对夫妻的关系就恶化了。由于 Y 一直不承认是他下的毒，警方只得加紧查明犯罪动机和甲醇的来源。

　　甲醇是无色液体，主要被用作涂料和工业溶剂。甲醇的气味和味道都很像乙醇，但甲醇的危害极大，大量摄入会使人心律不齐、意识模糊甚至心跳停止。摄入甲醇后 30 分钟~6 小时会出现头痛、中枢神经异常等症状，6 小时~30 小时会出现痉挛、呼吸困难等症状。

　　如果在进行研究时使用甲醇，使用者有义务在保存、使用情况登记本上记录。日本《毒物及剧毒物取缔法》将含量为 100% 的甲醇纳入限制清单，规定必须向政府登记后才能制造和销售甲醇。此外，甲醇的购买条件非常严格，需要确认本人身份并询问用途。然而，本案的嫌疑人 Y 恰恰就在甲醇生产公司工作。

　　这起甲醇投毒杀人案案发时，周围的人都以为他妻子是病死的，没有人怀疑是他杀。但由于死因不明，相关部门在妻子死后两个月对遗体进行了行政解剖，结果在遗体内发现甲醇，该案的真相才水落石出。

　　日本的一些城市设有监察医制度。如果有他杀嫌疑，就进行司法解剖；如果认为他杀的可能性较低但仍需要确定死因，就会进行调查法解剖；即使基本排除了他杀可能，只要死因不明，都需要进行行政解剖。根据日本《尸体解剖及保护法》，不需要经过死者家属同意也可以进行行政解剖。但是日本只有东京市、大阪市、名古屋市、横滨市、神户市等少数城市设有监察医制度，倘若犯罪发生在其他城市，凶手极有可能完美隐身。

甲醇投毒杀人案

监察医制度下不同类型的解剖方式

判定有他杀嫌疑 → 司法解剖

他杀可能性较低，但仍需要确定死因 → 调查法解剖

基本排除他杀可能，但还是有必要查明死因 → 行政解剖

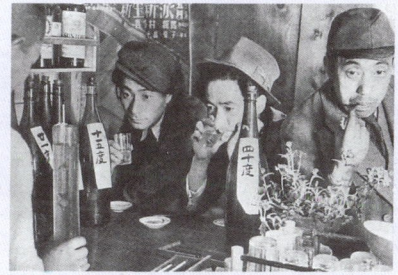

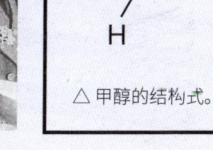

△ 二战后黑市的小摊上，男人们喝着以薯类和杂粮为原料制成的私酿卡斯特里烧酒。

△ 甲醇的结构式。

　　顺便一提，因为甲醇价格便宜，税也低，有人为了逃避乙醇（酒精）税，让掺有甲醇的私酿流入市场。俄罗斯和印度等地经常发生因喝私酿导致甲醇中毒死亡的事件。

第 9 章　中毒案件篇 | 173

第 9 章 中毒案件篇　档案 02
"纪州唐璜"死亡案

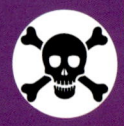

● 案发时间：2018 年 5 月 24 日　　● 毒物：兴奋剂

2018 年 5 月 24 日，日本和歌山县田边市一位人称"纪州唐璜"的富豪、某公司社长 N（时年 77 岁）因急性兴奋剂中毒而死亡。

警方认为这是一起谋杀案，于 2021 年 4 月 28 日逮捕了死者当时的妻子 S。但由于没有决定性证据，当地有人援引同样发生在和歌山县的和歌山毒咖喱案，认为"纪州唐璜"死亡案有可能是冤案。

男性死者 N，1941 年出生于和歌山县田边市，中学毕业后在酿酒公司从事上门推销以及金融相关业务，用赚取的本金投资、放贷，成功积累了数十亿财产。2018 年 2 月 8 日，他与比他小 55 岁的 S 结婚了。

案发当天，N 家中只有他和妻子 S 以及保姆三人。下午 3 点左右，保姆准备好晚饭就外出了，家中只剩下 N 和妻子 S 两人。其间，N 吃完晚饭，回到位于 2 楼的卧室。S 表示她没有上过 2 楼，但从调查结果来看，她应该上过 2 楼。晚上 10 点左右，保姆和 S 发现 N 死在卧室里。推算死亡时间为晚上 9 点左右。

解剖结果表明，死者体内检测出超过致死量的兴奋剂，确认死因为急性兴奋剂中毒。当时死者家中只有 S 和保姆，监控录像没有拍到这段时间有任何其他人出入。

事发前，N 的爱宠——一条 13 岁的宠物狗突然死亡，N 还为宠物狗预约了葬礼，他在这个时候自杀是不合常理的。

N 的手臂等处没有注射痕迹，毛发也没有检测出兴奋剂成分，推测死因是口服兴奋剂导致的轻度急性中毒。但是，在 N 名下的酒品公司里的 2000 多瓶空啤酒瓶和宠物狗的尸体上都没有检测出兴奋剂成分。

和歌山县警方怀疑 S 使用兴奋剂杀害了 N，最终在 2021 年 4 月 28 日以涉嫌杀人以及涉嫌违反兴奋剂取缔法的罪名将其逮捕。有证据表明 S 在案发前曾在网络上搜索过兴奋剂的相关内容，并且可能与兴奋剂走私者有过接触。

N 有一笔约 13 亿 5000 万日元的遗产，他留下遗嘱将全部财产捐给田边市。但是，由于妻子、孩子、父母有权索取最低限度的法定应继份，所以 S 可以得到 6 亿 7500 万日元的遗产。然而，如果 S 的杀人罪名属实，她就得不到一分钱，因此这笔巨额遗产将何去何从也备受关注。

2018 年 5 月 24 日

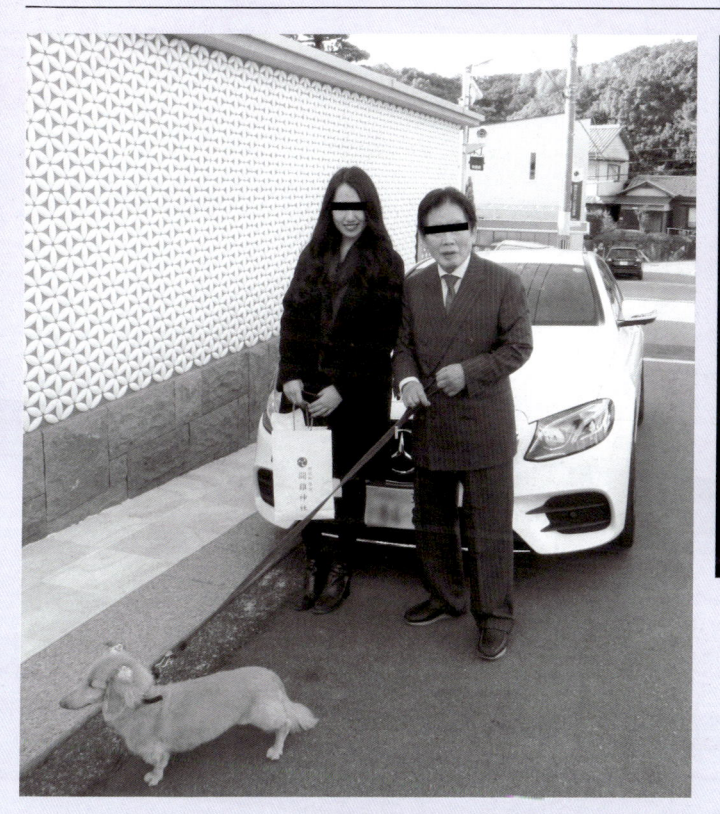

『纪州唐璜』死亡案

△ 富豪 N 因急性兴奋剂中毒死亡半年前拍摄的与妻子 S 的合照。N 牵着的是他的爱宠迷你型腊肠犬，警方怀疑该宠物狗也是被人用兴奋剂杀害的，但狗的尸体中没有检测出兴奋剂。（图片来源：共同社）

　　案件发生 5 年后的 2022 年 4 月 9 日，关于 S 涉嫌诈骗（挪用 N 公司资金）一事，检方因证据不足而放弃起诉。

第 9 章　中毒案件篇 | 175

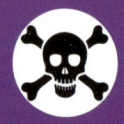

第9章 中毒案件篇 档案03
大口医院输液投毒连环杀人案

● 案发时间：2016年9月发现　　● 毒物：洁尔灭

2016年9月，日本横滨市的大口医院出现连环杀人案。2018年7月，当时在该医院当值的女护士被逮捕。死者人数尚不确定，推测可能多达48人。放眼日本全国，大口医院输液投毒连环杀人案算得上是由个人实施的最大规模杀人案。

犯罪手法很简单，就是在输液袋中混入洁尔灭消毒液。除了已确认的2名死者外，在同一时期死亡的另外2名住院患者的遗体中也检测出了洁尔灭。此外，在案发前82天内，该医院有48名患者死亡，但之后约70天内却没有出现死者，这相当反常。从已知情况来看，人们怀疑受害者不止4人，但是在案情曝光前，那些死者都被判定为自然死亡并火化了，证据全部消失了。

2016年9月，有护士察觉到异常。最初发现的那名受害者病情急剧恶化，护士检查情况时不慎将输液袋掉在床上，袋内的液体突然起泡了。这使护士起了疑心，难道输液袋中混入了消毒液？结果意外发现输液袋中真的混入了洁尔灭。进一步调查发现，2天前在同一病房内死亡的另一名患者的遗体中也检测出了该消毒液的成分。

遗留在护士值班室的50个未使用的输液袋中，大约有10袋的橡胶塞保护膜上有细小的针孔。

从将毒物混入输液袋的手法来看，很可能是医院内部人员作案。但是凶手使用的洁尔灭是医院平时经常用到的东西，在医院内随处可见，因此很难锁定犯人。

警方对全体护士的护士服进行检查，只在1名女护士的衣服上检测出了洁尔灭。并且有人曾目击该护士独自进入受害者的病房，约5分钟后受害者就病情恶化，最终死亡。人证物证皆在，警方将该女护士锁定为嫌疑人。

2018年6月底，警方根据已掌握的间接证据，开始对嫌疑重大的护士久保木爱弓进行审问。她承认自己在输液袋中注射了洁尔灭，并表示自己对20名住院患者下手了。嫌疑人亲口承认了犯罪事实，7月7日，神奈川县警方以涉嫌谋杀的罪名逮捕了她。

据报道，案发前大口医院住院部的护士之间发生了多起纠纷，如制服被人撕坏、病历丢失、某护士喝了瓶装饮料后嘴唇溃烂等。还有人称"女帝"的护士对他人实

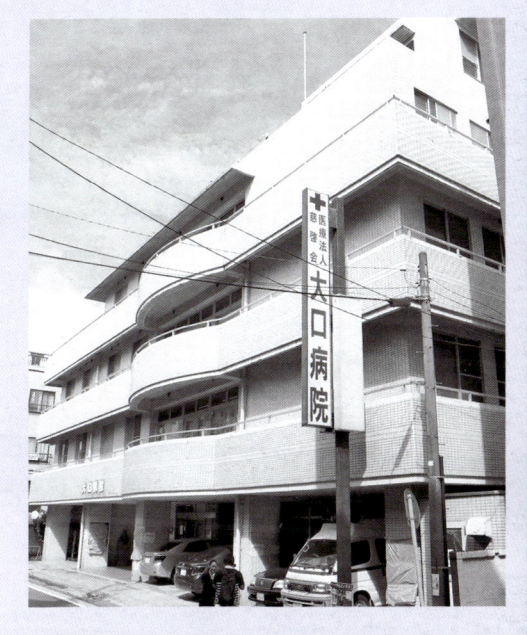

大口医院输液投毒连环杀人案

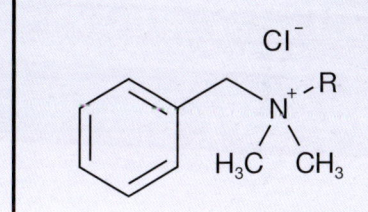

2016年9月发现

▷ 女护士在输液袋中混入毒物,杀害多达48名患者。后来,该医院经过改名和停业整修,于2021年12月重新开业。(图片来源:共同社)

◁ 洁尔灭别名苯扎氯铵,图为苯扎氯铵的化学式。苯扎氯铵是一种阳离子表面活性剂,可用于杀菌和消毒。很多医疗机构使用洁尔灭溶液、洁尔灭消毒液。

施职场霸凌,其他护士申诉她在人事考核中存有私心、只给特定的人安排过多工作,怨声载道,很多护士因此辞职。

  人们认为是护士将日常工作中的不满情绪发泄到患者身上才引发了这起案件。倘若真是这种单纯、肤浅的理由,导致48名患者丧命,真是令人发指。在这起案件中,医院管理不当,也难辞其咎。

第9章 中毒案件篇 | 177

第 9 章　中毒案件篇　档案 04
尼古丁杀人未遂案

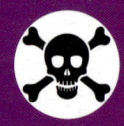

● 案发时间：2015 年 8 月 7 日　　● 毒物：尼古丁

众所周知，吸烟有害健康。香烟中的有害成分主要有两种：尼古丁和焦油。尼古丁是纯净物，能使人暂时中毒，但它的毒性比氰化钾还要强。焦油是混合物，研究人员通过在兔子的耳朵上持续涂抹焦油，最早在兔子身上成功实现人为诱发癌症，由此可以充分知道焦油的致癌性。

香烟的毒性一直以来就不是秘密，素有"3 支纸卷烟可以杀死 1 个成年人"的说法。现在，香烟中尼古丁和焦油的含量减少了，可能没有那么大的毒性，不过还是要多加注意。

顺便一提，据说如果让蟾蜍吃香烟，它就会去水洼里把胃从嘴中翻出来用水清洗。蟾蜍在水边咕嘟咕嘟地洗胃，乍一看让人发笑，但对蟾蜍来说，这是冒着生命危险在自救。蟾蜍的习性就是吃了有害的东西会把胃从嘴中翻出来清洗。

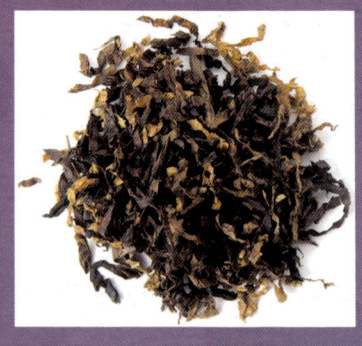

△ 将烟叶煮熟，提高尼古丁的浓度，它就会摇身一变成为可怕的毒药。

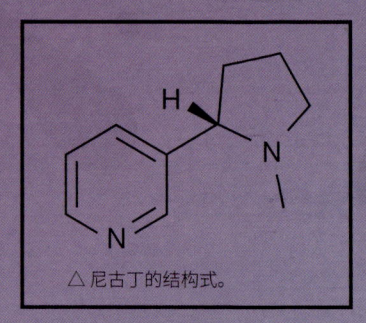

△ 尼古丁的结构式。

如果孩子误食了香烟，不要惊慌，请立刻送医。如果孩子误喝了烟灰缸里的水，必须尽快就医治疗。在等待救护车的过程中，首先要让孩子尽可能地吐干净，然后给孩子喝牛奶，再让孩子吐出来，如此反复进行。这是因为烟灰缸里泡过烟蒂的水溶入了很多尼古丁。

尼古丁常被不法分子用来实施谋杀。2015 年 8 月 7 日，日本静冈中央警署以杀人未遂的嫌疑逮捕了一名经营歌舞厅的男子，该男子让交往对象喝下用烟煮的液体和安眠药，企图杀害对方。

嫌疑人于 8 月 6 日早上 6 点左右，在家中用刀刺伤交往对象，并给对方灌下用大约 20 支烟煮的液体和安眠药，企图将其杀害。据警方透露，该女子陷入昏迷，当天上午 11 点左右苏醒,趁男子还在熟睡之际向附近的人求助,及时去医院治疗,才保住了性命。

嫌疑人声称交往对象有外遇,并供述只不过是想和她一起自杀。他也服用了同样的液体和安眠药,出现尼古丁中毒症状。

2018 年,一名 36 岁的男子因涉嫌杀人未遂被逮捕。他让一名男性朋友吸食混入水银的加热式香烟,试图将其杀害。受害男性发现异常并停止吸烟,但因为出现头痛难忍、口齿不清等中毒症状被送往医院。据说他还出现了味觉失灵等症状。

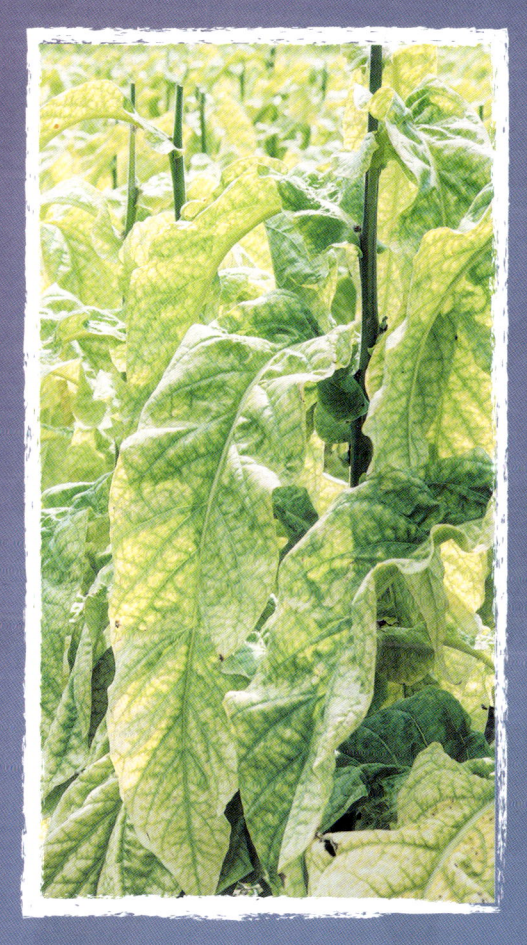

▷ 烟叶是制作香烟的原料,含有大量尼古丁。

第9章 中毒案件篇 档案05
和歌山毒咖喱案

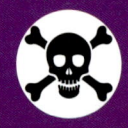

● 案发时间：1998年7月25日　● 毒物：亚砷酸

1998年7月25日傍晚，日本和歌山县和歌山市园部地区如往年一样举办夏日祭。夏日祭上按照惯例供应咖喱，可是不知谁在咖喱中混入了剧毒的亚砷酸，食用咖喱的人相继出现腹痛、恶心等症状。有人察觉到咖喱不对劲，要求停止分发咖喱，祭典的工作人员立即停止供应咖喱，但为时已晚。有67人先后食用了咖喱，导致砷中毒，其中包括30名未成年人，共计4人死亡。这起投毒案就是震惊全日本的和歌山毒咖喱案。

该案的4名死者分别是读四年级的男孩（10岁）、读高一的女孩（16岁）、当地自治会的会长（64岁）和副会长（53岁）。有人在现场食用了咖喱，也有人带回家食用，结果在不同的地方开始呕吐。

起初，当地的保健站判断为食物中毒，但警方对呕吐物进行检查，发现了氰化物反应，警察厅的科学警察研究所随即开展调查，确定咖喱中混入了亚砷酸。在后续调查中，1998年10月4日，原保险推销员、家庭主妇林真须美（案发时37岁）因涉嫌杀害男性熟人骗保未遂被捕。与此同时，她从事除白蚁工作的丈夫也因涉嫌诈骗及杀人骗保未遂一同被捕。当时，除白蚁需要用到亚砷酸，被告林真须美家中就有亚砷酸。经查，林真须美涉嫌在咖喱中混入亚砷酸致人死亡及杀人未遂，于12月9日再次被捕。

1999年5月13日,和歌山地方法院一审第一次开庭,有5220人来到现场旁听。案情曝光前，无人知晓林真须美的名字，她创下了普通人犯罪庭审旁听人数最多的纪录。

庭审中，检方出示了约1700条证据。为调查毒药的成分，专业人士甚至动用了位于兵库县的大型同步辐射光源SPring-8，只为确认混入咖喱中的亚砷酸和被告林真须美家里的亚砷酸是不是同一种，结果表明两种亚砷酸呈现相同的特征。在缺少直接证据并且犯罪动机不明的情况下，林真须美始终矢口否认罪行，仅一审就开庭95次，历时约3年7个月。

1998 年 7 月 25 日

和歌山毒咖喱案

△ 图为发生惨案的日本和歌山县和歌山市园部地区夏日祭会场。案发后现场竖起了写着"禁止入内"的告示牌。（图片来源：共同社，摄于 1998 年 7 月 27 日）

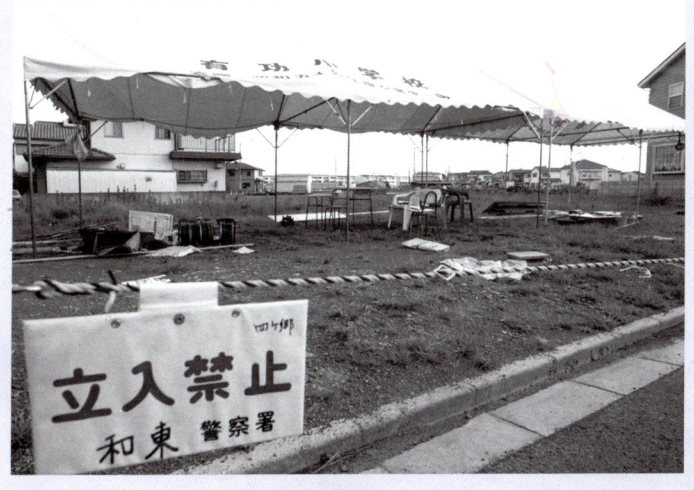

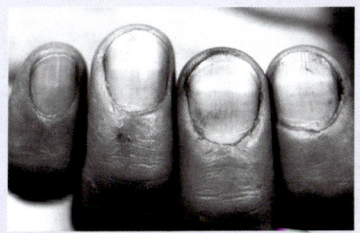

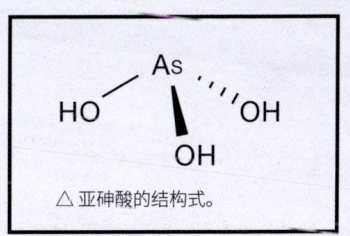

△ 图为砷中毒的男性指甲上的米氏线。米氏线可以看作砷、铊等重金属中毒的信号，但这条白线本身会随着指甲生长而向指尖移动，剪掉指甲它就消失了。（图片来源：共同社）

△ 亚砷酸的结构式。

第 9 章　中毒案件篇 | 181

第9章 中毒案件篇 档案06
埼玉爱狗人士连环死亡案

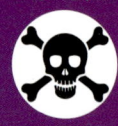

● 案发时间：1993年发现　● 毒物：硝酸士的宁

1993年，日本埼玉县熊谷市周边发生了连环杀人案。媒体连日对犯罪嫌疑人关根元等人进行跟踪报道，揭露嫌疑人犯下的惨绝人寰的罪行。这起埼玉爱狗人士连环死亡案至今依然广为人知。

关根元和他当时的妻子风间博子（二人后来均被判处死刑）在熊谷市经营着一家名为"非洲狗舍"的宠物店，他们常常欺诈客人，与客人之间的纠纷不断。他们会以高价收购新生的小狗为由，高价出售一公一母两条狗。一旦客人真的带着新生的小狗来到店里，他们又百般刁难，挑刺压价。泡沫经济崩溃后，销售额减少，再加上建设全新的豪华犬舍使他们负债累累，店铺经营陷入困境。

为此，夫妇二人用从熟识的兽医那里得来的扑杀犬只专用的剧毒硝酸士的宁，杀死了与他们发生纠纷的4名客人。他们在店员丫家的浴室里对尸体进行肢解，将骨头装在汽油桶内焚烧，灰烬则遗弃在群马县的山林和河里。因此该案件也被称为"无尸杀人案"。

1994年1月，大阪发生了爱狗人士连环死亡案，凶手被缉拿归案。这两起案件其实没有什么关联，但当时埼玉县也开始流传爱狗人士失踪的传闻。

同年2月，媒体报道了爱狗人士接连失踪的新闻，得到社会的关注。关根元称自己是清白的，但失踪者的家属认为这是蓄意谋杀并坚持控诉。同年12月，警方根据店员丫的证言找到了被害人的遗骸和遗留物品。1995年1月5日，关根元和风间博子被逮捕。

由于几乎没有物证，只能将丫的证词作为证据。但是丫以检方出尔反尔为由，拒绝在公审时做证。他坦言自己与检察官之间有"秘密约定"。据丫说，负责调查的检察官告诉他，只要他拿出证据，就可以满足他的任何要求，并且马上释放他。此外，丫还揭露检方应他的要求保释了他因涉嫌欺诈而被羁押的妻子。

关根元和风间博子在公审时互相指认对方是主犯，但地方法院完全认可检方的主张，认定二人共同参与策划并实施了犯罪，按照检方要求，判处二人死刑。二人提出上诉，均被驳回，2009年6月5日被最终判处死刑。

埼玉爱狗人士连环死亡案

1993 年发现

▷ 这张照片拍摄于 2020 年 12 月，当时"非洲狗舍"还没有被拆除。

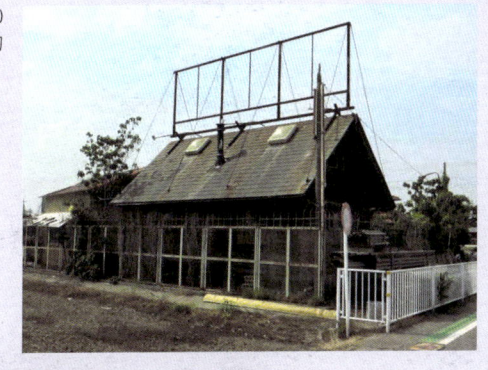

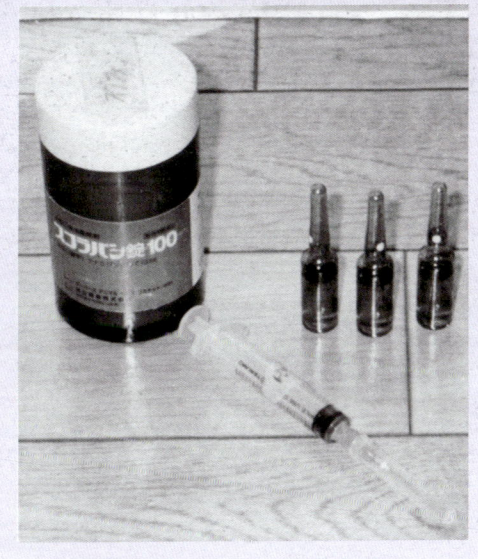

◁ 埼玉爱狗人士连环死亡案的嫌疑人借住在朋友家，警方在他的行李中发现了注射器和药品，推测他使用这些物品作案。（图片来源：共同社，摄于 1994 年 2 月 7 日）

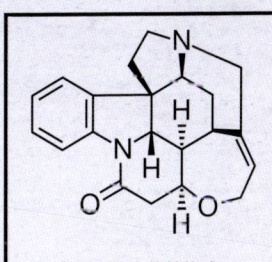

△ 硝酸士的宁的结构式。

第 9 章 中毒案件篇 | 183

第9章　中毒案件篇　档案07
乌头保险金杀人案

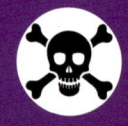

● 案发时间：1986 年 5 月 19 日　　● 毒物：乌头、河鲀毒素

1986 年 5 月 19 日，神谷力与妻子到冲绳县那霸市新婚旅行。不久，他作为乌头保险金杀人案的凶手而受到世人关注。抵达那霸市的次日，也就是 20 日，他妻子的 3 个朋友在那霸和他们会合。当天 11 点 40 分，神谷力以"突然想起来有点急事"为由，返回位于大阪的家，只剩妻子和朋友一起前往石垣岛。

午后，他们抵达石垣岛。在酒店办理入住手续的时候，神谷力的妻子突然大量出汗、发冷、手脚麻痹，痛苦不堪，被救护车送往医院。然而，她的病情迅速恶化，在救护车内停止心跳，于 15 点 04 分死亡。这距离她和神谷力分别仅仅过了 3 个多小时。

警方马上进行了尸检解剖。负责解剖的大野医生诊断死因是急性心肌梗死，但猝死的原因不明，医生觉得非常可疑，于是保存了心脏和血液。这一举措关系到后来案件的侦破。

神谷力妻子的朋友们称她投保了总额达 1 亿 8500 万日元的巨额保险，并且是去世前 20 天购买的，只缴纳过一次保险费，请求警方再次调查。而保险公司以她没有履行如实告知病情的义务为由，决定暂不支付保险金。神谷力提起诉讼，要求保险公司支付保险金。

但是，在法庭上，负责对神谷力妻子进行尸检的大野医生证明，她的死因可能是中毒。事情已经过去 5 年，其间大野医生用当时最先进的分析仪器对保存的死者心脏和血液进行分析，结果检测出了乌头碱，证明她确实是被毒杀的。此外，警方发现神谷力曾经从一家花店购买了 69 盆乌头，于是对神谷力的房间进行调查，结果在榻榻米上检测出乌头毒素，进一步加深了对神谷力的怀疑。随后，警方又发现神谷力从一个渔夫那里购买了 1000 多条星点东方鲀。警方重新对他妻子的血液进行检查，检测出了河鲀毒素。

神谷力在什么时间、用什么手段给妻子下毒成为公审关注的重点。乌头碱是一种速效毒药，但妻子是在与神谷力分开 3 个多小时后才感到不适，这是一个矛盾点。考虑到使用胶囊能控制药物溶解时间，警方对市面上售卖的胶囊进行检查，却发现即使套上两三层胶囊壳，最多也只能将溶解时间推迟 5~10 分钟。

1986年5月19日

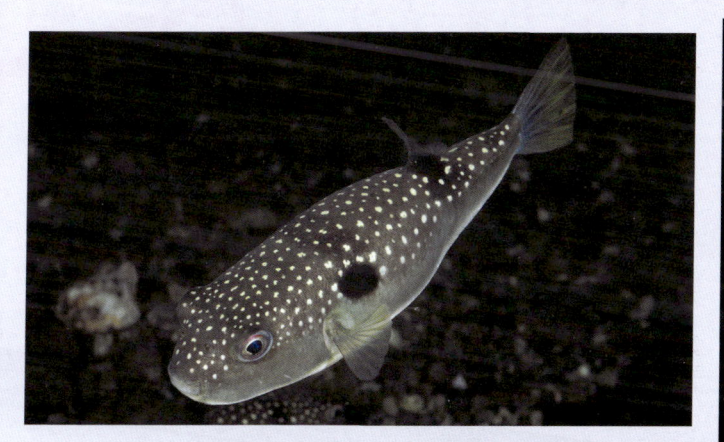

乌头保险金杀人案

△ 星点东方鲀的肝脏和卵巢有很强的毒性。其特征是背部有暗绿褐色的圆斑，胸鳍上部和背鳍根部有黑斑。

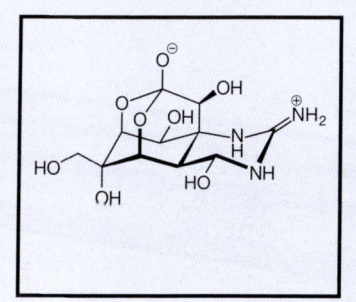

△ 河鲀毒素的结构式。

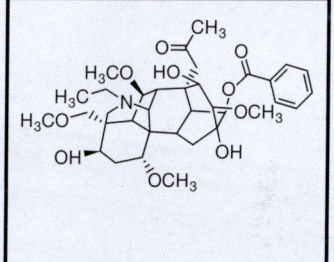

△ 乌头碱的结构式。

但是，大野医生在公审中做证，指出可以通过调节乌头碱和河鲀毒素的配比，来削弱彼此的效力，因为这两种毒素对神经系统的作用是完全相反的。他对此进行实验，结果显示两种毒素的作用会相互抵消，效力更强的一方才会对人体造成伤害。

两种毒素的量越大，相互抵消的时间就越长，最长可达 2 小时。这样一来，神谷力的作案方式水落石出。2000 年 2 月 21 日，最高法院驳回神谷力的上诉，判处他无期徒刑。

第9章 中毒案件篇 档案08
氰化物无差别连环杀人案

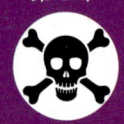

●案发时间：1977年1月4日至2月中旬、1985年4月30日至11月17日 ●毒物：氰化物

在现实生活中，发生过很多起使用毒药进行无差别杀人的案件。像这样毫无理由地随机杀人是不可饶恕的。

● 氰化物毒可乐无差别连环杀人案

氰化物毒可乐无差别连环杀人案是指1977年1月4日至2月中旬，在东京、大阪发生的无差别杀人案。有人因喝了掺入氰化钠的可乐而死亡。

1977年1月3日晚上11点半左右，东京的一个高中生在从打工的地方返回宿舍的途中，在品川站附近的公用电话亭捡到一瓶未开封的可口可乐，带回了宿舍。1月4日凌晨1点多，他喝下可乐，感觉味道不对劲，立刻吐出来并用自来水漱口，然后突然晕倒在地。虽然他被立即送往医院，第一时间采取了洗胃等急救措施，但最终还是不幸死亡，死因是氰化物中毒。

1月4日上午8点15分左右，就在上一起案件提到的那个公用电话亭附近的人行道上，有人发现了一名46岁工人的尸体。死因也是氰化物中毒，尸体附近有可乐瓶，检测出氰化物反应。

随后，警察在周围搜查，在案发现场附近的公用电话亭里发现了装有氰化物的可乐瓶。不过，幸运的是没有人碰那瓶可乐，所以没有造成人员伤亡。

2月13日早上6点20分左右，大阪的39岁男性在上班途中路过公用电话亭，发现一瓶可乐。虽然他听说了在东京发生的毒可乐杀人案，但他还是喝下了这瓶可乐，结果陷入昏迷，被送往医院。这是在大阪发生的第一起也是最后一起毒可乐杀人案，该男子喝过的可乐中也检测出了氰化物。

就这样，前后共发生了7起案件，凶手至今仍没有找到。

● 百草枯无差别连环杀人案

1985年4月30日至11月17日，日本各地接连发生使用除草剂百草枯无差别毒杀他人的案件，共计34起，造成13人死亡。凶手通过在自动贩卖机的取货口放

1977 年 1 月 4 日

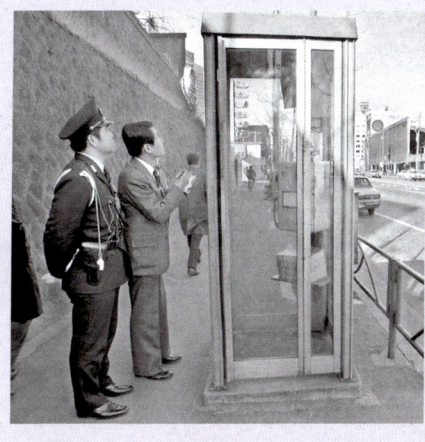

氰化物毒可乐无差别连环杀人案

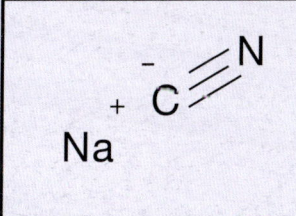

▽ 东京市品川区的公用电话亭里放着装有氰化钠的瓶装可乐。2 名男性因为喝了装有氰化钠的可乐而不幸身亡。(图片来源：共同社，摄于 1977 年 1 月 4 日)

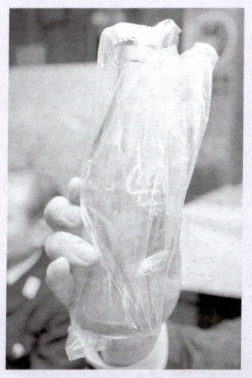

△ 图为遇害男高中生捡到的可乐瓶。当时市面上已经有易拉罐装的可乐，但卖得最多的还是可回收玻璃瓶装的可乐，它成了无差别杀人用的工具。(图片来源：共同社，摄于 1977 年 1 月 4 日)

◁ 氰化钠的结构式。

罪犯把掺有百草枯的果汁，以巧妙的手法犯下无差别连环杀人案。百草枯有剧毒，受害者把掺有百草枯的饮料当成前一个人遗忘的商品，喝下后就丧命了。

因为当时没有监控摄像头，也几乎没有发现物证，所以一直没能抓获凶手，案情陷入僵局，连是否为同一个人犯下的案件都不清楚。

第 9 章　中毒案件篇　档案 09
帝银投毒案

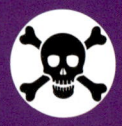

● 案发时间：1948 年 1 月 26 日　　● 毒物：氰化物、羟腈

　　1948 年 1 月 26 日下午 3 时许，一个戴着"东京都防疫班"白色臂章的中年男子出现在刚刚关门的帝国银行椎名町支行，拉开了日本最著名的投毒案——帝银投毒案的序幕。

　　男子谎称附近有多人感染了痢疾，来派发预防药物，让银行职员、勤杂工一家等共计 16 人（最小的 8 岁，最大的 49 岁）服用了氰化物。11 人当场死亡，1 人送到医院后不治身亡。在如此短的时间内，共有 12 人惨遭毒杀，而犯人抢劫 16 万日元后逃走。由于犯罪现场遭到破坏，情况混乱，初期侦查迟滞，案情变得更加扑朔迷离。

　　尸体解剖表明凶手使用的毒物是氰化物。他让受害人分两次服用两种毒药，具体种类尚未可知。凶手先让受害者们张开嘴，用滴管将第一种药直接滴入每个人的嘴里，让他们咽下，之后给他们倒了第二种药，让他们同时喝下。这简直是恶魔的行径。

　　因毒发而痛苦不堪的受害者们纷纷走向饮水处，但一个接一个地失去了知觉。唯独一名女性在神志不清的情况下逃到了银行外，才被人发现。

　　该案的侦查工作一度陷入僵局。8 月 21 日，警方突然在北海道小樽市逮捕了画家平泽贞通。逮捕理由是，案发后他在银行存入了与帝国银行被抢金额等额的钱，并且无法提供不在场证明，他还曾涉嫌银行诈骗。但是平泽贞通自始至终都否认罪行。

　　这起案件最大的疑点是毒药为何物。氰化物中最有名的是氰化钾，常用于电镀，当时二战刚结束不久，凶手有可能从荒废的电镀厂偷来氰化钾。

　　但是氰化钾很快就会生效，甚至会让人当场死亡，不会给人留下去找水的时间。那么毒药究竟是什么呢？很多化学家怀疑是羟腈。羟腈进入人体，会和胃里的胃酸与酶发生反应，产生剧毒的氰化氢。

　　这样的解释还算合理。但是羟腈是一种非常特殊的试剂，在大学的化学实验室里都很少见到，画家平泽贞通又是如何得到这种东西的？

　　他在警察的拷问下招供过一次，但后来在法庭上又否认了。然而，当时是旧刑

1948年1月26日

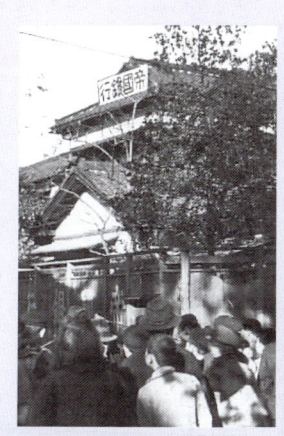

△ 案发时的帝国银行椎名町分行。

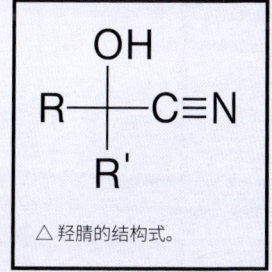

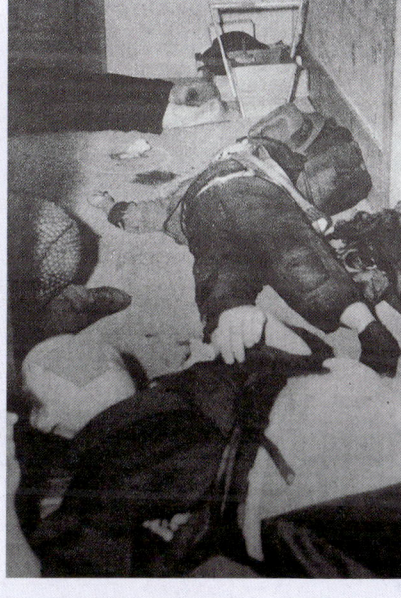

△ 羟腈的结构式。

△ 帝银投毒案案发现场。

帝银投毒案

事诉讼法时代，一旦招供就会被定罪，于是他被最高法院判处死刑。后来，他继续上诉。1987年4月30日，某国际组织提出应无罪释放平泽贞通。该案被称为日本史上最大的冤案。1987年5月10日，他在八王子医疗监狱因肺炎去世。

第9章 中毒案件篇 档案10
"巴纳特女巫"大规模杀人案

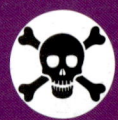

●案发时间：19世纪末~20世纪初　●毒物：砒霜

创下有史以来单人毒杀人数最多纪录的杀人犯是一名身材矮小的罗马尼亚女性——巴巴·阿努卡，被捕时90岁。她也被人叫作巴纳特女巫，据说是个业余的化学爱好者。她利用自己掌握的化学知识，在19世纪末至20世纪初毒杀了50~150人。

1838年，阿努卡出生在现罗马尼亚巴纳特地区，是当地富裕的牧场主的女儿。她拥有快乐的童年，也接受过良好的教育。但是在她20岁左右的时候，一名奥地利军官疯狂向她求爱，之后将她抛弃，梅毒和情伤使她痛苦万分，她开始厌恶人类。

后来，阿努卡逃避现实，沉浸在化学世界里，成为当地有名的医师兼女巫。她结过婚，但丈夫在婚后20年左右就去世了。丈夫死后，阿努卡把房子的一部分改造成化学研究室，在里面进行调配各种混合物的实验。

没过多久，她不再满足于当医师、女巫，转而开始接触更危险的化学物。她给士兵下药，让他们生病，帮助他们免除兵役；给已婚妇女"魔法药水"，帮助她们摆脱自己的丈夫。

每当有人向阿努卡求助，说自己的婚姻遇到了问题，她就会问委托人"那问题有多重"。这句话的真实含义是"你丈夫的体重是多少"。得到答复后，阿努卡就能计算出杀害对方所需的砒霜的量，在不被察觉的情况下只要下一次毒就能杀死对方。那些委托人的丈夫一般在中毒后8天左右就死了，和因病去世看上去没什么两样。这个身材矮小的老妇人通过这种手段害死的少说有50人，最多可能有150人。

一直到1920年，她靠"魔法药水"生意赚得盆满钵满，甚至雇了销售代理人。没有人知道这种"魔法药水"的化学成分，大部分客人都相信她拥有能杀人的魔力。

人们的口口相传给阿努卡带来了大笔钱财，自然也让她引起了关注。由于接连出现情况类似的死者，阿努卡的罪行终于败露，1924年因杀人罪被起诉。

虽然阿努卡坚称自己是无辜的，但根据死者遗体内发现的砒霜成分以及客人的证词等，检方认定阿努卡有罪，判处15年有期徒刑。当时，阿努卡已经90岁了，最终因年龄太大，入狱8年就被释放了。出狱2年后，阿努卡去世了。

类似的事件在匈牙利的纳吉列夫村也发生过。助产士朱莉娅·法策卡斯和多名妇女制造了大规模杀人案，被称为"天使制造者"案件。在该案件中惨遭毒手的不

「巴纳特女巫」大规模杀人案

19 世纪末~20 世纪初

▷ 图中的妇女因涉及"天使制造者"一案被捕，后来被判处终身监禁或绞刑。

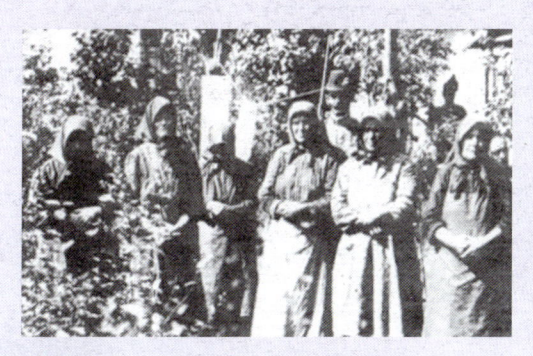

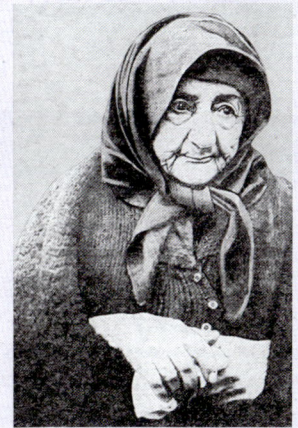

◁ 巴巴·阿努卡运用自己的化学知识配出含砒霜的"魔法药水"，唆使已婚妇女杀害丈夫。受害者少说有 50 人，最多可能有 150 人。

△ 亚砷酸的结构式。

仅有那些妇女的丈夫，还有她们的孩子、婆婆和亲戚。从 1914 年到 1929 年，估计有 300 人被毒杀。有人匿名检举，事件才终于败露，法策卡斯在被抓当天就自杀身亡了，其他杀害丈夫等人的妇女被判处终身监禁或绞刑。

第 9 章 中毒案件篇 | 191